为保护、合理开发利用
秦巴药用植物资源，
做出贡献！

胡正海

◆中国出版集团重点图书项目◆

中国秦岭 常见药用植物图鉴

Illustrated Handbook of Common Medicinal Plants
in Qinling Mountains, China

上 册

主　编　刘文哲（西北大学生命科学学院）

编　者　岳　明（西北大学生命科学学院）

周晓君（西北大学生命科学学院）

倪细炉（西北大学生命科学学院）

张爱新（西安藻露堂药业集团）

周亚福（陕西省西安植物园植物多样性研究室）

毛少利（陕西省西安植物园生态组）

郭淑云（第四军医大学唐都医院药剂科）

曾志海（商洛职业技术学院药理学教研室）

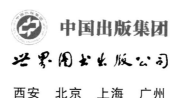

中国出版集团

世界图书出版公司

西安　北京　上海　广州

图书在版编目（CIP）数据

中国秦岭常见药用植物图鉴. 上册/刘文哲主编. —西
安:世界图书出版西安有限公司,2015.7
ISBN 978 - 7 - 5100 - 8500 - 0

Ⅰ. ①中… Ⅱ. ①刘… Ⅲ. 秦岭—药用植物—图
谱 Ⅳ.①Q949.95 - 64

中国版本图书馆 CIP 数据核字(2014)第 304406 号

中国秦岭常见药用植物图鉴. 上册

主　　编	刘文哲
策　　划	赵亚强
责任编辑	赵亚强
校　　对	王　冰
封面设计	新纪元文化传播

出版发行	**世界图书出版西安有限公司**
地　　址	西安市北大街 85 号
邮　　编	710003
电　　话	029 - 87233647(市场营销部)
	029 - 87235105(总编室)
传　　真	029 - 87279675
经　　销	全国各地新华书店
印　　刷	陕西金和印务有限公司
成品尺寸	260mm ×185mm　　1/16
印　　张	17.75
字　　数	250 千

版　　次	2015 年 7 月第 1 版　2015 年 7 月第 1 次印刷
书　　号	ISBN 978 - 7 - 5100 - 8500 - 0
定　　价	198.00 元

序 言

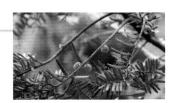

　　中医药在我国已有数千年防病治病的历史，对中华民族的繁荣昌盛做出了巨大贡献。中药是由药用植物、药用动物和药用矿物组成。根据1958年、1966年、1983年3次全国中药资源普查结果，我国药用生物资源有12694种，其中药用植物11020种，隶属于383科、2313属，为中药的主要来源。为此，应用现代科学技术研究、开发和保护药用植物资源是我国医药领域的一项重要任务。

　　秦岭是我国中部最主要的横断山脉，西起甘肃临潭，经陕西，东到河南，全长1500km。海拔在2000~3000m。主峰太白山海拔约3767m。秦岭是我国暖温带—北亚热带的分界，也是黄河与长江的分水岭。由于秦岭的地形复杂多样，南北气候差异显著，植物种质资源丰富多样，并有许多国家重点保护物种和本地区特有物种。秦岭地区的4000多种高等植物中，有860种野生药用植物，分属126科，其中包括秦岭特有的100多种"七"药，是重要的药用植物资源库。研究、

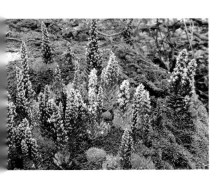
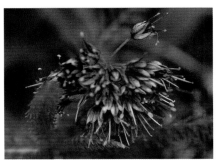
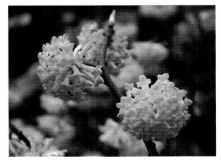

发掘秦岭的药用植物资源具有重要的理论和实践意义。

西北大学生物系师生从 1969 年开始研究秦岭药用植物，1980 年国家医药管理局和陕西省教育厅在西北大学生物系设立了药用植物学专业（2000 年改为中药学专业），迄今已 30 多年，在药用植物科学研究和人才培养方面做出了突出贡献。刘文哲教授带领其药用植物科研团队通过在秦岭长期调查、采集标本和分类鉴定，从秦岭 860 多种药用植物中筛选出 500 种主要常见药用植物种类，经过精心整理、编写，并由出版社同仁倾力编辑、加工，此书才得以呈现于读者面前。

本书中每种药用植物配有 2~3 幅能够反映其形态特征、药用部位、性状和野生生境的高清彩色图片，并配以中文名、拉丁学名、别名、所属科属、药用部位、性状、分布、主要化学成分、功能与主治等文字说明。正文后附中文名索引和拉丁学名索引。本书凝聚编著者 20 多年野外工作的心血，也是迄今为止，以彩色图鉴方式较为系统地记录秦岭常见药用植物的著作，希望为药学或中药学专业人员、药用植物研究人员、植物学相关领域的高等院校师生及植物学爱好者提供直观而实用的工具书和参考书。相信该书的出版发行将为秦岭地区药用植物的深入研究、开发和持续利用做出贡献。

为此，特写序予以推荐。

中国植物学会常务理事
陕西省植物学会理事长　　胡正海
西北大学植物研究所所长

2015.6.24

前　言

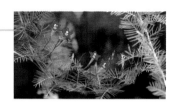

　　秦岭也称终南山，因其主脉横贯古秦地（今陕西）南部，故称秦岭。广义的秦岭西起甘肃省临潭县北部的白石山，以选山与昆仑山脉分界，向东经天水南部的麦积山进入陕西。在陕西与河南交界处又分为三支，北支为崤山，余脉沿黄河南岸向东延伸，通称邙山；中支为熊耳山；南支为伏牛山。山脉南部一小部分由陕西延伸至湖北郧县。狭义的秦岭指陕西中部的秦岭，俗称中秦岭，是秦岭的核心部分。秦岭横贯中国中部，是我国南北气候的分界线，长江和黄河水系的分水岭。由于秦岭复杂多变和富有特色的地质地貌孕育丰富多样的生物资源，成为我国暖温带—北亚热带物种最丰富的地区之一，又是诸多古老和子遗物种的避难所。成为世界最重要的生物基因库，也是我国首批国家级生态功能保护区之一。据统计，秦岭山脉中，仅种子植物有3446余种，加上苔藓和蕨类植物，高等植物的总数达4000多种。其中野生药用植物多达860种，分属126科，占秦岭高等植物的21.6%，占全国4773种药用植物的18.1%。秦岭有天然药库的美誉。

　　秦岭的药用植物资源状况虽然有《秦岭植物志》和《秦岭巴山天然药物志》可供参考，但这两套专著均出版于20世纪70年代至80年代，资料较为老旧，书中配图均为线条图，直观性不足。因近

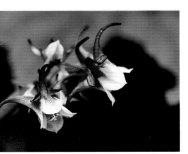
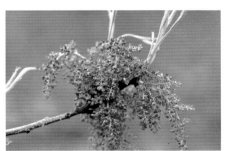
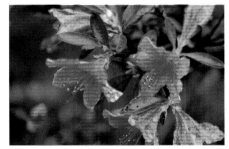

半个世纪以来，秦岭自然环境的变迁，植被的破坏，过度的采挖和无序开发等因素造成秦岭现有药用植物资源发生较大的变化。为了更加有效地保护和可持续利用秦岭药用植物资源，我们从秦岭860多种药用植物中精心筛选出500种（含种下单位）主要常见药用植物种类，每种药用植物配有2~3幅能够反映其形态特征、药用部位、性状和野生生境的高清彩色图片，并配以中文名、拉丁学名、别名、所属科属、药用部位、性状、分布、主要化学成分、功能与主治等文字说明。正文后附中文名索引和拉丁学名索引。本书凝聚编著者20多年野外工作的心血，也是迄今为止，以彩色图鉴方式较为系统地记录秦岭常见药用植物的著作，希望为药学或中药学专业人员、药用植物研究人员、植物学相关领域的高等院校师生及植物学爱好者提供直观而实用的工具书和参考书。

本书药用植物的中文名和拉丁学名以《中国植物志》为准。500种常见药用植物以植物的系统位置为编排主线，包括苔藓类、蕨类、裸子植物和被子植物。其中以被子植物中的药用植物为主，科的排序采用最新的被子植物 APG Ⅲ 分类系统，同科的药用植物连续排列，对于该系统中撤销或合并的科，括号内注明了该物种在《中国植物志》中所属的科名。植物性状的描述主要参考《中国高等植物图鉴》和《中国植物志》，生长环境和分布的描述主要参考《秦岭植物志》，主要化学成分、功能与主治主要参考《中国药典》《中华本草》及相关物种最新研究成果。

由于作者专业水平有限，植物的鉴定与文字描述还存在不足之处，敬请广大读者批评指正。

中国植物学会植物结构与生殖生物学专业委员会委员
陕西省植物学会常务理事
西北大学生命科学学院生物科学系系主任

2015 年 5 月于西北大学

凡　例

一、《中国秦岭常见药用植物图鉴》反映中国秦岭常见药用植物的生长分布情况，并简述其最新医药学研究、临床应用及民间药用情况。全书收载 500 种（含种下单位）常见药用植物种类，附高清彩色图片 1120 余幅。

二、本书以植物的系统位置为编排主线，包括苔藓、蕨类、裸子植物和被子植物。其中以被子植物中的药用植物为主，科的排列采用最新的被子植物 APG Ⅲ 分类系统，同科的药用植物连续排列。

三、本书所载各药用植物配有能反映其形态特征、药用部位和生长环境的彩色图版，并配有植物的中文名、拉丁学名、别名、所属科属、药用部位、性状、分布、主要化学成分、功能与主治等叙述。

中文名　以《中国植物志》为准。

拉丁学名　以《中国植物志》为准。

别名　系指正名外，本地区药用植物有代表性的名称及该药用植物通用的俗名。

所属科属　采用最新的被子植物 APG Ⅲ 分类系统中的科名，对于该系统中撤销或合并的科，括号内注明了该药用植物在《中国植物志》中所属的科名。

药用部位　主要药用部位分为根、根皮、根状茎、茎、茎皮、茎髓、叶、花、果实、果皮、种子等，主要参考《中国药典》《中华本草》及相关药用植物最新研究成果。

性状　其描述主要参考《中国高等植物图鉴》《中国植物志》。

分布　主要记述原植物的生态环境和在秦岭的主要分布区域，

主要参考《秦岭植物志》。

主要化学成分 一概采用中文通用名词和术语，主要参考《中国药典》《中华本草》及相关药用植物的最新研究成果。

功能与主治 按照中医药学理论和中西医结合的经验，参考《中国药典》《中华本草》，以及相关药用植物的最新研究成果加以概述。并附有部分药用植物的毒副作用，供临床药用参考。

四、本书使用的度、量、衡单位一律为国家公布的法定计量单位。

五、本书收载的药用植物仅限目前比较常见的品种，对一些使用不多的暂未收入。

六、本书收载的药用植物均附中文名和拉丁学名索引，供广大读者查阅。

目 录

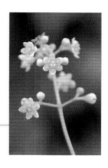

葫芦科 Cucurbitaceae

豆科 Fabaceae

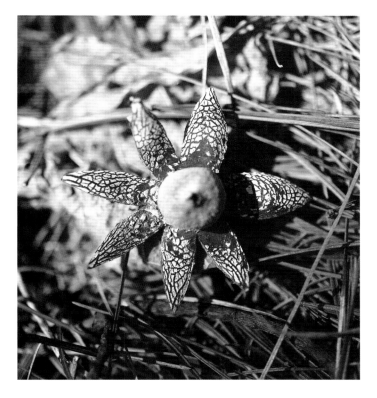

【药用部位】子实体、孢子。

【性状】子实体未成熟呈球形，成熟后从顶端呈星芒状张开，6 瓣至多瓣。潮湿时仰翻，干时内卷。外表面灰至灰褐色。内侧淡褐色，具不规则龟裂。内包被薄膜质，扁球形，直径 1.2~2.8cm，灰褐色。成熟后顶部开口。孢体深褐色，孢子球形，褐色，壁具小疣。孢丝无色，厚壁无隔，具分枝，表面多附有粒状物。

【分布】分布于秦岭南坡，生于海拔 1100~1800m 的山坡林下。

【功能与主治】清肺热，活血，止血。用于支气管炎，肺炎，咽痛音哑，鼻衄。外用治外伤出血。

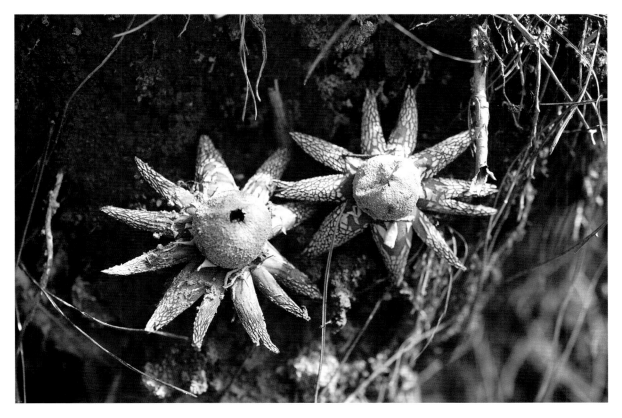

【药用部位】全株。

【性状】叶状体扁平，阔带状，多回二歧分叉，淡绿色或深绿色，边缘呈波曲状。背面具六角形、整齐排列的气室分隔；每室中央具 1 个气孔，孔口烟突型；孔边细胞 4 列，呈十字形排列。气室内具多数直立的营养丝。下部的基本组织由 12~20 层细胞构成。腹面具紫色鳞片，以及平滑和带有花纹的两种假根。雌雄异株。雄托圆盘状，波状浅裂成 7~8 瓣；精子器生于托的背面，托柄长约 2cm。雌托扁平，深裂成 9~11 个指状瓣。抱蒴着生于托的腹面。托柄长约 6cm。叶状体背面前端往往具杯状的无性芽胞杯。

【分布】秦岭南北坡均分布，多生于阴湿的土坡和岩石上。

【功能与主治】解毒，祛瘀，生肌，凉血明目。外用治烧烫伤，骨折，毒蛇咬伤，夜盲，皮疹，疮痈肿毒，臁疮，癣。

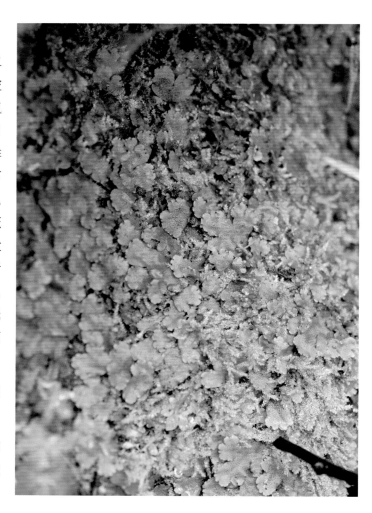

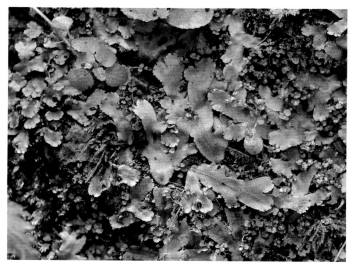

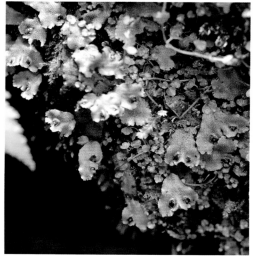

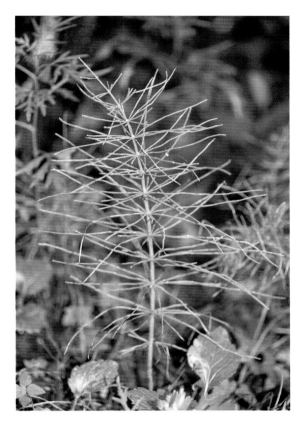

【药用部位】全草。

【性状】地上茎直立，二型。营养茎在孢子茎枯萎后生出，有棱脊 6~15 条。叶退化，下部联合成鞘，鞘齿披针形，黑色，边缘灰白色，膜质；分枝轮生，中实，有棱脊 3~4 条。孢子茎早春先发，常为紫褐色，肉质，不分枝，鞘长而大。孢子囊穗顶生，钝头；孢子叶六角形，盾状着生，螺旋排列，边缘着生长形孢子囊。

【分布】秦岭南北坡均分布，生于海拔 400~1500m 的砂石地带及溪边。

【主要化学成分】问荆皂甙，木贼甙，异槲皮苷，木犀草苷，硅酸 β-谷甾醇，犬问荆碱，二甲砜，胸嘧啶，3~甲氧基吡啶，多种氨基酸。

【功能与主治】止血，利尿，明目。用于吐血，咯血，便血，崩漏，鼻衄，外伤出血，目赤翳膜，淋病。

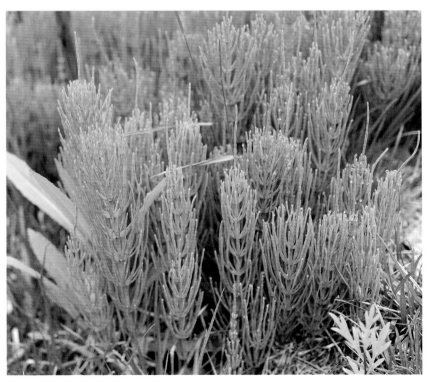

【药用部位】地上部分。

【性状】根茎横走或直立，黑棕色，节和根有黄棕色长毛。地上枝多年生。枝一型。高达 1 m 或 1m 以上，常不分枝。地上枝有脊 16~22 条，脊的背部弧形或近方形，无明显小瘤或有小瘤 2 行；鞘筒黑棕色或顶部及基部各有一圈或仅顶部有一圈黑棕色；鞘齿披针形，顶端淡棕色，膜质，芒状，早落，下部黑棕色，薄革质，基部的背面有 3~4 条纵棱，宿存或同鞘筒一起早落。孢子囊穗卵状，顶端有小尖突，无柄。

【分布】秦岭南北坡均分布，生于海拔 1200~2100m的疏林下或河边沙地。

【主要化学成分】挥发油，有机酸，黄酮苷，生物碱。

【功能与主治】散风热，退目翳。用于风热目赤，迎风流泪，目生云翳。

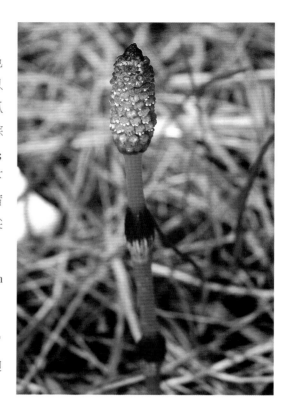

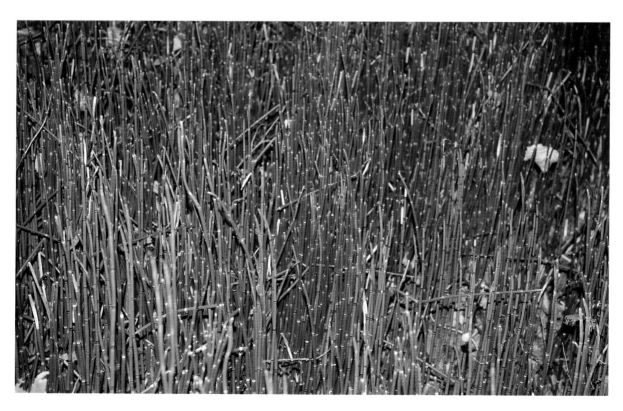

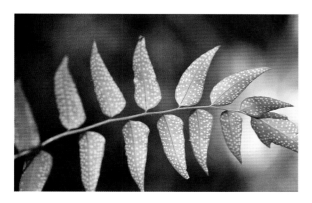

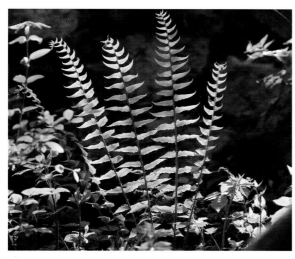

【药用部位】根状茎及叶柄残基。

【性状】多年生草本，根状茎短，斜生或直立，有许多叶柄残基及须根，并密生锈色或深褐色的大形鳞片，鳞片长披针形至线形。叶簇生于根状茎顶端；自基部直达叶轴均密生棕色条形至钻形狭鳞片；叶片草质，广倒披针形，二回羽状全裂或深裂，几全缘或先端有钝锯齿，两面多少被锈色鳞片，下面淡绿色；侧脉羽状分叉。孢子囊群分布于叶片中部以上的羽片上，生于小脉中部以下，每裂片 2~4 对；囊群盖肾圆形，直径约 1mm，棕色。

【分布】秦岭南北坡均分布，生于海拔 500~2100m 的林缘、山谷和田边。

【主要化学成分】黄酮，黄绵马酸。

【功能与主治】清热解毒，止血，杀虫。用于风热感冒，高血压，头晕，头痛，温热瘾疹，吐血，咯血，衄血，便血，崩漏，血痢，带下，钩、蛔、绦虫等肠寄生虫病。

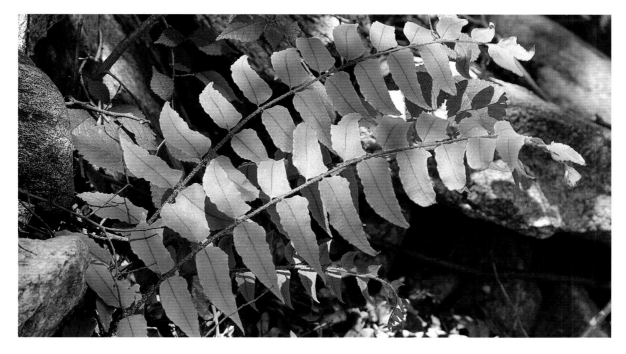

华北石韦

Pyrrosia davidii (Baker) Ching 石韦

水龙骨科 Polypodiaceae 石韦属多年生附生草本

【药用部位】叶。

【性状】株高 5~15cm。根状茎横卧，密被棕色至黑色鳞片，质厚，狭披针形，边缘具齿牙。叶密生，一型；叶柄长 2~5cm，基部着生处密被鳞片，向上被星状毛；叶片披针形，中部最宽，向两端渐狭，短渐尖头，顶端圆钝，基部楔形，两边狭翅沿叶柄长下延，长 5~7cm，中部宽 0.5~1.5cm，全缘，上面淡灰绿色，下面棕色，密被星状毛，主脉在下面不明显隆起，上面浅凹陷。孢子囊群布满叶片下表面，幼时被星状毛覆盖，棕色，成熟时孢子囊开裂而呈砖红色。

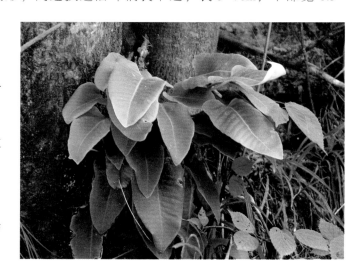

【分布】秦岭南北坡常见，生于海拔 1000~2000m 的林下、岩石或树上。

【主要化学成分】黄酮，皂苷，谷甾醇。

【功能与主治】清热利尿，通淋。用于肺热咳嗽，淋症。

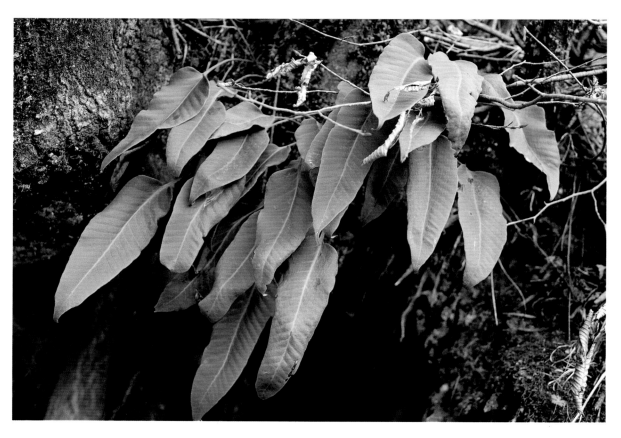

【药用部位】叶。

【性状】植株高 5~15cm。根状茎长而横走，幼时密被披针形棕色鳞片；鳞片长尾状渐尖头，边缘具睫毛。叶远生，一型；具长柄，为叶片长度的 0.5 倍至 2 倍，基部被鳞片，向上被星状毛，棕色或灰棕色；叶片椭圆形，急尖短钝头，基部楔形，下延，干后厚革质，全缘，上面灰淡棕色，有洼点，疏被星状毛，下面被厚层星状毛，初为淡棕色，后为砖红色。主脉下面稍隆起，上面凹陷。孢子囊群布满叶片下面，成熟时扩散并汇合。

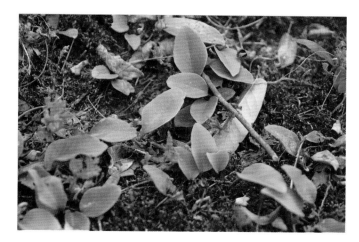

【分布】秦岭南北坡均分布，生于海拔 600~1500m 的干旱裸露岩石上。

【主要化学成分】绵马三萜，谷甾醇。

【功能与主治】利尿通淋，清热止血。用于急、慢性肾炎，肾盂肾炎，膀胱炎，尿道炎，泌尿系结石，支气管哮喘，肺热咳嗽，外伤出血。

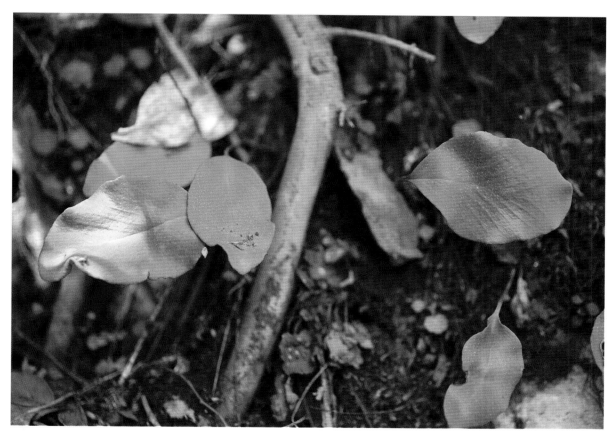

银杏

Ginkgo biloba L.

银杏科 Ginkgoaceae 银杏属落叶乔木

【药用部位】叶、种子（入药称"白果"）。

【性状】枝有长枝与短枝。叶在长枝上螺旋状散生，在短枝上簇生状，叶片扇形，有长柄，2 叉状并列的细脉。雌雄异株，球花生于短枝叶腋或苞腋；雄球花成柔荑花序状，雄蕊多数，各有 2 花药；雌球花有长梗，梗端 2 叉，叉端生 1 珠座，每珠座生 1 胚珠，仅 1 个发育成种子。种子核果状，椭圆形至近球形；外种皮肉质，有白粉，熟时淡黄色或橙黄色；中种皮骨质，白色，具 2~3 棱；内种皮膜质；胚乳丰富。花期 3~4 月，种子 9~10 月成熟。

【分布】秦岭南北各地广泛栽培。

【主要化学成分】莽草酸，白果双黄酮，异白果双黄酮，甾醇，白果酸，白果酚。

【功能与主治】润肺止咳，强壮；降低人体血液中胆固醇水平，防止动脉硬化。用于高血压，冠心病，心绞痛，脑血管痉挛，高脂血症。

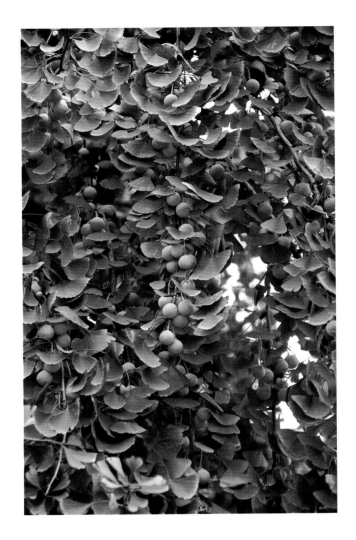

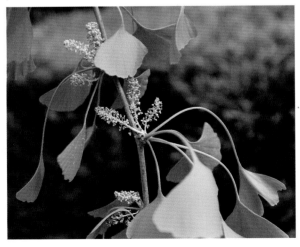

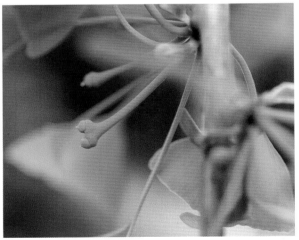

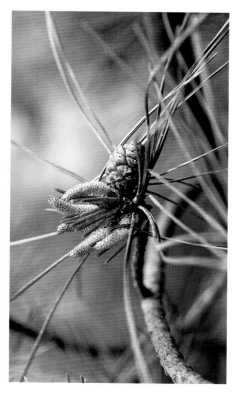

【药用部位】松节、叶、花粉、松球果、树脂。

【性状】大树的枝条平展或微向下伸，树冠近平顶状；一年生枝淡红褐色或淡灰黄色，无毛；二三年生枝上的苞片宿存；冬芽红褐色。针叶 2 针一束，粗硬；树脂管约 10 个，边生；叶鞘宿存。球果卵圆形，成熟后宿存，暗褐色；种鳞的鳞盾肥厚，横脊显著，鳞脐凸起有刺尖；种子具翅长约 10mm。花期 4~5 月，球果次年 10 月成熟。

【分布】秦岭南北坡均分布，生于海拔 1000~2200m 的山坡。

【主要化学成分】挥发油，树脂。

【功能与主治】松节能祛风燥湿，活络止痛。用于风湿关节痛，腰腿痛，大骨节病，鹤膝风，跌打肿痛。松叶能祛风活血，明目，安神，杀虫，止痒。用于流行性感冒，风湿痿痹，跌打损伤，夜盲症，失眠，湿疮，疥癣，冻疮。花粉能收敛，止血。树脂作为松香药用，也可提取挥发油。

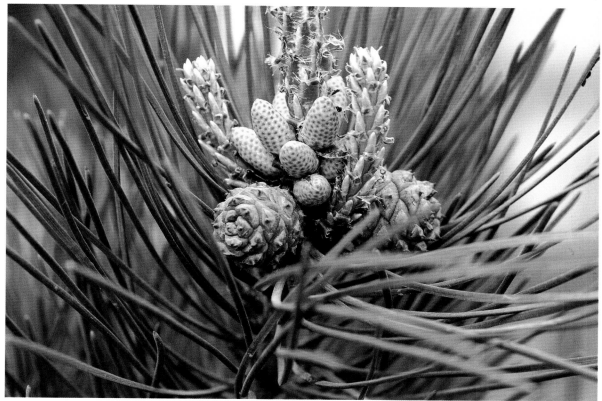

松科

华山松

Pinus armandii Franch.
松科 Pinaceae 松属常绿乔木

【药用部位】枝叶、树皮、花粉、球果。

【性状】树高可达 35m，一年生枝绿色或灰绿色，无毛；冬芽褐色，微具树脂。针叶 5 针一束，较粗硬；树脂管 3 个，背面 2 个边生，腹面 1 个中生；叶鞘早落。球果圆锥状长卵形，长 10~22cm，直径 5~9cm，熟时种鳞张开，种子脱落；种鳞的鳞盾无毛，不具纵脊，鳞脐顶生，形小，先端不反曲或微反曲；种子褐色至黑褐色，无翅或上部具棱脊。花期 4~5 月，球果次年 9~10 月成熟。

【分布】秦岭南北坡均分布，生于海拔 1500~2000m，组成纯林或与针叶树阔叶树种混生。

【主要化学成分】挥发油，单宁。

【功能与主治】用于风湿性关节炎，腰肾疼痛，筋骨疼痛，流行性感冒，气管炎，咽喉疼痛，高血压，神经衰弱。

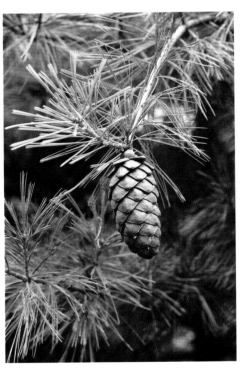

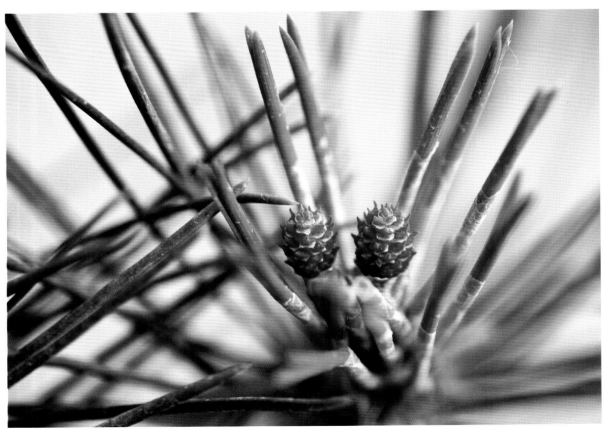

【药用部位】枝叶、种子（入药为"柏子仁"）。

【性状】小枝扁平，排成一平面，直展。鳞形叶交互对生，位于小枝上下两面之叶的露出部分倒卵状菱形或斜方形，两侧的叶折覆着上下之叶的基部两侧，叶背中部均有腺槽。雌雄同株；球花单生短枝顶端。球果当年成熟，卵圆形，熟前肉质，蓝绿色，被白粉，熟后木质，张开，红褐色；种鳞 4 对，扁平，背部近顶端有反曲的尖头，中部种鳞各有种子 1~2 粒；种子卵圆形或长卵形，无翅或有棱脊。花期 3~4 月，球果次年 10 月成熟。

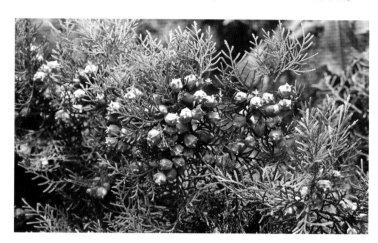

【分布】秦岭南北坡均分布，生于海拔 600~1500m 向阳的石灰岩干山坡。

【主要化学成分】挥发油，桧酸，槲皮素，杨黄黄素，山奈素，扁柏双黄酮，皂苷。

【功能与主治】枝叶能止血，乌须发，止咳喘。种子能养心安神，止汗，润肠。用于虚烦失眠，心悸怔忡，阴虚盗汗，肠燥便秘。

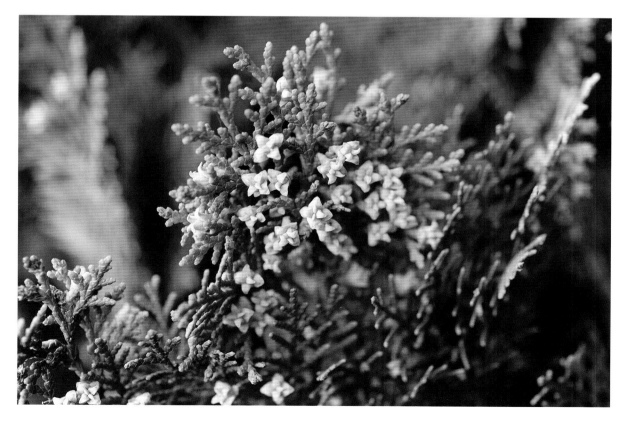

012 | 三尖杉科 粗榧

Cephalotaxus sinensis (Rehd. et Wils.) Li 中国粗榧
三尖杉科 Cephalotaxaceae 三尖杉属常绿灌木或小乔木

【药用部位】树皮。

【性状】树皮灰色或灰褐色，裂成薄片状脱落。叶条形，排列成两列，几无柄，先端通常渐尖或微凸尖，上面深绿色，中脉明显，下面有 2 条白色气孔带。雄球花 6~7 聚生成头状，总梗长约 3mm，基部及总梗上有多数苞片，雄球花卵圆形，基部有 1 枚苞片，雄蕊 4~11 枚，花丝短，花药常为 3 个。种子通常 2~5 个着生于轴上，卵圆形、椭圆状卵形或近球形，顶端中央有 1 小尖头。花期 3~4 月，种子 8~10 月成熟。

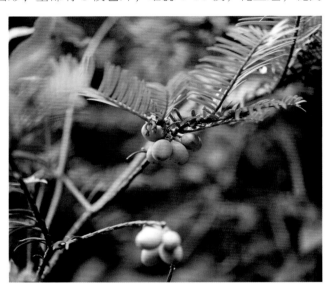

【分布】秦岭南北坡均分布，生于海拔 1500m 以下山谷河岸。

【主要化学成分】三尖杉碱，海南粗榧内酯，异粗榧碱，高三尖杉酯碱。

【功能与主治】抗癌，祛风除湿，驱虫，消积。用于白血病，恶性淋巴瘤，风湿痹痛，蛔虫病，钩虫病，食积。

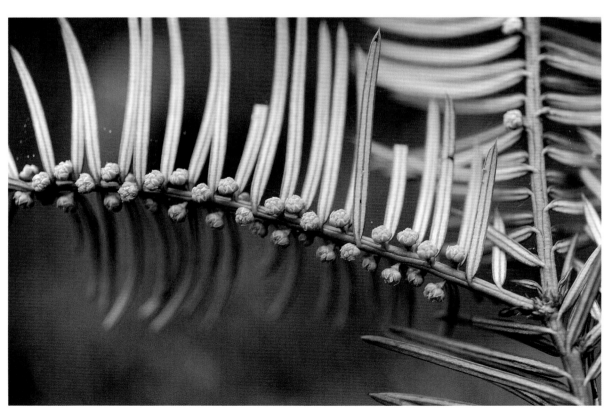

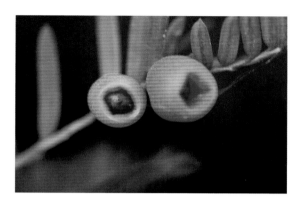

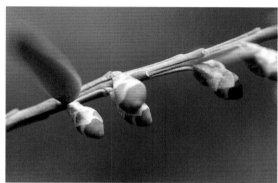

【药用部位】树皮、根、茎、叶。

【性状】小枝互生。叶螺旋状着生，基部扭转排成 2 列，条形，先端渐尖或微急尖，下面沿中脉两侧有两条宽灰绿色或黄绿色气孔带，绿色边带极窄，中脉带上有密生均匀的微小乳头点。雌雄异株；球花单生叶腋；雌球花的胚珠单生于花轴上部侧生短轴的顶端，基部托以圆盘状假种皮。种子扁卵圆形，生于红色肉质的杯状假种皮中，种脐卵圆形。花期 3~4 月，种子 9~10 月成熟。

【分布】秦岭南北坡均分布，生于海拔 1400~2000m 的山地。

【主要化学成分】紫杉醇。

【功能与主治】根、茎、叶用于糖尿病，月经不调。紫杉醇是治疗卵巢癌和乳腺癌的首选药物。

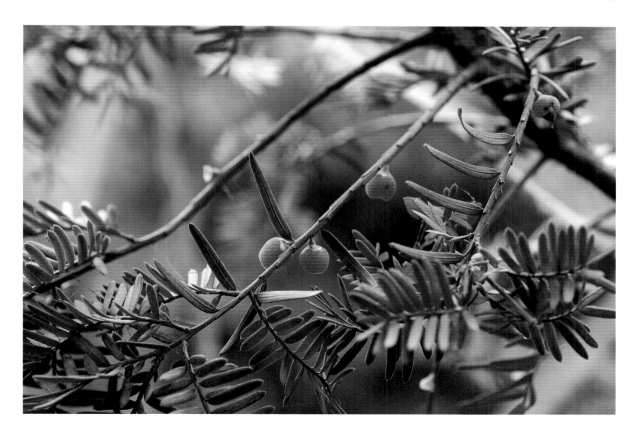

【药用部位】根状茎、花、种子、叶。

【性状】根状茎粗短，直立。叶漂浮，心脏状卵形或卵状椭圆形，基部具深湾缺，上面光亮，下面带红色或紫色，叶柄细长。花单生于细长的花柄顶端，漂浮于水面；萼片 4；花瓣 8~15，白色至粉红色；雄蕊多数，较花瓣短，雌蕊的柱头具 6~9 个辐射状裂片。浆果球形，为宿存的萼片包裹。种子黑色，多数，椭圆形。花期 5~8 月，果期 7~9 月。

【分布】生长于池塘、沼泽和湖泊中。可用种子或分割根茎进行繁殖。喜阳光充足、温暖潮湿、通风良好的气候。

【主要化学成分】种子含丹宁，根和叶含氨基酸及生物碱。

【功能与主治】降压，消暑，解酒，定惊。用于高血压，中暑，醉酒烦渴，小儿惊风。

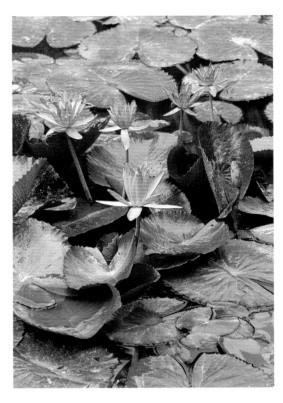

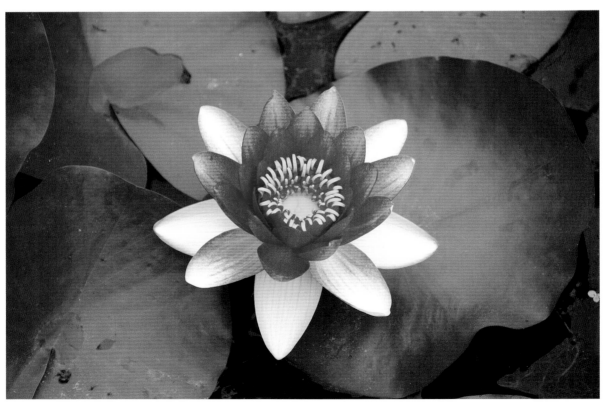

Schisandra sphenanthera Rehd. et Wils.
五味子，南五味子
五味子科 Schisandraceae（木兰科 Magnoliaceae，
中国植物志）五味子属多年生落叶木质藤本

五味子科

华中五味子

015

【药用部位】干燥果实。

【性状】木质藤茎细长，红褐色。叶互生，椭圆形、倒卵形或卵状披针形，先端短急尖或渐尖，边缘有疏锯齿。花单性，雌雄异株，单生或 1~2 朵生于叶腋而下垂，橙黄色，花被 6~9 枚，两轮。雄花具雄蕊 10~15 枚，花药无柄。雌花心皮多数，分离，螺旋状排列于花托上，子房倒梨形，花后花托延长，结果时形成长 6~9cm 的穗状的聚合果。浆果球形，肉质，熟时深红色；种子 1~2。花期 5~6 月，果期 7~9 月。

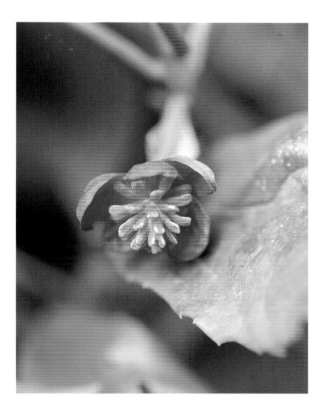

【分布】广泛分布于秦岭海拔 600~2000m 的山坡或灌丛中。

【主要化学成分】木脂素（五味子素，去氧五味子素），植物甾醇，挥发油，维生素 A，维生素 E。

【功能与主治】收敛固涩，益气生津，宁心安神。用于久咳虚喘，梦遗滑精，遗尿尿频，久泻不止，自汗盗汗，津伤口渴，短期脉虚，消渴，心悸失眠。

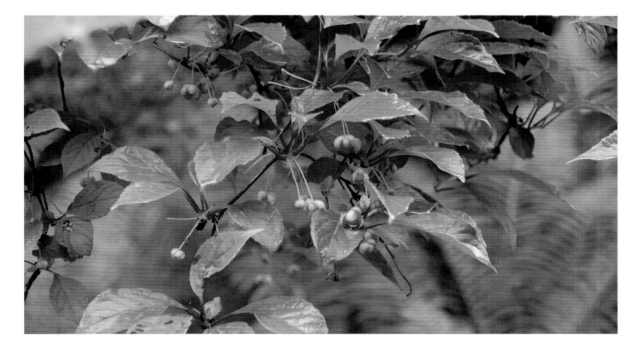

【药用部位】果及叶。

【性状】灌木或乔木，高 3~8m，树皮灰褐色至灰白色。叶互生或 2~5 片簇生，革质，倒披针形，长披针形或倒卵状椭圆形，先端长渐尖，基部楔形；中脉在叶上面下凹，在下面突起，侧脉不明显；叶柄长 7~20mm，上部有不明显的狭翅。花为粉红至深红、暗红色，腋生或近顶生，单生或 2~3 朵簇生；花被片 10~15，最大的花被片长圆状椭圆形或宽椭圆形；雄蕊 11~14 枚，药室明显凸起；心皮通常 7~9 枚，有时可达 12 枚。果梗长 15~55mm；蓇葖 7~9，先端明显钻形，细尖。花期 4~6 月，果期 8~10 月。

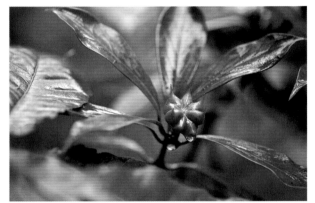

【分布】秦岭南坡的山阳、城固、宁陕、勉县等地均分布。生于海拔 750~1500m 的山坡或沟旁林荫中。

【主要化学成分】果和叶含挥发油，有强烈的香气。

【功能与主治】舒经活血，止血止痛。主治外伤出血，骨折，关节冷痛。

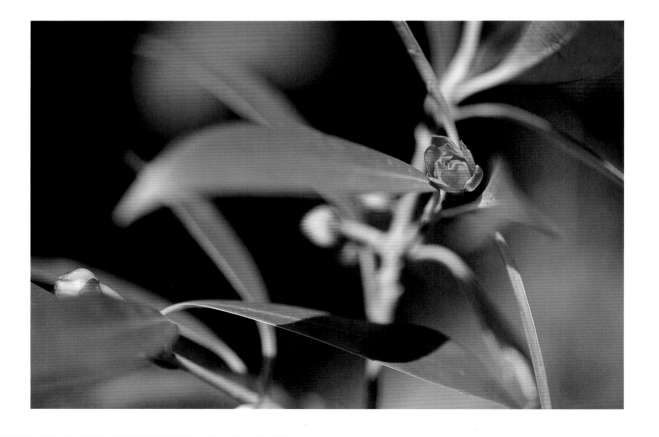

Chloranthus multistachys Pei 四块瓦，大四块瓦，
四大天王，白毛七，四叶细辛
金粟兰科 Chloranthaceae 金粟兰属多年生草本

金粟兰科

多穗金粟兰

017

【药用部位】全草、根及根状茎。

【性状】高 16~50cm；根状茎粗壮；茎下部节上生一对鳞片叶。叶对生，通常 4 片，坚纸质，椭圆形至卵状椭圆形或宽卵形，顶端渐尖，基部宽楔形至圆形，边缘具粗锯齿或圆锯齿，齿端有 1 腺体，腹面亮绿色，背面沿叶脉有鳞屑状毛，侧脉 6~8 对，两脉明显。穗状花序多条，粗壮，顶生和腋生；苞片宽卵形或近半圆形；花白色；雄蕊 1~3 枚，若为 1 个雄蕊则花药卵形，2 室；若为 3 个雄蕊时，则中央花药 2 室，而侧生花药 1 室，且远比中央的小；药隔与药室等长或稍长；子房卵形，无花柱，柱头截平。核果球形，绿色。花期 5~7 月。

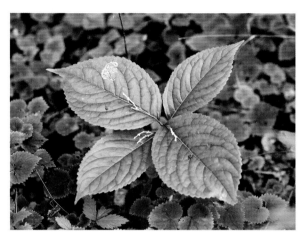

【分布】秦岭南坡洋县、宁陕、略阳等地均分布。生于海拔 1000~1500m 的山坡林下阴湿地及沟谷溪流旁草丛。

【主要化学成分】挥发油（金粟兰内脂）。

【功能与主治】祛湿散寒，舒筋强骨，活血止痛，散瘀解毒。主治风寒咳嗽，瘀血肿痛，毒蛇咬伤，疟疾，疮痈。

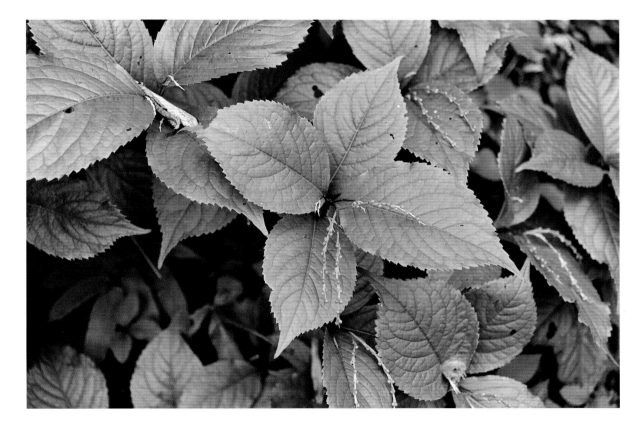

018

金粟兰科

银线草

Chloranthus japonicus Sieb. 四叶七，白毛七，金刚七，
四块瓦，四叶细辛，四大天王

金粟兰科 Chloranthaceae 金粟兰属多年生草本

【药用部位】根状茎及全草。

【性状】高 25~50cm；根状茎横走，分枝。叶对生，通常 4 片生于茎上部，纸质，宽椭圆形，边缘有锐锯齿，齿尖有 1 腺体。穗状花序单个，顶生，连总花梗长 3~5cm；苞片通常不裂，肾形或卵形；花两性，无花被；雄蕊 3 枚，条形，基部合生为一体，水平伸展或向上弯，中间的 1 个无花药，侧生的 2 个各有 1 个 1 室的花药，花后雄蕊脱落；子房卵形。核果倒卵形。花期 4~5 月，果期 5~7 月。

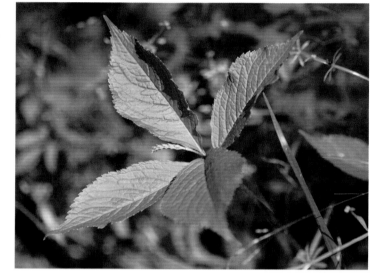

【分布】秦岭南北坡普遍分布。生于海拔 1300~2300m 山坡或山谷腐殖土厚、疏松、阴湿而排水良好的杂木林下。

【主要化学成分】黄酮苷，酚类，氨基酸，糖类。

【功能与主治】祛湿散寒，活血止痛，散瘀解毒。主治风寒咳嗽，风湿痛，经闭；外用治跌打损伤，血肿痛，毒蛇咬伤。

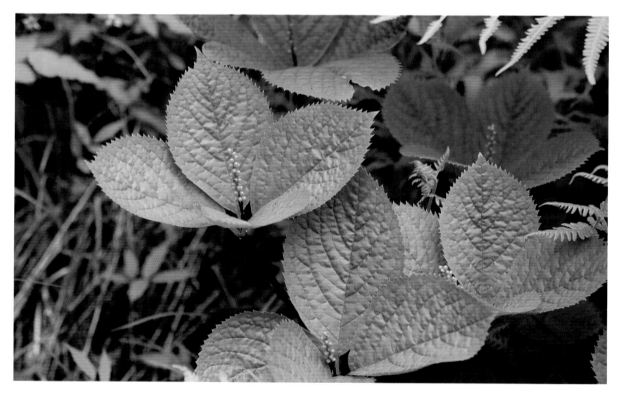

【药用部位】种子、花、根、叶。

【性状】高达 3m；芽具多数复瓦状的鳞片。叶对生，近革质，椭圆状卵形至卵状披针形，先端渐尖，基部圆形或宽楔形。花芳香，直径约 2.5cm；外部花被片卵状椭圆形，黄色，内部的较短，有紫色条纹；雄蕊 5~6；心皮多数，分离，着生于 1 空壶形的花托内；花托随果实的发育而增大，成熟时椭圆形，呈蒴果状，半木质化，上部有棱角，口部收缩。瘦果具 1 种子。花期 11 月至次年 2 月。

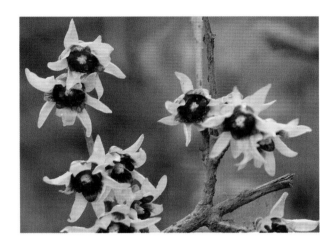

【分布】分布于秦岭南坡，生于海拔 600~1100m 的山谷岩石或灌丛中。秦岭北坡有栽培。

【主要化学成分】苄醇，乙酸苄酯，芳樟醇，金合欢花醇，松油醇，吲哚。种子含蜡梅碱。

【功能与主治】根能理气止痛，散寒解毒。治跌打，腰痛，风湿麻木，风寒感冒，刀伤出血。花能解暑生津。治心烦口渴，气郁胸闷。花蕾油治烫伤。

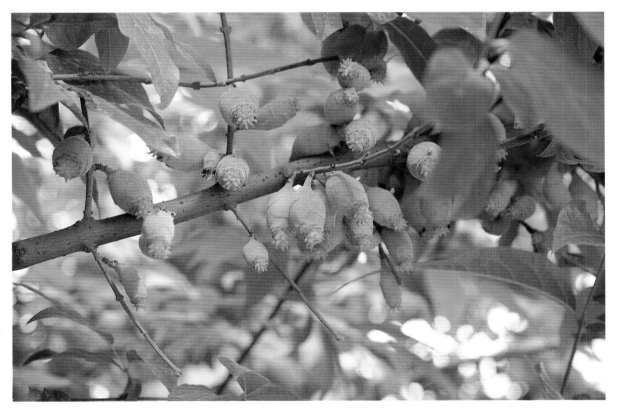

【药用部位】根、果、枝、叶。

【性状】高达 30m；枝和叶都有樟脑味。叶互生，薄革质，卵形，长 6~12cm，宽 3~6cm，下面灰绿色，两面无毛，有离基三出脉，脉腋有明显的腺体。圆锥花序腋生；花小，淡黄绿色；花被片 6，椭圆形，长约 2mm，内面密生短柔毛；能育雄蕊 9，花药 4 室，第三轮雄蕊花药外向瓣裂；子房球形，无毛。果球形，直径 6~8mm，紫黑色；果托杯状。花期 4~5 月，果期 8~10 月。

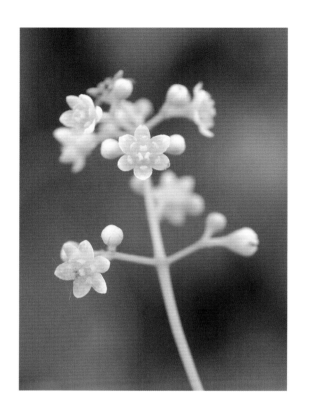

【分布】分布于秦岭南坡，生于海拔 600~1300m 的山坡上，秦岭北坡有少量栽培。

【主要化学成分】樟脑（樟脑供医药、塑料、炸药、防腐、杀虫等用），樟脑油。

【功能与主治】祛风，除湿，解毒，杀虫。主治风湿痹痛，胃痛，水火烫伤，疮疡肿毒，慢性下泻。

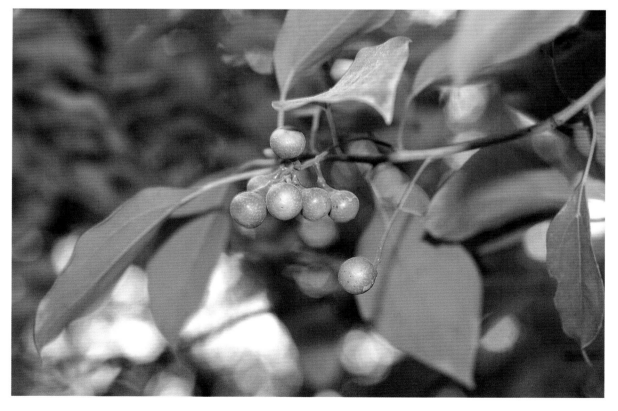

樟科

Lindera glauca (Sieb. et Zucc.) Bl
樟科 Lauraceae 山胡椒属落叶灌木或小乔木

山胡椒 021

【药用部位】根、枝、叶、果。

【性状】高可达 8m；树皮平滑，灰白色；冬芽外部鳞片红色，嫩枝初有褐色毛，后变无毛。叶互生或近对生，近革质，宽椭圆形或倒卵形，长 4~9cm，宽 2~4cm，上面暗绿色，下面苍白色，生灰色柔毛，具羽状脉；叶柄长约 2mm。雌雄异株；伞形花序腋生，总梗短或不明显，有 3~8 朵花；花梗长 1.5cm；花被片 6，黄色，花药 2 室，都内向瓣裂。果实球形，直径约 7mm，有香气。花期 3~4 月，果期 7~8 月。

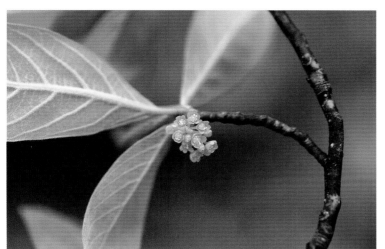

【分布】秦岭南北坡均分布，生于海拔 600~1700m 的丘陵及山坡灌丛中。

【主要化学成分】叶含挥发油，种子含干性油。

【功能与主治】叶可温中散寒，破气化滞，祛风消肿。根治劳伤脱力，水湿浮肿，四肢酸麻，风湿性关节炎，跌打损伤。果治胃痛。

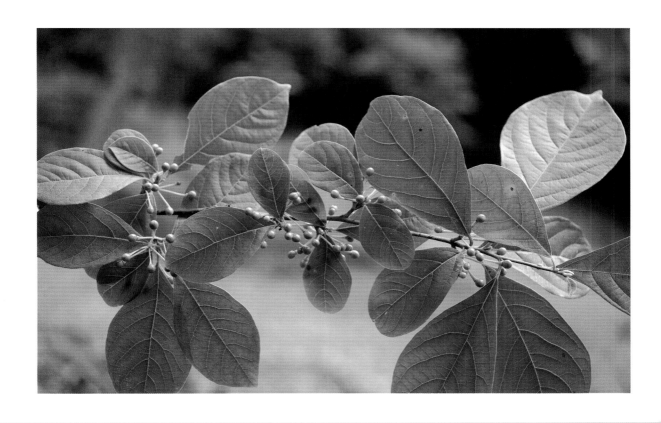

三桠乌药

樟 科

Lindera obtusiloba Bl. Mus. Bot.

樟科 Lauraceae 山胡椒属落叶乔木或灌木

【药用部位】树皮、枝。

【性状】高 3~10m。叶互生，纸质，卵形或宽卵形，全缘或上部 3 裂，上面绿色，有光泽，下面带绿苍白色，密生棕黄色绢毛；有三出脉。雌雄异株；伞形花序腋生，总花梗极短；苞片花后脱落；花黄色，于叶前开花；花被片 6；能育雄蕊 9，花药 2 室，皆内向瓣裂；花梗长 3~4mm，有绢毛。果实球形，直径 7~8mm，鲜时红色，干时灰褐色。花期 3~4 月，果期 8~9 月。

【分布】秦岭南北坡均分布，生于海拔 750~2500m 的山坡或山谷杂木林中。

【主要化学成分】挥发油。

【功能与主治】温中行气，活血散瘀。用于心腹疼痛，跌打损伤，瘀血肿痛，疮毒。

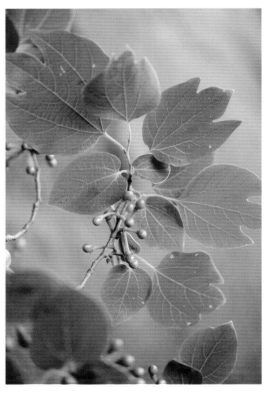

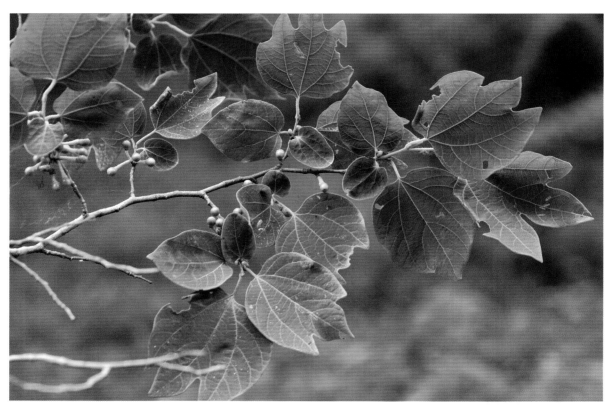

【药用部位】根、茎、叶、果实。

【性状】叶簇生于枝端，纸质，长卵形至披针形或倒长卵形至倒披针形，幼叶有绢毛，后渐变无毛，具羽状脉，侧脉 5 对。雌雄异株；伞形花序具 8~12 朵花，总花梗长 6~9mm；花梗长 5~6mm；花先于叶开放；花被片 6，黄色，倒卵形，具 3~4 纵脉，长 2.5mm，背面有稀疏柔毛；花药 4 室，皆内向瓣裂。果实球形，直径约 7~10mm，蓝黑色；果梗上部稍增粗。花期 3~5 月，果期 7~9 月。

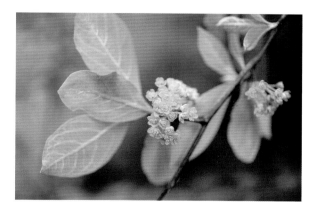

【分布】秦岭南北坡普遍分布，生于海拔 700~2000m 的山坡。

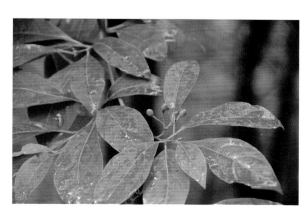

【主要化学成分】干果含芳香油 2%~6%，鲜果含芳香油 3%~4%。芳香油主要成分为柠檬醛、柠檬烯、香叶醇等，可作为食用香精和化妆香精，现已广泛利用于高级香料、紫罗兰酮和维生素 A 的原料。种子含脂肪油 48.2%，可供制皂和工业用。

【功能与主治】祛风散寒，消肿止痛。主治胃寒腹痛，暑湿吐泻，食滞饱胀，痛经，疝痛，疟疾，疮疡肿痛。

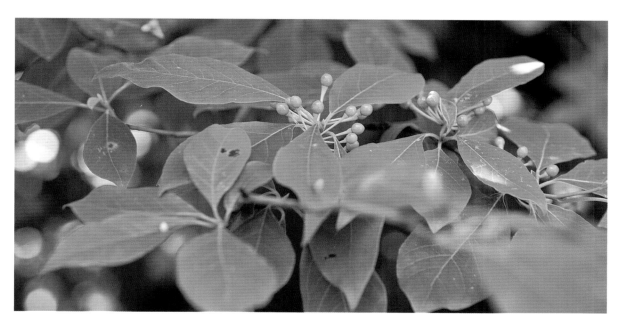

【药用部位】树皮、根皮、花、种子及芽皆可入药，以树皮为主。

【性状】树皮厚，紫褐色，油润而带辛辣味；枝粗壮，开展，幼枝淡黄色，有绢状毛；顶芽大，窄卵状圆锥形。叶革质，倒卵形或倒卵状椭圆形，顶端圆形、钝尖或短突尖，基部楔形或圆形，全缘或微波状，下面有白色粉状物。花与叶同时开放，单生于幼枝顶端，白色，有芳香，直径约 15cm；花被片 9~12（或更多）。聚合果长椭圆状卵形，长约 12cm；蓇葖木质。花期 5 月。

【分布】秦岭南北坡多栽培。

【主要化学成分】厚朴酚，异厚朴酚，厚朴醛，厚朴木脂素，挥发油，生物碱，皂甙，木兰箭毒碱。

【功能与主治】化湿导滞，行气平喘，化食消痰，祛风镇痛。种子有明目益气功效，芽作妇科药用。

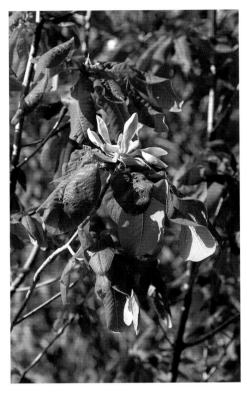

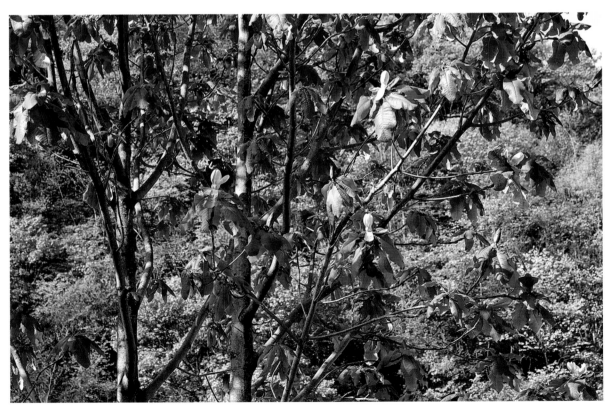

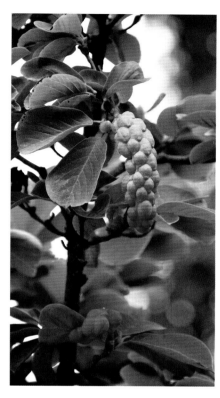

【药用部位】花，花蕾。（入药同辛夷）

【性状】高达 15m；冬芽密生灰绿色或灰绿黄色长绒毛；小枝淡灰褐色。叶互生，倒卵形至倒卵状矩圆形，顶端短突尖，基部楔形或宽楔形，全缘，上面有光泽，下面生柔毛。花先叶开放，单生枝顶，白色，有芳香，呈钟状，大形，直径 12~15cm；花被片 9，矩圆状倒卵形，每 3 片排成 1 轮；雄蕊多数，在伸长的花托下部螺旋状排列；雌蕊多数，排列在花托上部。聚合果圆筒形，长 8~12cm，淡褐色；果梗有毛；蓇葖顶端圆形。花期 3 月，果期 8~9 月。

【分布】秦岭南北坡多栽培，太白山有野生。

【主要化学成分】挥发油（柠檬醛、丁香油酸），木兰花碱，生物碱，望春花素，癸酸，芦丁，油酸，维生素 A。

【功能与主治】祛风散寒通窍、宣肺通鼻。用于头痛，血瘀型痛经，鼻塞，急慢性鼻窦炎，过敏性鼻炎。玉兰花对常见皮肤真菌有抑制作用。

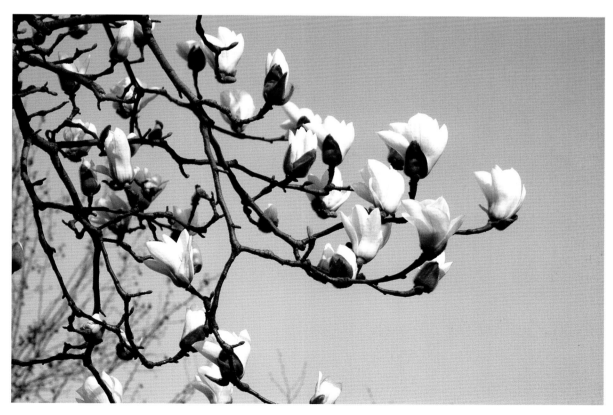

【药用部位】根状茎和根。

【性状】茎高 50~100cm，被柔毛。叶心形，膜质，顶端短渐尖，基部两侧耳片圆，边缘和两面被柔毛。花辐射对称；外轮花被裂片 3，半圆形，外面被柔毛，果时宿存并增大；内轮花被裂片 3，与外轮花被裂片互生，肾状圆形，黄色；雄蕊 12；心皮 6，下部贴生于花萼，上部分离。果熟时革质，沿腹缝线开裂；种子卵形，顶端尖，具明显的横皱纹。花期 5 月，果期 6~7 月。

【分布】分布于秦岭北坡，生于海拔 1000~1600m 的山谷林下阴湿处。

【主要化学成分】马兜铃内酰，马兜铃酸，胡萝卜苷。

【功能与主治】内服消风散气解暑，利尿通淋去积。入小肠膀胱经。外治痈肿疔疖等。主治沙石淋，小便不利，尿血，风湿水肿，伤风头痛，风嗽，胃痛，久积疾痛。

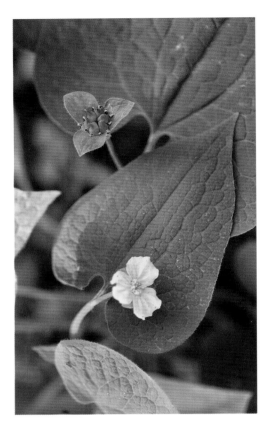

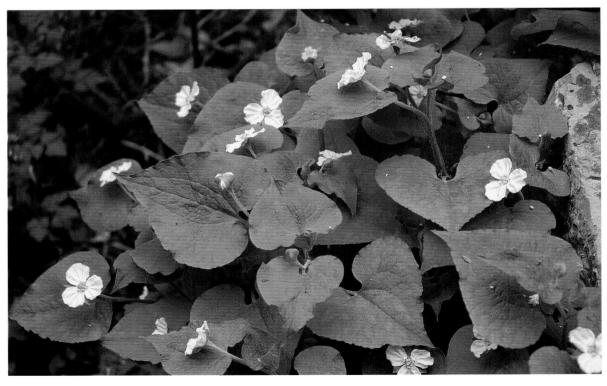

Aristolochia kaempferi Willd. f. *heterophylla*
(Hemsl.) S. M. Hwang 汉中防己，青木香
马兜铃科 Aristolochiaceae 马兜铃属木质藤本

马兜铃科

异叶马兜铃

027

【药用部位】根、茎、种子。

【性状】根粗壮而长，圆柱形，弯曲。叶互生，卵状心形，长 3~10cm，宽 2~9cm，先端钝圆，基部近心形。花单生叶腋，花梗长 3~7cm，被黄褐色绒毛，中部以下有 1 圆形膜质叶状苞片，长约

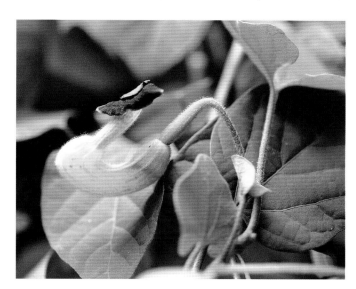

2cm，有细毛，花萼管黄色，长约 4cm，外面被长绒毛，中部收缩而急转为弯曲呈 U 型。果实具 6 棱。花期 4~6 月，果期 8~10 月。

【分布】产于秦岭南坡，分布于海拔 1000~1500m 的山坡灌丛及田边。

【主要化学成分】根含 β-谷甾醇、尿囊素、马兜铃酸、木兰花碱。

【功能与主治】祛风止痛，清热利水。主治风湿关节疼痛，湿热肢体疼痛，水肿，小便不利，脚气湿肿。

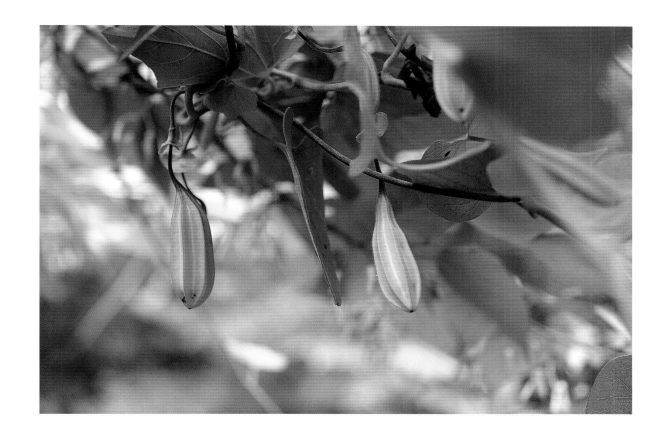

马兜铃科

单叶细辛

Asarum himalaicum Hook. f. et Thomson ex Klotzsch.

毛细辛

马兜铃科 Aristolochiaceae 细辛属多年生草本

【药用部位】根、根状茎。

【性状】根状茎细长，粗 1~2mm，节间长 2~3cm，有多数纤细的根。叶互生，疏离。叶片心形，顶端渐尖，基部心形，两面散生短毛，背面和叶缘的毛较长；叶柄长 10~25cm，有柔毛。花梗细长，有毛；花被在子房以上有短管，直径约 1cm，裂片在开花时向外反折；雄蕊与花柱等高或略高，药隔伸出成短锥形；花柱合生，顶端辐射状 6 裂。蒴果近球形。花期 4~6 月。

【分布】秦岭南北坡均产，分布于海拔 1300~3100m 的溪边林下阴湿地。

【主要化学成分】挥发油。

【功能与主治】解表散寒，镇咳止痛。治风寒湿气，外感头痛。

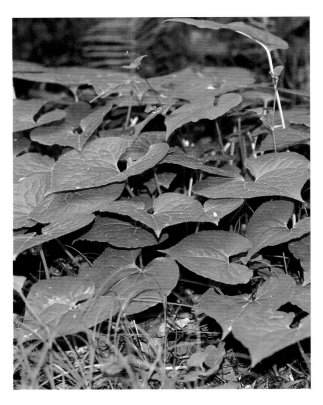

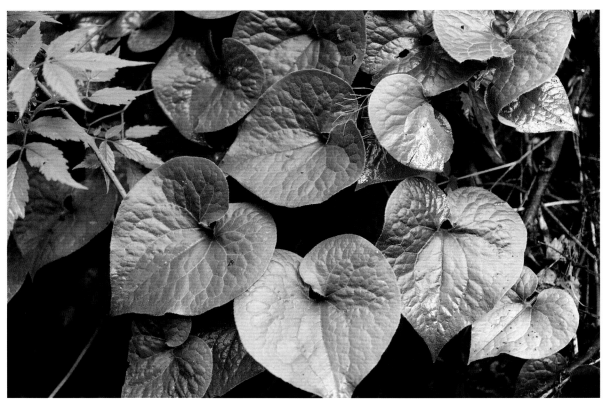

【药用部位】全草。

【性状】高 15~50cm，有腥臭味；茎下部伏地，生根，上部直立，通常无毛。叶互生，心形或宽卵形，有细腺点，两面脉上有柔毛，下面常紫色；托叶膜质，条形，长 1~2cm，下部常与叶柄合生成鞘状。穗状花序生于茎上端，与叶对生，长 1~1.5cm，基部有 4 片白色花瓣状苞片；花小，两性，无花被；雄蕊 3，花丝下部与子房合生；雌蕊由 3 个下部合生的心皮组成，子房上位，花柱分离。蒴果顶端开裂。花期 5~7 月，果期 7~10 月。

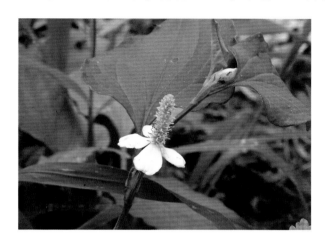

【分布】秦岭南北坡普遍分布，生于海拔 400~1800m 的山坡草地、山谷湿地和阴湿林下。

【主要化学成分】全草含挥发油，地上部分还含有槲皮苷、异槲皮苷。

【功能与主治】清热解毒，消肿疗疮，利尿除湿，健胃消食。用于实热、热毒、湿邪、疾热为患的肺痈，疮疡肿毒，痔疮便血，脾胃积热。具有抗菌、抗病毒、提高机体免疫力、利尿等作用。

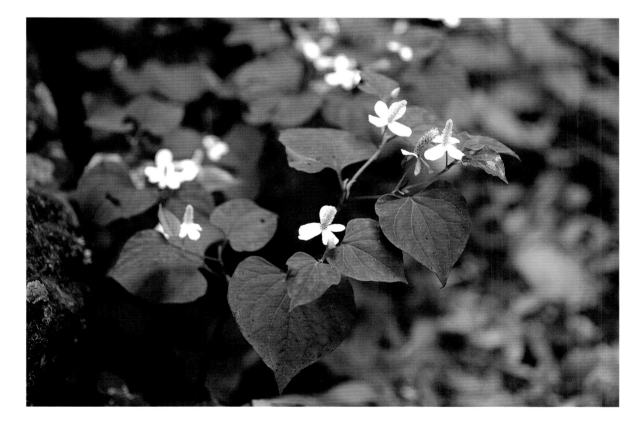

【药用部位】块茎为常用中药"三棱"。

【性状】多年生草本，有根状茎。茎直立，高 60~120cm，上部有短或较长的分枝。叶条形，基生叶和茎下部叶长达 95cm，基部稍变宽成鞘，中脉明显，茎上部叶渐变小。雌花序 1 个生于最下部分枝顶端或 1~2 个生于较上分枝的下部，球形；雌花密集；花被片 3~4 倒卵形，膜质，边缘常齧蚀状；子房纺锤形，花柱与子房近等长，柱头钻形。雄花序数个或多个生于分枝上部和茎顶端，球形；雄花密集；花被片 3~4，膜质，有细长柄；雄蕊 3。聚花果，果实近陀螺状，顶部金字塔状。花期 6~7 月，果期 7~8 月。

【分布】秦岭南北坡平原区，生于河岸浅水处。

【主要化学成分】壬二酸；2，7-二羟基呫吨酮；阿魏酸单甘油酯；3，5-二羟基-4-甲氧基苯甲酸。

【功能与主治】破瘀，行气，消积，止痛，通经，下乳。

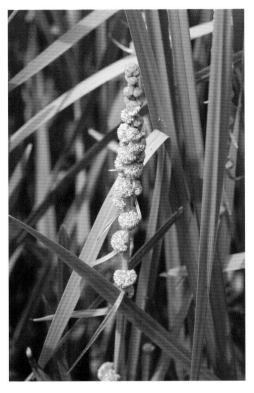

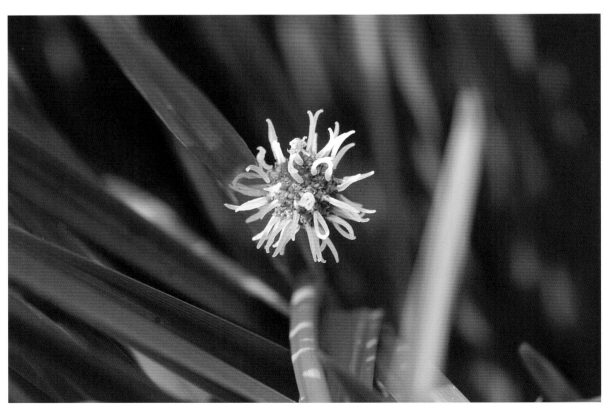

【药用部位】球茎。

【性状】有纤匍枝，枝端膨大成球茎。叶具长柄；叶形变化极大，通常为戟形，宽或窄，连基部裂片，顶端钝或短尖，基部裂片短、与叶片等长或较长，多少向两侧开展。总状花序，花 3~5 朵为一轮，单性，下部为雌花，具短梗，上部为雄花，具细长花梗；苞片披针形；外轮花被片 3，片状，卵形，顶端钝；内轮花被片 3，花瓣状，白色，基部常有紫斑；雄蕊多枚；心皮多数，密集成球形。瘦果斜倒卵形，背腹两面有翅。花期 6 月，果期 7~10 月。

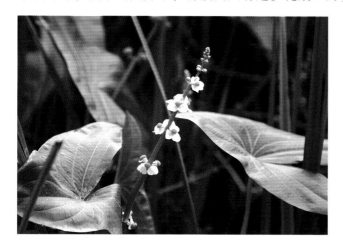

【分布】生于渭河流域的浅水中。

【主要化学成分】淀粉，维生素 B。

【功能与主治】解毒利尿，防癌抗癌，散热消结，强心润肺。用于肿块疮疖，心悸心慌，水肿，肺热咳嗽，喘促气憋，排尿不利。而且，慈姑含维生素 B_1 和维生素 B_2 较多，能维持身体的正常功能，增强肠胃的蠕动，增进食欲，保持良好的消化，对于预防和治疗便秘最佳。

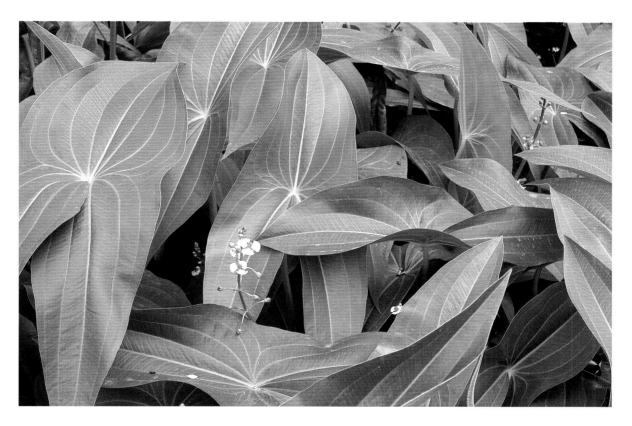

【药用部位】块茎。

【性状】块茎扁球形，直径 2~4cm；假茎高 20~40cm，有黑紫斑纹，具 1~2 叶。小叶 3，中间 1 片宽卵形至椭圆形，顶端渐尖，具长 2~4cm 的小叶柄，侧生小叶近于无柄，椭圆形至矩圆形，基部两侧不相称。雌雄异株；总花梗约等长于叶柄，佛焰苞白色或绿色，下部近漏斗形，直立，顶端具长达 2cm 的尾尖；肉穗花序等高于或稍伸出佛焰苞口部，下部 1.5~2.5cm 部分具花，附属体圆柱状，具短柄，基底平截；雄花具 2~3 花药，花药顶孔开裂。果序长 4~8cm，浆果红色。花期 4~7 月，果期 8~9 月。

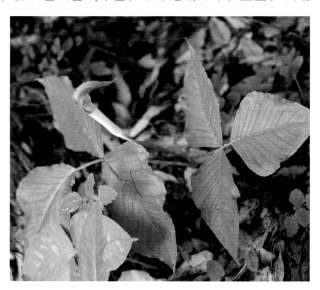

【分布】秦岭南北坡均产，生于山坡林下或林缘较湿润处。

【主要化学成分】淀粉，维生素 B。

【功能与主治】燥湿，化痰，祛风，消肿，散结。用于咳嗽痰多，中风口眼歪斜，半身不遂，小儿惊风，痈肿，毒蛇咬伤。

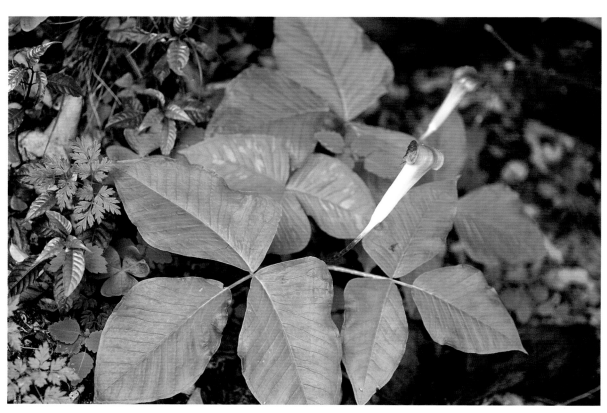

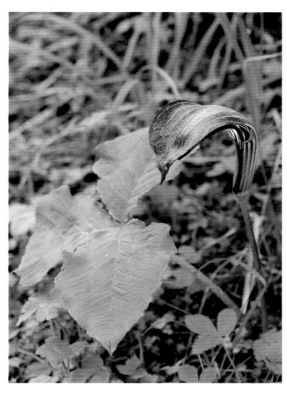

【药用部位】块茎（剧毒）。

【性状】块茎扁球形，直径达 5cm，假茎很短。叶 1 枚，小叶片 3，近无小叶柄，边微波状具紫色，中间 1 片倒宽卵形，顶端略平而具短尾尖，或椭圆状菱形而顶端渐尖；叶柄长 15~30cm。雌雄异株；总花梗短于叶柄，佛焰苞红紫色，有白色或绿色条纹，上部舟形前倾，顶端渐尖或骤尖；肉穗花序下部 2.5~3.5cm 部分具花，附属体具柄，基部膨大，向上渐细呈鼠尾状；雄花具 3~5 花药，合生花丝短柄状，花药半月形或马蹄形裂缝开裂。花期 5~6 月，果期 7 月。

【分布】秦岭南北坡均有分布，生于 1800~2100m 的海拔山坡林下阴湿处。

【主要化学成分】氨基酸，β–谷甾醇，微量元素。

【功能与主治】可治腹痛，仅能用微量。

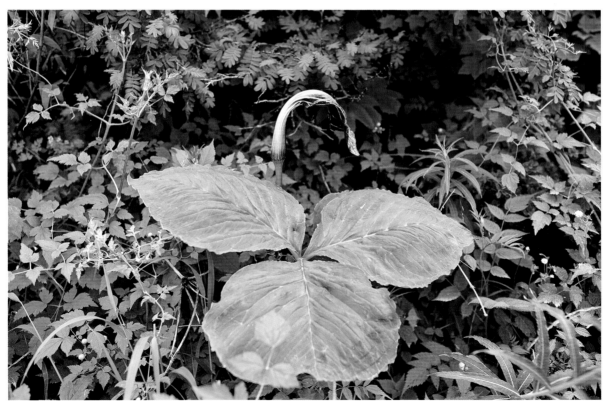

【药用部位】块茎（有毒，与天南星通用）。

【性状】块茎扁球形，直径可达 6cm，表皮黄色，有时淡红紫色。鳞叶绿白色、粉红色、有紫褐色斑纹。叶 1，极稀 2，中部以下具鞘；叶片放射状分裂，裂片无定数，无柄，长渐尖。佛焰苞绿色，背面有清晰的白色条纹，或淡紫色至深紫色而无条纹，管部圆筒形；喉部边缘截形或稍外卷；檐部通常颜色较深，三角状卵形至长圆状卵形。肉穗花序单性，花密；雌花序各附属器棒状、圆柱形，中部稍膨大或否，直立，基部渐狭；雄花序的附属器下部光滑或有少数中性花；雌花序上的具多数中性花。雄花具短柄，雄蕊 2~4，药室近球形，顶孔开裂成圆形。浆果红色，种子 1~2，球形，淡褐色。花期 5~7 月，果 9 月成熟。

【分布】秦岭南北坡均有分布，生于 1800~2100m 的海拔山坡林下和溪谷边阴湿处。

【主要化学成分】苷类，氨基酸类，脂肪酸，甾醇类，生物碱类。

【功能与主治】燥湿化痰，祛风止痉，散结消肿。用于顽痰咳嗽，风疾眩晕，中风痰壅，口眼歪斜，半身不遂，癫痫，惊风，破伤风；外用于痈肿，蛇虫咬伤。

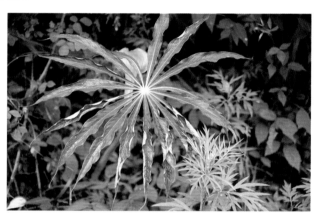

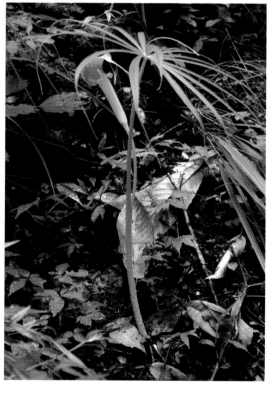

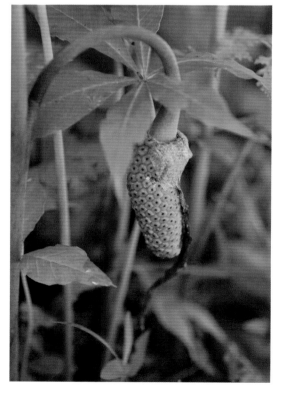

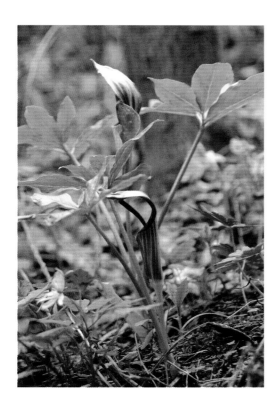

【药用部位】块茎（剧毒）。

【性状】块茎扁球形，白色或褐色，具绉，直径 2~5cm，鳞叶 3，淡紫色或紫色，有紫色斑块。叶 2，叶柄鞘长 30~60cm，紫色，叶柄不具鞘部分长 8~10cm。叶片鸟足状分裂，裂片 5~13，长圆形或椭圆形，全缘或具细齿。花序柄略短于叶柄，淡紫色至深紫色。佛焰苞圆柱形，管部紫色至深紫色，有白色条纹，边缘略外卷；檐部卵形，浓紫色，下弯，先端渐狭。肉穗花序单性，雄花序圆锥形，基部粗 1cm，花药深紫色；附属器紫色，棒状，具纵条纹，上部粗 8~9mm，基部较狭，截形，具长 5~6mm 的柄。花期 5~6 月，果期 7~8 月。

【分布】秦岭南北坡均有分布，生于 1800~2100m 的海拔山坡林下阴湿处。

【功能与主治】可治腹痛，仅能用微量。

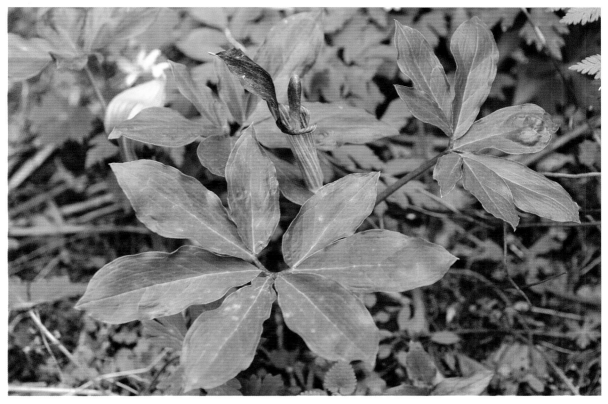

【药用部位】块茎（有毒）。

【性状】块茎球形，直径 1~1.5cm。叶基出，1 年生者为单叶，2~3 年生者为 3 小叶的复叶，小叶卵状椭圆形至倒卵状矩圆形，稀披针形；叶柄长达 25cm，下部有 1 珠芽。花葶长达 30cm；佛焰苞全长 5~7cm；肉穗花序下部雌花部分长约 1cm，贴生于佛焰苞，雄花部分长约 5mm，二者之间有一段不育部分，顶端附属体长 6~10cm，细柱状；子房具短而明显的花柱；花药 2 室，药室直缝开裂。浆果卵形，长 4~5mm。花期 5~7 月，果期 8 月。

【分布】秦岭南北坡常见，生于草坡、荒地、家田或疏林下，为旱地中的杂草之一。

【主要化学成分】生物碱，挥发油，有机酸。

【功能与主治】燥湿化痰，降逆止呕，生用消疖肿。主治咳嗽痰多，恶心呕吐；外用治急性乳腺炎，急慢性化脓性中耳炎。

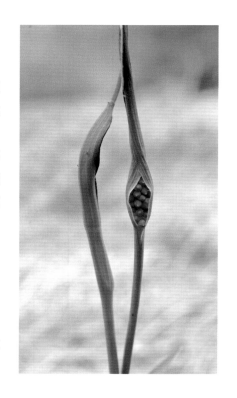

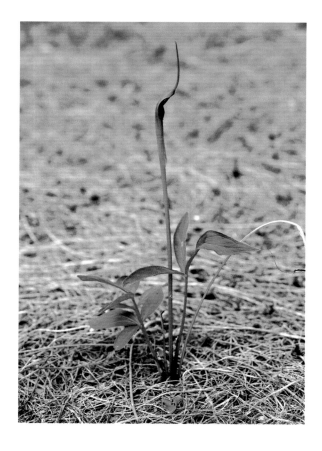

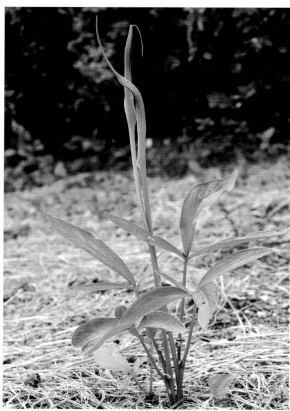

【药用部位】块茎。

【性状】块茎扁球形，顶部中央多少下凹，暗红褐色；颈部周围生多数肉质根及纤维状须根。叶柄黄绿色，光滑，有绿褐色或白色斑块；基部膜质鳞叶 2~3，披针形。叶片绿色，3 裂，佛焰苞漏斗形，基部席卷，苍绿色，杂以暗绿色斑块，边缘紫红色；心状圆形，锐尖，边缘折波状，外面变绿色，内面深紫色。肉穗花序比佛焰苞长 1 倍，雌花序圆柱形，紫色；雄花序紧接花丝长 1mm，花药长 2mm。子房苍绿色或紫红色，2 室，胚珠极短，无柄，花柱与子房近等长，柱头边缘 3 裂。浆果球形或扁球形，成熟时黄绿色。花期 4~6 月，果 8~9 月成熟。

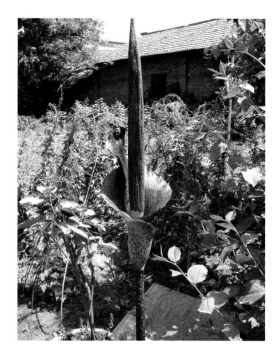

【分布】秦岭南北坡均有栽培。

【主要化学成分】葡萄甘露聚糖，甘露聚糖，甘油，枸橼酸，阿魏酸，桂皮酸，谷甾醇，粗蛋白。

【功能与主治】解毒消肿，灸后健胃，消饱胀。用于流火，疔疮，无名肿毒，瘰疬，眼睛蛇咬伤，烫火伤，间日疟，乳痛，腹中痞块，疔癀高烧，疝气。全株有毒，以块茎为最，中毒后舌、喉灼热、痒痛、肿大。

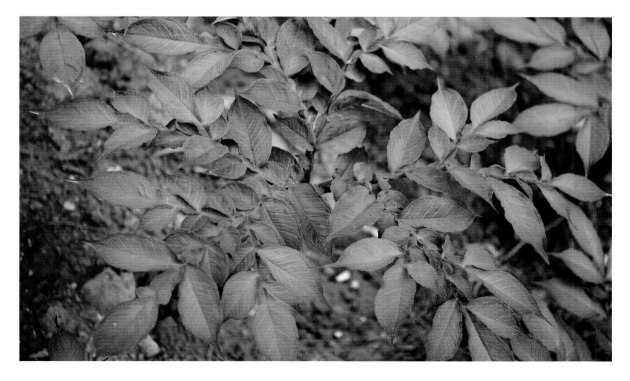

Dioscorea nipponica Makino

薯蓣科 Dioscoreaceae 薯蓣属缠绕草质藤本

【药用部位】根状茎。

【性状】根状茎横生，栓皮显著片状剥离。茎左旋，近无毛。单叶互生，掌状心脏形，边缘作不等大的三角状浅裂、中裂或深裂，顶端叶片近于全缘。花雌雄异株；雄花无梗，茎部花常 2~4 朵簇生，顶端通常单一，花被碟形，顶端 6 裂；雄蕊 6；雌花序穗状，常单生。蒴果翅长 1.5~2cm；种子每室 2 枚，生于每室的基部，四周有不等宽的薄膜状翅。花期 7~8 月，果期 9~10 月。

【分布】秦岭南北坡均有分布，生于海拔 1800m 的山坡灌丛中。

【主要化学成分】甾体皂苷类。

【功能与主治】舒筋活血，止咳化痰，祛风止痛。用于腰腿疼痛，风湿痛，风湿关节痛，筋骨麻木，大骨节病，跌打损伤，闪腰，咳嗽喘息，气管炎，支气管炎。根状茎含薯蓣皂苷元，是合成甾体激素药物的重要原料。

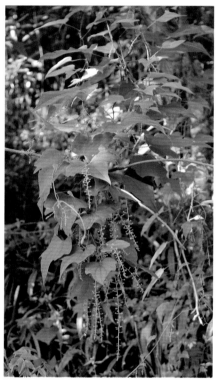

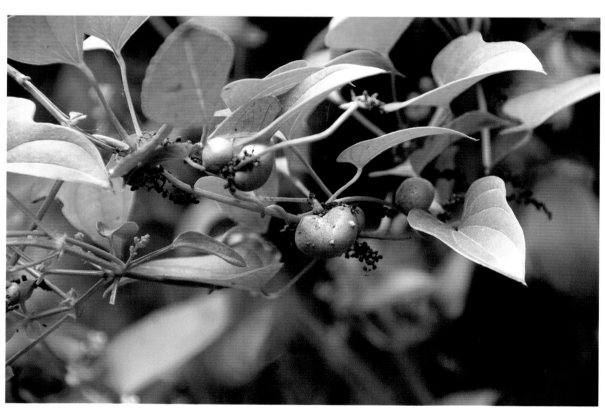

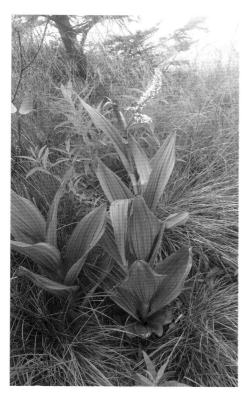

【药用部位】根或带根全草入药。

【性状】鳞茎不明显膨大。植株高 60~100cm，基部残存叶鞘撕裂成黑褐色网状纤维。叶 4~5 枚，椭圆形至矩圆状披针形。圆锥花序，下部苞片甚小，主轴至花梗密生丛卷毛，花梗长 3~5mm，生于主轴上的花常为两性，余则为雄性；花被片 6，黑紫色，椭圆形至倒卵状椭圆形，开展或稍下反；雄蕊 6，花药肾形，背着，会合为 1 室；子房长宽约相等，约 2.5mm，花柱 3，平展而似偏向心皮外角生出，3 室，每室具胚珠 10~12 颗。蒴果；种子具翅。花期 5~6 月，果期 8~9 月。

【分布】秦岭南北坡分布较大，多生于山坡或山顶草丛中。

【主要化学成分】藜芦碱，计默任碱，藜芦嗪，藜芦胺。

【功能与主治】祛痰，催吐，杀虫。用于中风痰壅，癫痫，疟疾，骨折；外用治疥癣，灭蝇蛆。有毒。

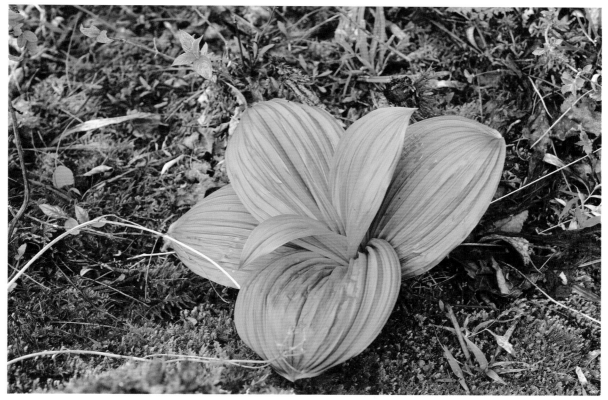

【药用部位】根或根茎。

【性状】植株高可达 1m。茎上部疏生或密生短的糙毛。叶卵状椭圆形、矩圆形至矩圆状披针形，先端渐尖或急尖，两面疏生短糙伏毛，基部心形抱茎或圆形而近无柄，边缘具短糙毛。二歧聚伞花序顶生或生于上部叶腋，花序轴和花梗生有淡褐色短糙毛，并间生有细腺毛；苞片很小；花疏散；花被片绿白色或白色，内面具多数紫红色斑点，开放后自中下部向下反折；外轮 3 片较内轮为宽，在基部向下延伸而呈囊状；雄蕊约等长于花被片，花丝中上部向外弯垂，具紫色斑点；柱头稍微高出雄蕊或有时近等高，3 裂；每裂片上端又 2 深裂，小裂片密生腺毛。蒴果直立。花果期 6~10 月。

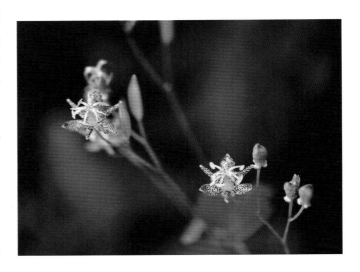

【分布】秦岭南北坡均有分布，生于1000~1900m 的山坡林下。

【主要化学成分】酚性成分，游离生物碱，黄酮，氨基酸，多肽。

【功能与主治】补虚止咳。用于肺虚咳嗽。

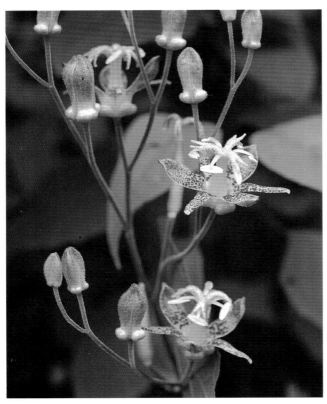

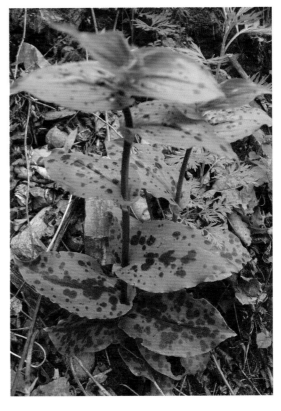

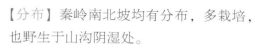

【药用部位】根。

【性状】具短的根状茎和肉质、肥大的纺锤状块根。叶基生，排成两列，条形，下面呈龙骨状突起。花葶粗壮，高 60~100cm，具总状成假二歧状的圆锥花序，具花 6~12 朵；苞片卵状披针形；花橘红色，无香味，具短花梗；花被长 7~12cm，下部 2~3cm 合生成花被筒；外轮花被裂片 3，矩圆状披针形，具平行脉，内轮裂片 3，矩圆形，具分枝的脉，中部具褐红色的色带，边缘波状皱褶；盛开时裂片反曲，雄蕊伸出，上弯，比花被裂片短；花柱伸出，上弯，比雄蕊长。蒴果矩圆形。花果期 5~7 月。

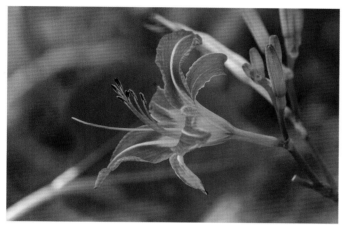

【分布】秦岭南北坡均有分布，多栽培，也野生于山沟阴湿处。

【主要化学成分】蒽醌和 2，5–二氢呋喃酰胺衍生物。

【功能与主治】清热利尿，凉血止血。用于腮腺炎，黄疸，膀胱炎，尿血，小便不利，乳汁缺乏，月经不调，衄血，便血。外用治乳腺炎。

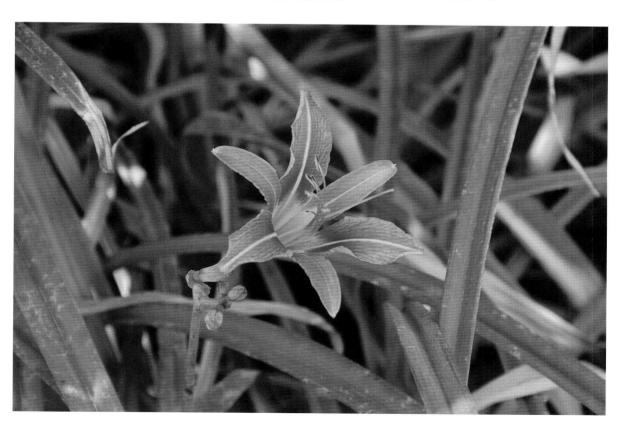

【药用部位】鳞茎。

【性状】鳞茎卵圆状球形，鳞茎瓣披针形，顶端钝。茎高 20~60cm，具细小突起。叶散生，条形，两面无毛，具 1 条脉。花通常单生，有时 2~6 朵，下垂；花被片 6，矩圆形，绿白色，反卷，具紫色斑点；蜜腺两边具鸡冠状突起；花丝钻形；花药长椭圆形，长 9mm，宽 2mm；子房圆柱形，长 1.4cm；花柱与子房等长。蒴果卵形或矩圆形，长 2cm。花期 7~8 月，果期 9~10 月。

【分布】分布于秦岭南坡海拔 2000~2400m 的山坡林下。

【主要化学成分】黄酮和甾体皂苷类。

【功能与主治】润肺，止咳，养心。

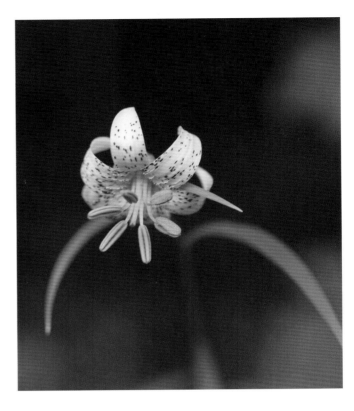

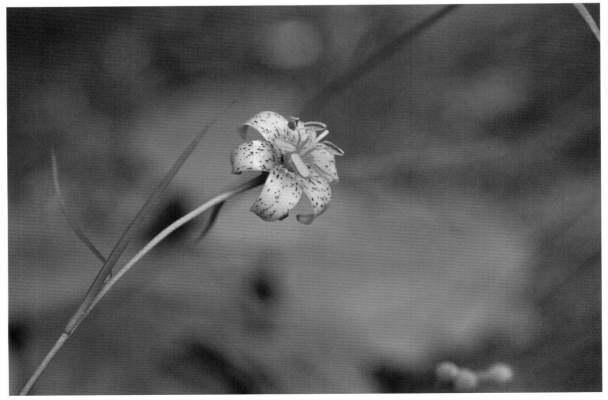

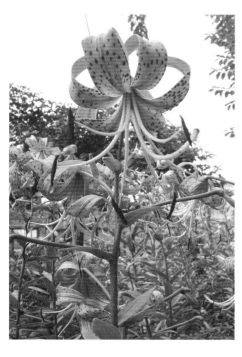

【药用部位】鳞茎（入药为"百合"）、花（入药为"百合花"）。

【性状】鳞茎宽卵状球形，直径 4~8cm；鳞茎瓣宽卵形，白色。茎高 0.8~1.5m，具白色绵毛。叶为矩圆状披针形至披针形，两面近无毛，无柄，上部叶腋具珠芽，有 3~5 条脉。花 3~6 朵，橙红色，下垂；花梗长 6.5~8.5cm，具白色绵毛；花被片 6，披针形或内轮花被片宽披针形，反卷，内面具紫黑色斑点，蜜腺有白色短毛，两边具乳头状突起；雄蕊四面张开；花丝钻形，淡红色，无毛；花药矩圆形。蒴果长卵形。花期 7~8 月，果期 9~10 月。

【分布】秦岭南北坡均有分布，多生于山沟砾石地。

【主要化学成分】黄酮和甾体皂苷类。

【功能与主治】养阴，清热，润肺，清心安神。

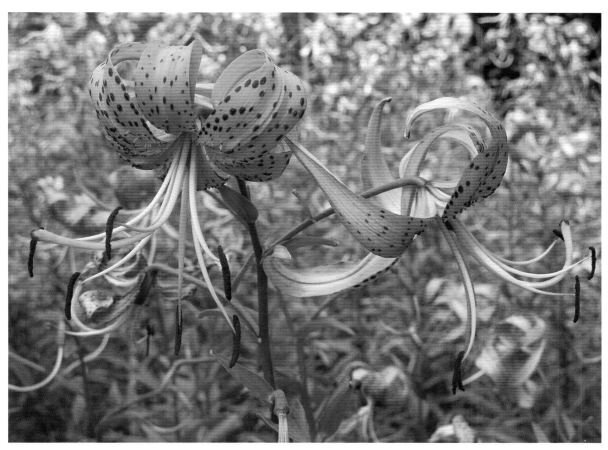

【药用部位】鳞茎。

【性状】鳞茎由基生叶柄膨大后组成，花序长出后凋萎；具鳞茎皮；小鳞茎高 3.5cm，直径 2cm。茎高 1~2 米。茎生叶似轮生；基部心脏形；叶脉网状。总状花序，花多至 12 朵（或较少）；苞片叶状，矩圆状匙形；花狭喇叭状，白色，具短梗；花被片 6，条状匙形，内面具淡紫红色条纹；子房圆柱形，花柱细，柱头头状，微 3 裂。蒴果椭圆形，3 瓣裂。花期 6~7 月，果期 9~10 月。

【分布】秦岭南北坡普遍分布。

【主要化学成分】甾体皂苷。

【功能与主治】清热止咳，宽胸利气。用于肺痨咯血，咳嗽痰喘，小儿高烧，胃痛及反胃，呕吐。

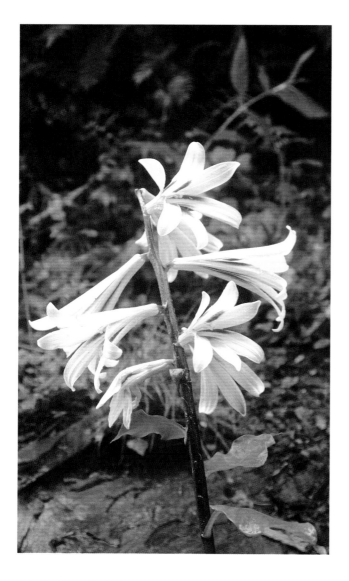
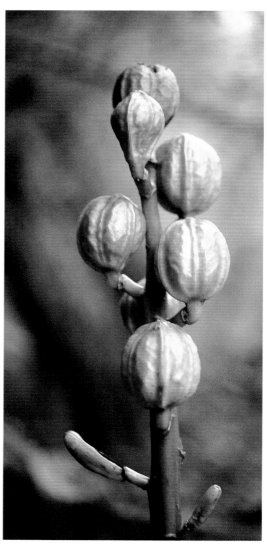

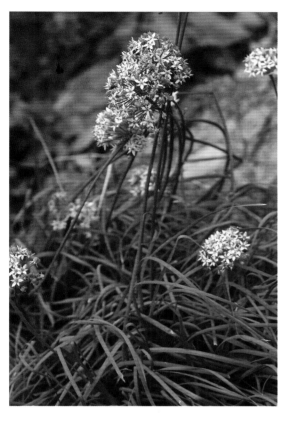

【药用部位】种子。

【性状】具根状茎。鳞茎狭圆锥形，簇生；鳞茎外皮黄褐色，网状纤维质。花葶圆柱形，高 25~60cm。叶基生，条形，扁平。总苞 2 裂，比花序短，宿存；伞形花序簇生状或球状，多花；花梗为花被的 2~4 倍长，具苞片；花白色或微带红色；花被片 6，狭卵形至矩圆状披针形；花丝基部合生，并与花被贴生，长为花被片的 4/5，狭三角状锥形；子房外壁具细的疣状突起。果具倒心形的果瓣。花果期 7~9 月。

【分布】秦岭地区广泛栽培的蔬菜之一，亦有野生。

【主要化学成分】硫化物，苷类。

【功能与主治】补肝肾，暖腰膝，壮阳固精。用于阳痿，遗精，白带白淫，遗尿，小便频数，腰膝酸软，冷痛。

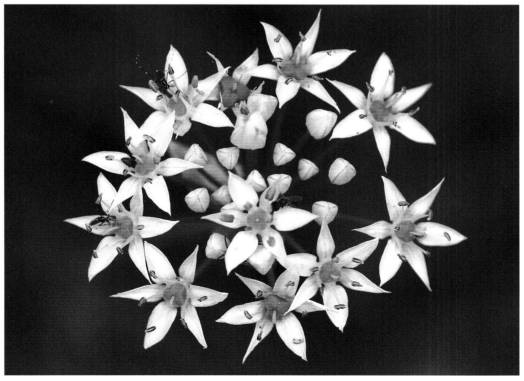

百合科

天蓝韭

Allium cyaneum Regel

百合科 Liliaceae 葱属具鳞茎的多年生草本

【药用部位】鳞茎。

【性状】鳞茎狭柱形，簇生；鳞茎外皮黑褐色，老时纤维质近网状。花葶纤细，圆柱形，长 10~30cm。叶基生，狭条形。总苞单侧开裂，比花序短，宿存；伞形花序半球形，多花，花梗长 4~12mm，无苞片；花被钟状，天蓝色或紫蓝色；花被片 6，内轮的卵状矩圆形，钝头，外轮的椭圆状矩圆形，有时顶端微凹，常较短；花丝伸出花被，基部合生，并与花被贴生，内轮的基部扩大；子房球形，基部具 3 凹穴；花柱伸出花被。花期 6~7 月，果期 9~10 月。

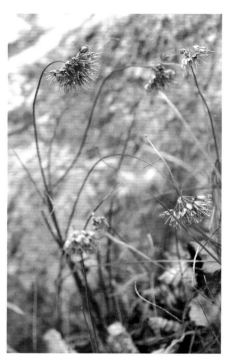

【分布】生于海拔 2100~3500m 的山坡、草地、林下或林缘。

【功能与主治】散寒解表，温中益胃，散瘀止痛。用于风寒感冒、恶寒重、发热轻、无汗、头痛、身痛、口渴、苔薄白、脉浮紧。

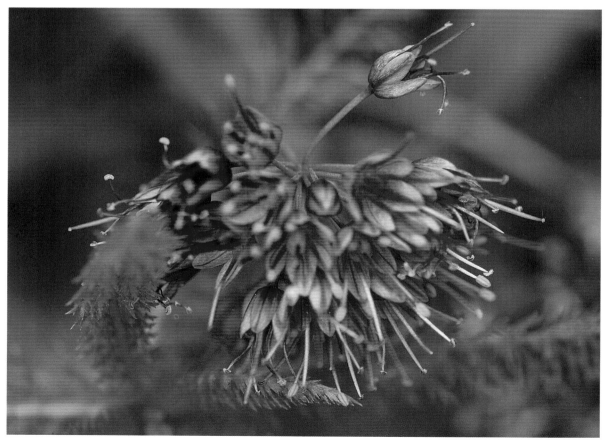

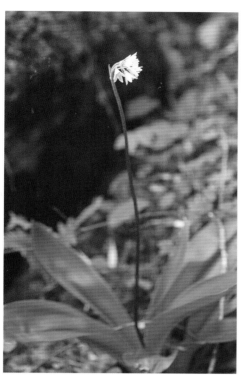

【药用部位】根状茎。

【性状】根状茎短，质硬，簇生多数细瘦须根，顶端线存撕裂成纤维状的枯死鞘叶。花葶直立，密生短柔毛，果期伸长可达 60cm。叶较大，3~4 枚基生，椭圆形至倒卵状矩圆形，纸质至厚纸质，直脉较细而多数，有横脉，顶端骤短尖，基部楔形下延成鞘状抱茎或成柄状。总状花序顶生，有花 5~12 枚，花梗密生柔毛；苞片披针形，早落；花常白色，漏斗状，花被片 6，斜出，顶端钝圆。果初为浆果状，后自顶端开裂，蓝或蓝黑色，球形至短矩圆形，每室含种子 6~12 枚。花期 5~6 月，果期 7~10 月。

【分布】分布于秦岭南坡及太白山。多生于海拔 1500~2700m 的高山。

【功能与主治】散瘀止痛。主治跌打损伤，劳伤。有小毒。

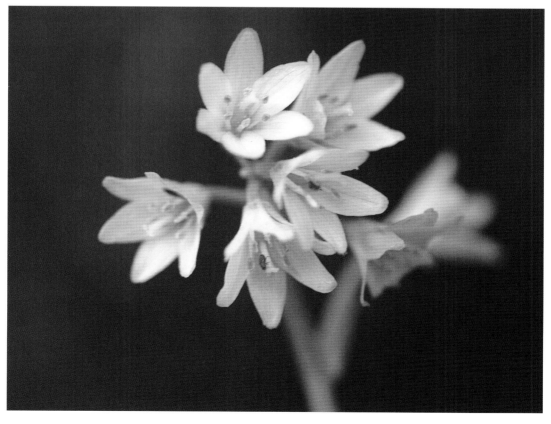

【药用部位】根及根状茎。

【性状】植株高 30~60cm；根状茎圆柱状，有时具膨大结节。茎中部以上被粗伏毛。叶互生，5~7 枚，卵状椭圆形或狭矩圆形，顶端近渐尖，两面疏被粗毛或近无毛，具短柄。圆锥花序，具花 10~20 朵，被毛，花单生，白色，花梗长 2~6mm，花被片 6，离生或仅基部稍合生，矩圆形或矩圆状倒卵形，长约 3mm；雄蕊 6，长约 2mm，花丝基部贴生于花被片；花柱长 0.5~1mm，与子房近等长，柱头几不裂。浆果近球形，红色，具种子 1~2 颗。花期 5~6 月，果期 8~9 月。

【分布】秦岭南北坡普遍分布，生于林下阴湿腐殖土。

【主要化学成分】皂甙（三萜皂甙），挥发油，氨基酸，蛋白质，多糖。

【功能与主治】补气益肾，祛风除湿，活血调经。主治痨伤，阳痿，偏正头痛，风湿疼痛，跌打损伤，乳痈，月经不调。

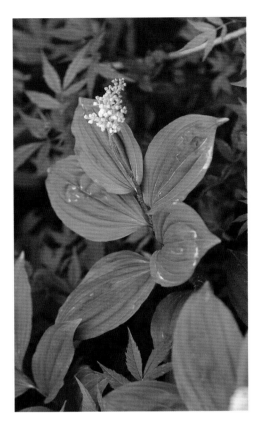

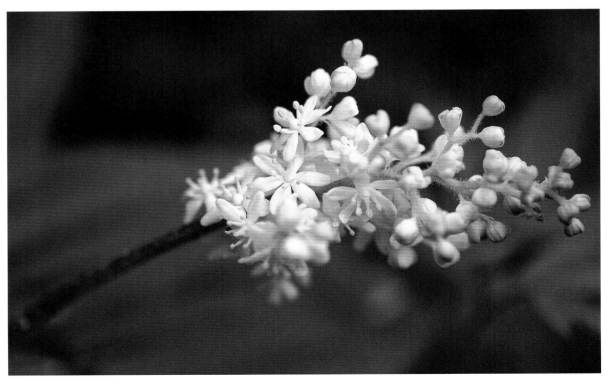

Disporum cantoniense（Lour.）Merr. 山竹花

百合科 Liliaceae 万寿竹属多年生草本

万寿竹

049

【药用部位】根状茎。

【性状】根状茎横走，质硬，呈结节状。茎高 50~150cm，上部有较多呈二叉状的分枝。叶纸质，具短柄，披针形、卵状或椭圆状披针形，顶端渐尖至长渐尖，基部近圆形，有明显的 3~7 条主脉。伞形花序有花 3~10 朵，生叶腋而与上部叶对生，总花梗与叶柄贴生；花紫色，钟状；花被片 6，斜出，倒披针形，顶端尖，基部有长 2~3mm 的短距；花药长 3~4mm，黄色，花丝长 8~11mm，内藏；子房长约 3mm，花柱及柱头为子房长的 3~4 倍。浆果含 2~3 枚暗棕色种子。花期 5~7 月，果期 8~10 月。

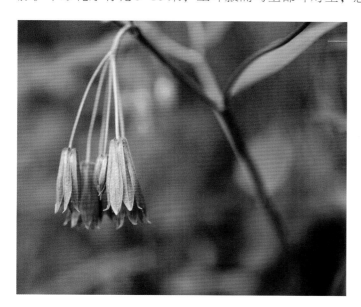

【分布】秦岭南北坡均分布，生于海拔 800~1900m 的林下、山坡灌丛或草地。

【功能与主治】风湿跌打，筋骨疼痛。用于肺热咳嗽，虚劳损伤，风湿疼痛，手足麻木，小儿高烧，烧烫伤，毒蛇咬伤。

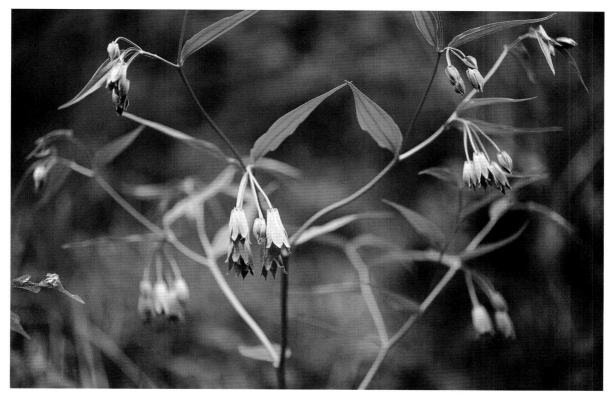

宝铎草

Disporum sessile D. Don

百合科 Liliaceae 万寿竹属多年生草本

【药用部位】根状茎。

【性状】根状茎肉质，横走。茎直立，上部具叉状斜上的分枝。叶薄纸质至纸质，椭圆形、卵形、矩圆形至披针形，顶端骤渐尖或尖，下面色较浅，脉上和边缘有乳头状突起，有横脉，有短柄至无柄。花钟状，黄色、白色或绿黄色，1~3 朵生于分枝顶端；花梗长 1~2cm；花被片 6，近于直伸，倒卵状披针形，下部渐窄而内面有细毛，基部具长 1~2mm 的短距；花丝长约 1.5cm，花药长 4mm，内藏；花柱具 3 裂外弯的柱头。浆果椭圆形或球形，黑色，含 3 粒深棕色种子。花期 5 月，果期 6~10 月。

【分布】分布于秦岭南坡，多生于海拔 700~1100m 的山沟或山坡林下。

【功能与主治】益气补肾，润肺止咳。用于脾胃虚弱，食欲不振，泄泻，肺气不足，气短，喘咳，自汗，津伤口渴，慢性肝炎，病后或慢性病身体虚弱，小儿消化不良。

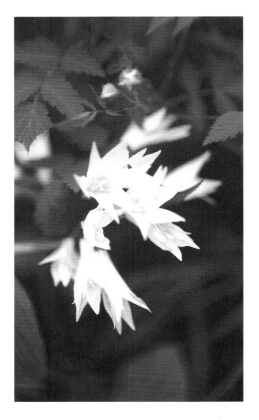

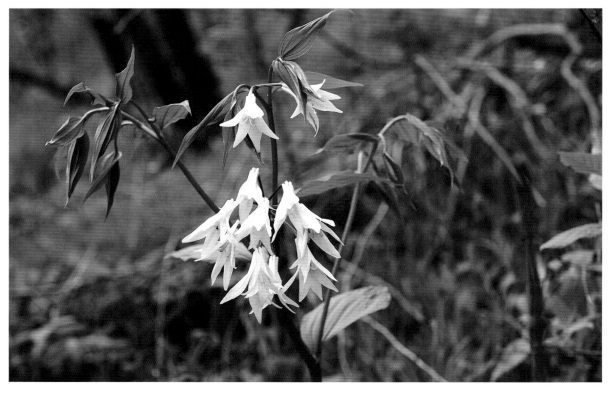

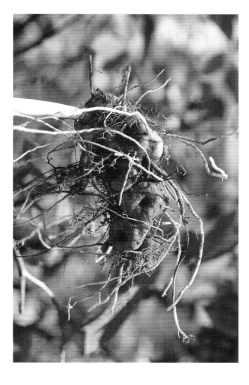

【药用部位】根状茎。

【性状】根状茎圆柱形，结节不粗大。茎高 20~50cm。叶互生，椭圆形至卵状矩圆形，顶端尖。花序腋生，具 1~3 花（在栽培情况下，可多至 8 朵），总花梗（单花时为花梗）长 1~1.5cm；花被白色或顶端黄绿色，合生呈筒状，裂片 6，长约 3mm；雄蕊 6 枚，花丝着生于近花被筒中部，近平滑至具乳头状突起；子房长 3~4mm，花柱长 10~14mm。浆果，蓝黑色。花期 5~6 月，果期 7~9 月。

【分布】秦岭南北坡普遍分布，生于海拔 800~2000m 的山坡或灌丛中。

【主要化学成分】玉竹黏多糖，玉竹果聚糖，黄精谷甾醇。

【功能与主治】养阴，润燥，除烦，止渴。治热病阴伤，咳嗽烦渴，虚劳发热，消谷易饥，小便频数。滋补药品，对心脏病、糖尿病、结核病等症有一定疗效。

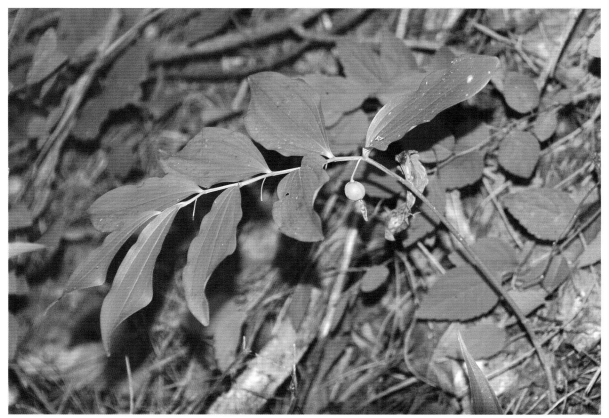

【药用部位】根状茎。

【性状】根状茎横生，肉质，扁圆柱状，"节间"长 4~10cm，一头粗，一头细，直径 1~2cm。茎高 50~90cm，有时呈攀缘状。叶轮生，每轮 4~6 枚，条状披针形，顶端拳卷或弯曲成钩。花序常具 2~4 花，呈伞形状，俯垂；苞片膜质，位于花梗基部；花被乳白色至淡黄色，合生成筒状，裂片 6，长约 4mm；雄蕊 6，花丝着生于花被筒上部；雌蕊 1 枚，子房长约 3mm，花柱长 5~7mm。浆果熟时黑色。花期 5~6 月，果期 8~9 月。

【分布】秦岭南北坡普遍分布，生于山坡或灌丛中。

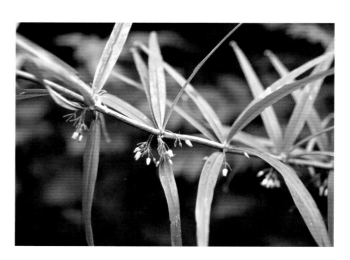

【主要化学成分】烟酸，黏液质，醌类，黄精多糖，黄精低聚糖。

【功能与主治】降血压，降血糖，降血脂，防止动脉粥样硬化，延缓衰老，抗菌，补气养阴，健脾，润肺，益肾，补脾阴，益脾气。用于阴虚肺燥，干咳少痰，肺肾阴虚的劳嗽久咳，脾胃虚弱，肾虚精亏所致的头晕、腰膝酸软、须发早白及消渴。

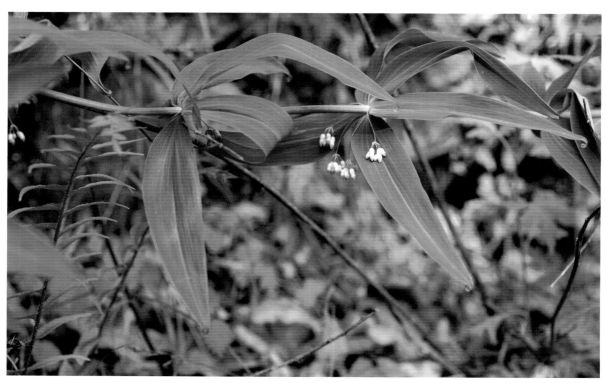

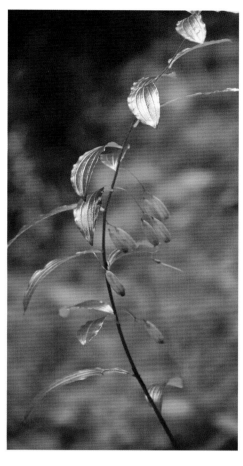

【药用部位】根状茎。

【性状】茎高 50~100cm。根状茎肥厚，通常连珠状或结节成块，直径 1~2cm。茎圆柱状，弓弯，具条纹及紫色斑点，通常具 10~15 枚叶。叶互生，椭圆形、卵状披针形至矩圆状披针形，少有稍作镰状弯曲，长 10~18cm，宽 2~7cm，先端尖至渐尖。花序具 2~4 花，伞形，总花梗长 1~4cm，花梗长 0.5~1.5cm；苞片微小，位于花梗中部以下；花被黄绿色，全长 18~25mm，裂片长约 3mm；花丝长 3~4mm，两侧扁或稍扁，具乳头状突起至具短绵毛，顶端稍膨大乃至具囊状突起，花药长 3.5~4mm；子房长 3~6mm，花柱长 12~15mm。浆果黑色，直径约 1cm，具 3~9 颗种子。花期 5~6 月，果期 8~10 月。

【分布】秦岭南北坡均有分布，生于海拔 1200m 林下、灌丛或山沟阴处。

【主要化学成分】醌类，黄精多糖，黄精低聚糖。

【功能与主治】补气养阴，健脾，润肺，益肾。用于脾虚胃弱，体倦乏力，口干食少，肺虚燥咳，精血不足，内热消渴。

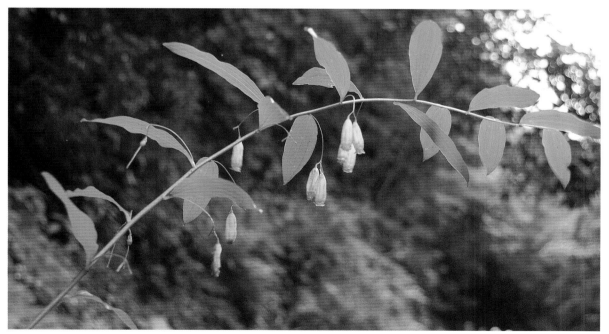

【药用部位】根状茎。

【性状】株高 25~60cm，根状茎细长。茎单一。叶 6~8 枚，轮生茎顶，披针形、狭矩圆形、倒披针形或倒卵状披针形，先端渐尖，全缘，基部楔形，主脉 3 条基出；具短叶柄或几无柄。花梗单一，自叶轮中心抽出，顶生 1 花，外轮花被片绿色，叶状，通常 4 片，内轮花被片条形；雄蕊 8 枚，花药条形，药隔延伸 6~8mm；子房近球形，紫褐色，无棱，花柱分枝 4 枚，分枝细长并向外反卷。蒴果浆果状，不开裂，种子多数。花期 5~6 月，果期 7~9 月。

【分布】秦岭南北均有分布，生于海拔 1100~2300m 的山坡林下、草丛、阴湿地或沟边。

【主要化学成分】谷甾醇，胡萝卜苷，蜕皮激素，薯蓣皂苷。

【功能与主治】祛风利湿，清热定惊，解毒消肿。用于咽喉肿痛，小儿惊风，毒蛇咬伤，疔疮肿素，外治疖肿，腮腺炎。有小毒。

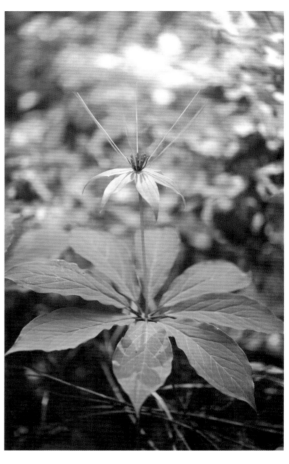

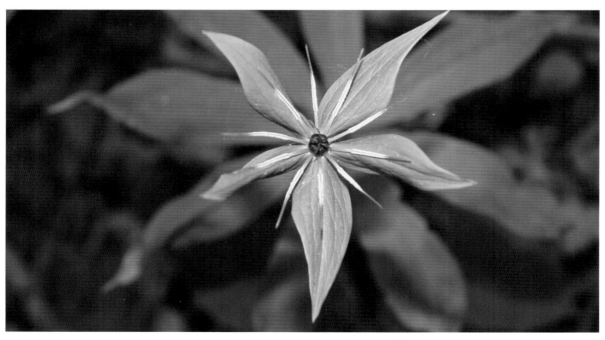

【药用部位】根状茎。

【性状】植株高 35~100cm；根状茎粗厚，棕褐色，其上密生有多数环节。茎通常带紫色，基部具 1~3 枚膜质鞘。叶 7~10 枚，轮生茎顶，矩圆形、椭圆形或倒卵状披针形，顶端短尖或渐尖，基部圆形或楔形，叶柄长 5~6cm，带紫红色；花梗长 5~16cm；外轮花被片 4~6 枚，卵状披针形或披针形，内轮花被片条形，通常远比外轮长；雄蕊 8~12 枚，花药长 5~8mm，与花丝近等长；子房圆锥形，具 5~6 棱，顶端具 1 盘状花柱基，花柱粗短，分枝 4~5。蒴果 3~6 瓣裂开，种子多数。花期 5~6 月，果期 8~10 月。

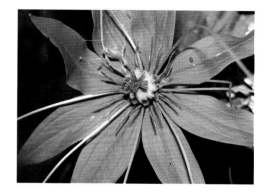

【分布】秦岭南北坡均有分布，常生于林下阴湿地酸性土壤中。

【主要化学成分】七叶一枝花皂苷，蚤休皂苷。

【功能与主治】清热解毒，消肿止痛，败毒抗癌，镇咳平喘。用于流行性乙型脑炎、胃痛、阑尾炎、淋巴结结核、扁桃体炎、腮腺炎、乳腺炎、毒蛇、毒虫咬伤、疮疡肿毒。

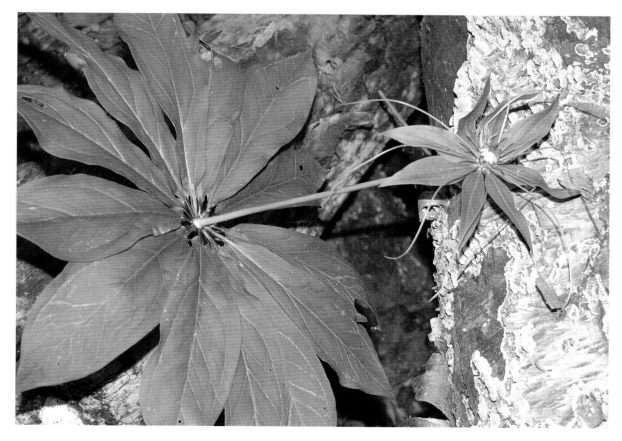

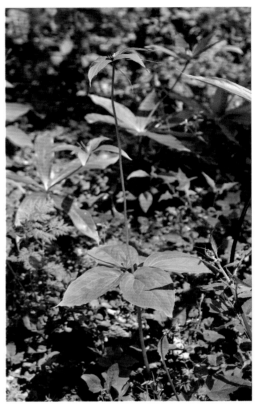

【药用部位】根状茎。

【性状】株高 50~100cm；根状茎直径粗达 1~2cm。叶 4~6 枚，轮生茎顶，叶片宽卵圆形，顶端短尖，基部略呈心形，叶柄长 2~4cm；花梗长 20~40cm，外轮花被片通常 5 片，卵状披针形，顶端具长尾尖头，基部变狭成短柄；内轮花被片长 1~1.5cm，较外轮短得多；雄蕊 8 枚，花丝长 1~2mm，花药短条形，稍长于花丝，药隔呈紫褐色肉质球状或马蹄状突起，长约 1mm。花期 5 月。果期 7~8 月。

【分布】分布于秦岭南坡，生于海拔 550~2100 米的林下或阴湿处。

【主要化学成分】甾体皂苷。

【功能与主治】清热解毒，消肿止痛，平喘止咳。

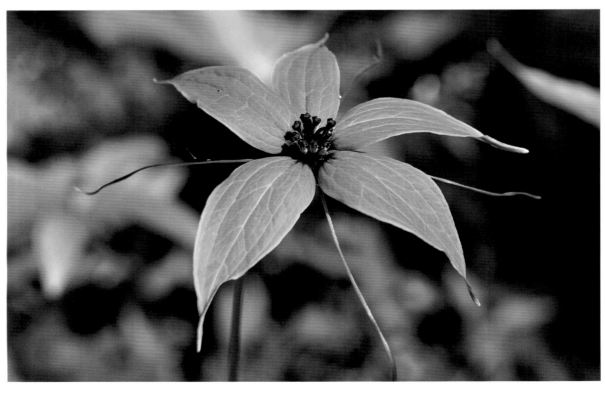

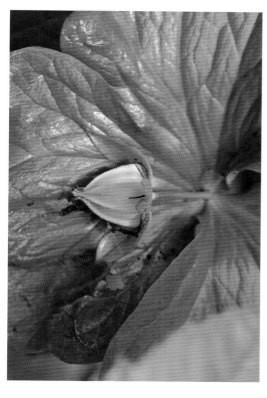

【药用部位】根及根状茎。

【性状】株高 15~50cm。根状茎粗而短。茎基部有 1~2 枚褐色的膜质鞘叶；叶 3 枚，无柄，轮生于茎顶端，菱状圆形或菱形。花单生于叶轮之上，花梗长 1~4cm；花被片 6，2 轮，外轮 3 片绿色，卵状披针形；内轮 3 片白色，少有淡紫色，卵状披针形；雄蕊 6，花药短于花丝或与花丝近等长；子房圆锥状卵形，柱头 3 裂，反卷。浆果圆球形，黑紫色。花期 4~6 月，果期 7~8 月。

【分布】分布于太白山及秦岭南坡海拔 1300~2200m 的山坡或林下。

【主要化学成分】甾体皂苷，倍半萜苷，黄酮苷，苯丙素苷。

【功能与主治】止血，镇痛，除风湿，消肿。

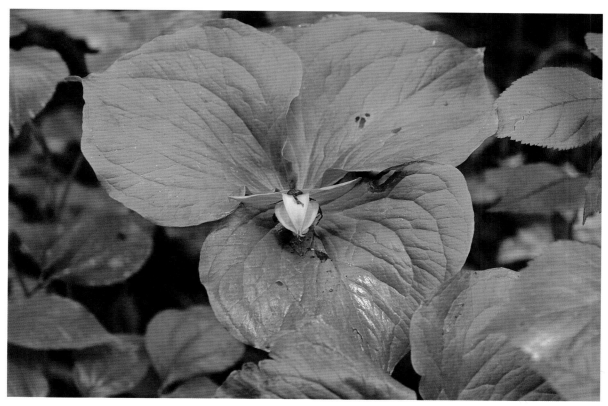

【药用部位】根及根状茎。

【性状】草质藤本，具根状茎。茎中空，有少量髓，干后凹瘪，具槽，无刺。叶较厚，卵形、椭圆形至矩圆状披针形，下面绿色，无毛；叶柄长 7~20mm，脱落点位于上部，一般具卷须。花单性，雌雄异株，淡绿色，多朵排成伞形花序；总花梗较纤细，长 3~5cm；雄花花被片 6，雄蕊长 2~3mm，花药条形，多少弯曲；雌花比雄花略小。浆果球形，成熟时黑色。花期 6~7 月，果期 10 月。

【分布】秦岭南北坡均有分布，生于海拔 1000~1700m 的山坡路旁或灌丛中。

【主要化学成分】白须公皂苷，蒽醌苷。

【功能与主治】祛风湿，活血通络，消炎镇痛。用于风湿性关节炎，筋骨疼痛，跌打损伤，腰肌劳损，支气管炎，肺结核，咳嗽咯血。

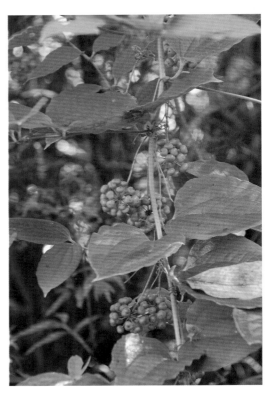

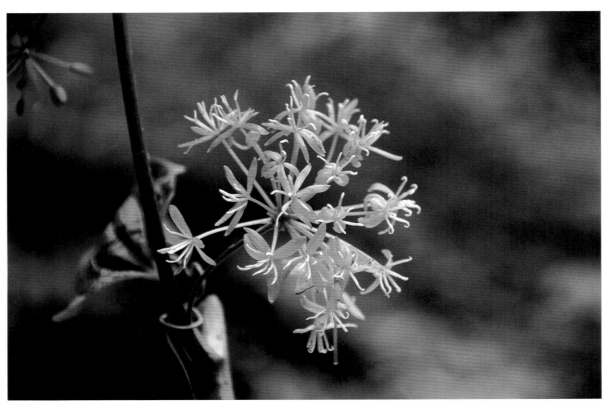

Smilax stans Maxim.

菝葜科

菝葜科 Smilacaceae（百合科 Liliaceae，中国植物志）

菝葜属落叶灌木或半灌木

鞘柄菝葜

059

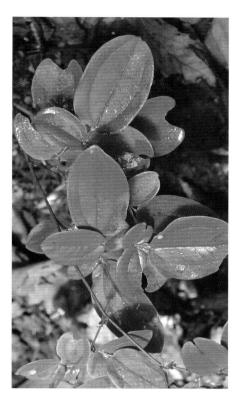

【药用部位】根、根茎。

【性状】植株直立或披散。茎与枝条具纵棱，无刺。叶纸质、卵形、卵状披针形或近圆形，下面稍苍白色，有时呈粉尘状；叶柄向基部渐宽成鞘状，脱落点位于近顶端，基部背面具多条纵槽，无卷须。花单性，雌雄异株，绿黄色，有时淡红色，1~3 朵（或数朵排成伞形花序）；总花梗纤细，比叶柄长 3 倍至 5 倍；雄花内、外轮花被片相似，近条状卵形；雄蕊长约为花被片的 1/2；雌花比雄花稍小，具6 枚退化雄蕊，有时退化雄蕊具花药。浆果球形，成熟时黑色，具粉霜。花期 5~6 月，果期 10 月。

【分布】秦岭南北坡有分布，生于海拔 1000~2000m 的山坡灌木丛中。

【主要化学成分】木醛酮，薯蓣皂苷，谷甾醇，均二苯乙烯。

【功能与主治】祛风除湿，活血顺气，止痛。用于风湿疼痛，跌打损伤，外伤出血，鱼骨鲠喉。

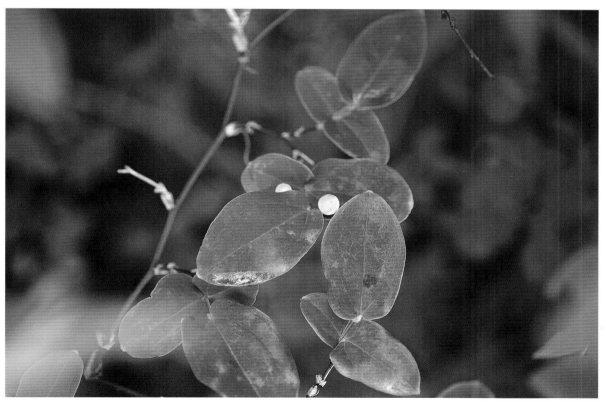

【药用部位】鳞茎（有小毒）。

【性状】鳞茎宽椭圆形或近球形，外有紫褐色鳞茎皮。叶基生，条形或带形，全缘。花葶在叶前抽出，实心，高约 30cm；伞形花序有花 4~6 朵；苞片干膜质，棕褐色，披针形；花鲜红色或具白色边缘；花被片 6，花被筒极短，喉部有鳞片，裂片狭倒披针形，边缘皱缩，向后反卷；雄蕊 6，着生于花被筒近喉部，长为裂片的 2 倍；子房下位，3 室，每室有胚珠数枚；花柱纤弱，很长，柱头头状，极小。花期 7~9 月，果期 10 月。

【分布】秦岭南北坡均有分布，常生于浅山区。

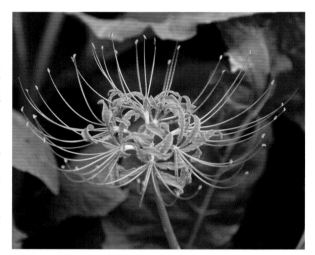

【主要化学成分】石蒜碱、伪石蒜碱、多花水仙碱、二氢加兰他敏、加兰他敏等 10 多种生物碱。

【功能与主治】解毒，祛痰，利尿，催吐，杀虫。用于咽喉肿痛，痈肿疮毒，瘰疬，肾炎水肿，毒蛇咬伤。石蒜碱具一定抗癌活性，并能抗炎、解热、镇静及催吐；加兰他敏和二氢加兰他敏为治疗小儿麻痹症的要药。

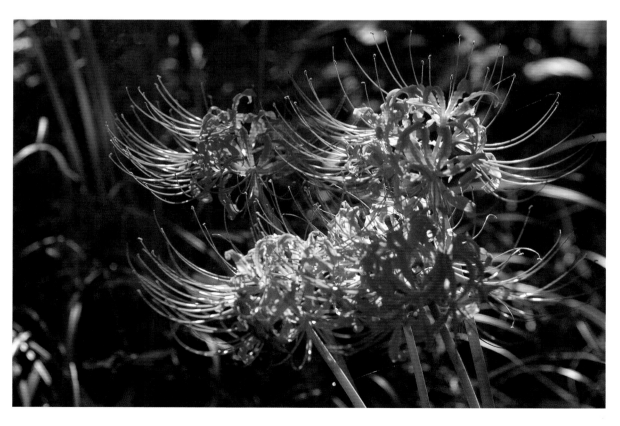

【药用部位】根状茎。

【性状】根状茎横走，略呈结节状，外皮鲜黄色。叶2列，嵌迭状排列，宽剑形，扁平。茎直立，伞房花序顶生，排成二歧状；苞片膜质，卵圆形。花橘黄色，花被片6，基部合生成短筒，外轮的长倒卵形或椭圆形，开展，散生暗红色斑点，内轮的与外轮的相似而稍小；雄蕊3，着生于花被基部；花柱棒状，顶端3浅裂。蒴果倒卵圆形；种子多数，近球形，黑色，有光泽。花期6~8月，果期7~9月。

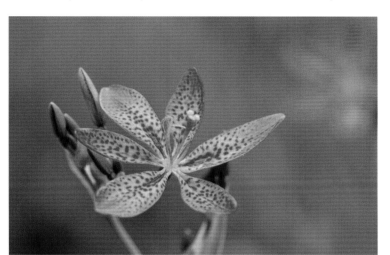

【分布】秦岭南北坡均有分布，常生于山坡草地，田埂，沟岸及谷底滩地。

【主要化学成分】鸢尾苷，鸢尾苷元，鸢尾新苷，染料木苷，樱黄素，染料木素，鸢尾黄素。

【功能与主治】清热解毒，消疾，利咽。用于热毒疾火郁结，咽喉肿痛，疾延壅盛，咳嗽气喘。

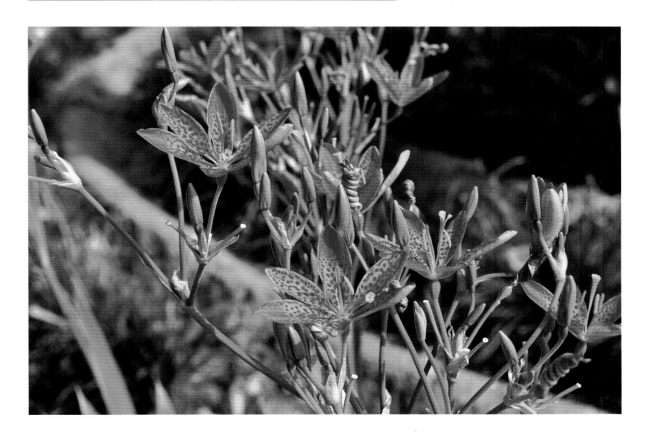

【药用部位】根状茎。

【性状】根状茎细弱，横生，黄褐色，具多数较短节间。叶剑形，上面绿色有光泽，下面暗绿色，顶端渐尖。花葶高出于叶，具条棱；花多数，排成顶生、长而稀疏的总状花序；苞片披针形，顶端渐尖；花淡紫或淡蓝色，外轮3花被裂片倒宽卵形至楔形，顶端稍凹缺，边缘微齿裂，下半部淡黄色，中部具鸡冠状突起，内轮3花被裂片狭倒卵形，顶端2裂，边缘稍有齿裂；花柱分枝3，深紫色，扩大成花瓣状，反卷盖于花药上。蒴果倒卵状圆柱形或倒卵状楔形；种子圆球形，具假种皮。花期4~5月，果期5~6月。

【分布】秦岭南北坡均有分布，常密集丛生于森林边缘及湿润处。

【主要化学成分】异黄酮类化合物，三萜类化合物。

【功能与主治】清热解毒，消瘀逐水。用于小儿发烧，肺病咯血，喉痛，外伤瘀血。

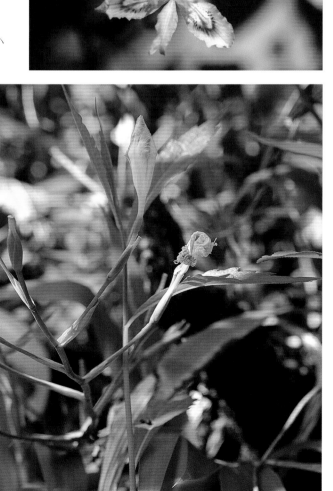

【药用部位】根、花、种子。

【性状】根状茎粗壮，木质，斜伸，外包有大量致密的红紫色折断的老叶残留叶鞘及毛发状的纤维；须根粗而长，黄白色，少分枝。叶基生，灰绿色，条形或狭剑形，顶端渐尖，无明显的中脉。苞片 3~5 枚，草质，绿色，边缘白色，披针形，内包含有 2~4 朵花，花为浅蓝色或蓝紫色，花被上有较深色的条纹。外花被裂片倒披针形，顶端钝或急尖，爪部楔形，内花被裂片狭倒披针形；花药黄色，花丝白色；子房纺锤形。蒴果长椭圆状柱形，有 6 条明显的肋，顶端有短喙；种子为不规则的多面体，棕褐色。花期 5~6 月，果期 6~9 月。

【分布】秦岭南北坡有分布，常生于路旁、沙质地、草原及草甸滩地。

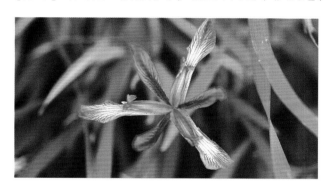

【主要化学成分】种子含马蔺子甲素。

【功能与主治】马蔺根，清热解毒。用于喉痹，痈疽，风湿痹痛。马蔺花清热解毒，止血利尿。用于喉痹，吐血，衄血，小便不通，淋病、疝气，痈疽等症。马蔺仔用于主治黄疸，泻痢，白带，痈肿，喉痹，疖肿，风寒湿痹。

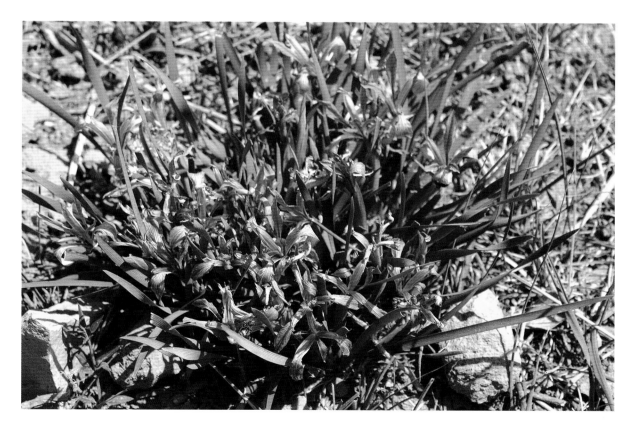

【药用部位】根状茎。

【性状】根状茎短而粗壮，坚硬，浅黄色。叶剑形，薄纸质，淡绿色。花葶与叶几等长，单一（或 2 分枝），每枝具 1~3 花，苞片倒卵状椭圆形。花蓝紫色，直径约 10cm，外轮 3 花被裂片近圆形或倒卵形，外折，具深色网纹，中部有鸡冠状突起及白色髯毛，内轮 3 花被裂片较小，倒卵形，呈拱形直立，花柱分枝 3，花瓣状，覆盖着雄蕊，蓝色，顶端 2 裂。蒴果狭矩圆形，具 6 棱，外皮坚韧，有网纹；种子多数，球形或圆锥状，深棕褐色，具假种皮。花期 4~5 月，果期 6~8 月。

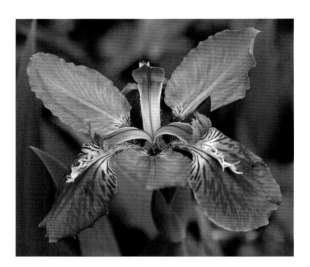

【分布】秦岭南北坡有分布，生于海拔 800~1800m 灌木林边缘。

【主要化学成分】鸢甙，鸢尾新甙 A、B，鸢尾酮甙。

【功能与主治】活血祛瘀，祛风利湿，解毒，消积。用于跌打损伤，风湿疼痛，咽喉肿痛，食积腹胀，疟疾；外用治痈疖肿毒，外伤出血。

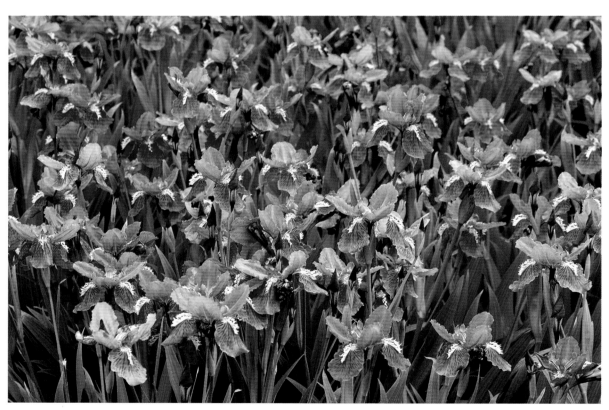

【药用部位】根状茎。

【性状】腐生兰类的代表，植株高 30~150cm。块茎椭圆形或卵圆形，横生，肉质。茎黄褐色，节上具鞘状鳞片。总状花序，花苞片膜质，披针形；花淡绿黄色或肉黄色，萼片与花瓣合生成斜歪筒，口偏斜，顶端 5 裂，裂片三角形，钝头；唇瓣白色，3 裂，中裂片舌状，具乳突，边缘不整齐，上部反曲，基部贴生于花被筒内壁上，有 1 对肉质突起，侧裂片耳状；合蕊柱长 5~6mm，顶端具 2 个小的附属物；子房倒卵形，子房柄扭转。花期 5~6 月，果期 6~7 月。

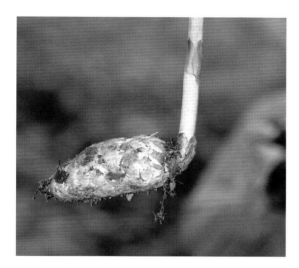

【分布】秦岭南北坡均有分布，生于山坡、山梁稀疏林下较为阴湿区域。

【主要化学成分】香荚兰醇，香草醛，天麻素，多糖，维生素 A，黏液质。

【功能与主治】平肝息风，祛风止痛。用于头晕目眩，肢体麻木，小儿惊风。

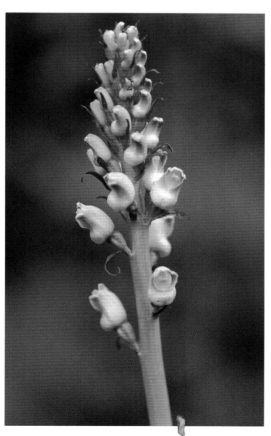

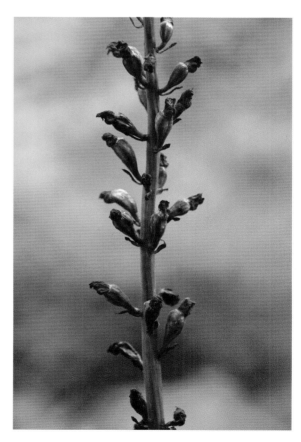

兰科

羊耳蒜

Liparis japonica (Miq.) Maxim. 算盘七

兰科 Orchidaceae 羊耳蒜属地生草本

【药用部位】全草。

【性状】假鳞茎卵形，长 5~12mm，直径 3~8mm，外被白色的薄膜质鞘。叶 2 枚，卵形、卵状长圆形或近椭圆形，膜质或草质先端急尖或钝，边缘皱波状或近全缘。花序柄圆柱形，两侧在花期可见狭翅，果期则翅不明显；总状花序具数朵至 10 余朵花；花苞片狭卵形；花通常淡绿色，有时可变为粉红色或带紫红色；萼片线状披针形，先端略钝，具 3 脉；花瓣丝状，具 1 脉；唇瓣近倒卵形，先端具短尖，边缘稍有不明显的细齿或近全缘，基部逐渐变狭；蕊柱上端略有翅，基部扩大。蒴果倒卵状长圆形。花期 6~8 月，果期 9~10 月。

【分布】分布于秦岭南坡海拔 1100~2750m，生于林下、灌丛中或草地荫蔽处。

【主要化学成分】生物碱，脂肪酸。

【功能与主治】活血止血，消肿止痛。用于崩漏，产后腹痛，白带过多，扁桃体炎，跌打损伤，烧伤。

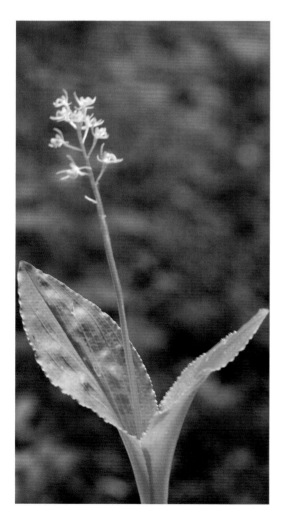
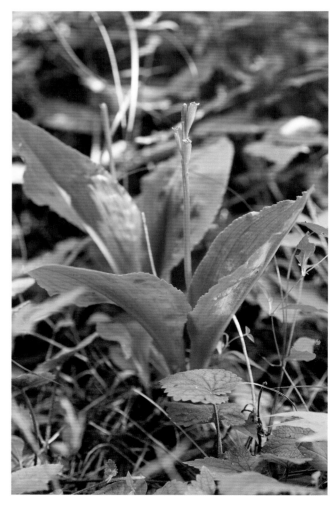

【药用部位】假鳞茎。

【性状】假鳞茎聚生，近球形，粗 1~3cm，顶生 1 叶。叶片椭圆形，长达 45cm，宽 4~8cm，顶端急尖，基部收窄为柄。花葶侧生于假鳞茎顶端，直立，粗壮，通常高出叶外，疏生 2 枚筒状鞘；总状花序疏生多数花；花偏向一侧，紫红色；花苞片狭披针形，等长于或短于花梗（连子房）；花被片呈筒状，顶端略开展；萼片倒披针形，顶端急尖；唇瓣近匙形，两侧边缘略向上反折，前端扩大并为 3 裂，基部具 1 个紧贴或多少分离的附属物；合蕊柱纤细，略短于萼片。蒴果近椭圆形，下垂。花期 5~6 月，果期 9~11 月。

【分布】分布于秦岭南坡海拔 500~2000m 的林下湿地或沟边湿地上。

【主要化学成分】菲类，黄烷酮类，苷元，生物碱。

【功能与主治】清热解毒，润肺止咳，活血止痛。用于肺脓肿，咳嗽，跌打损伤，疔疮。

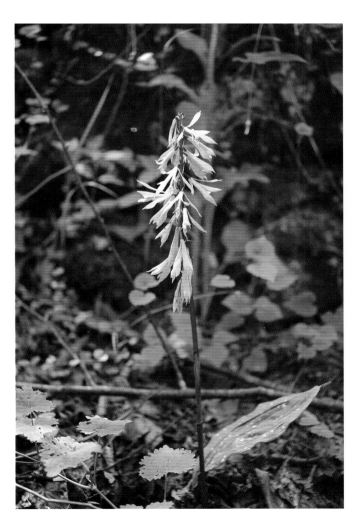
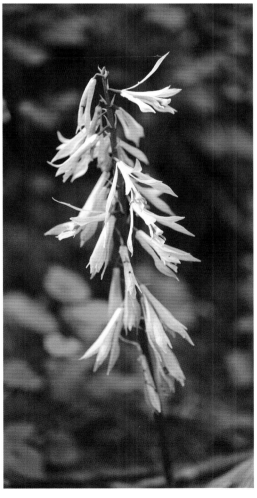

扇脉杓兰

Cypripedium japonicum Thunb. 扇子七

兰科 Orchidaceae 杓兰属多年生地生草本

【药用部位】根及带根全草。

【性状】陆生兰，高 35~55cm。根状茎横走。茎和花葶均被褐色长柔毛。叶通常 2 枚，近对生，菱圆形或横椭圆形，上半部边缘呈钝波状，基部宽楔形，具扇形脉。花苞片叶状，菱形或宽卵披针形，边缘具细缘毛；花单生，绿黄色、白色，具紫色斑点；中萼片近椭圆形；合萼片卵状披针形，顶端具 2 小齿；花瓣斜披针形或半卵形，内面基部有毛；唇瓣基部收狭而具短爪，囊内基部具长柔毛；退化雄蕊宽椭圆形；子房条形，密被长柔毛。蒴果近纺锤形。花期 4~5 月，果期 6~7 月。

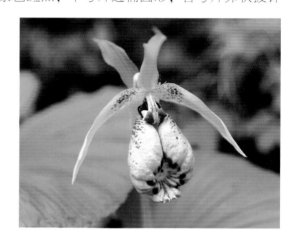

【分布】分布于秦岭南坡，生于海拔 1300~1500m 的山坡林下或山沟溪旁杂林下。

【功能与主治】用于劳伤腰痛，跌打损伤，风湿痹痛，月经不调，间日疟，无名肿毒，毒蛇咬伤，皮肤瘙痒。

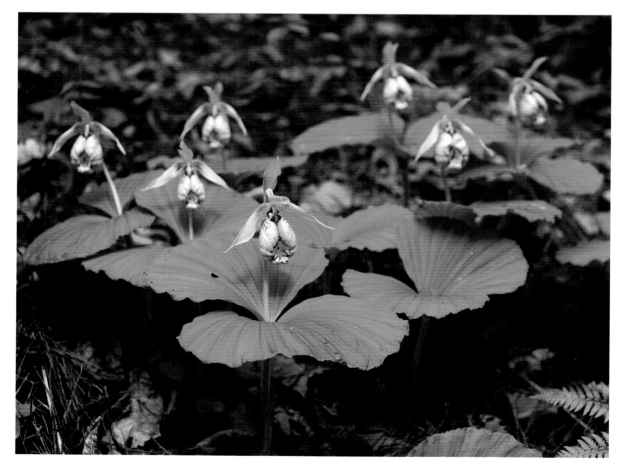

【药用部位】根状茎。

【性状】植株高达 50cm。假鳞茎短小，去年生的假鳞茎密被残留纤维。叶基生，3 枚，椭圆形或倒卵状椭圆形，先端圆钝并具短尖或锐尖。花葶直立，高出叶层之外；总状花序长 3~12cm，疏生 3~10 朵花；花苞片宿存；子房稍粗并

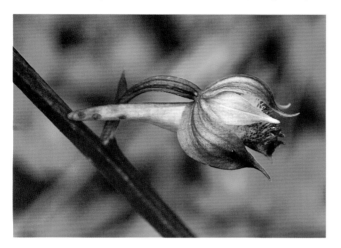

多少弧曲；萼片和花瓣白色带绿色先端或浅紫堇色；花瓣狭长圆形至卵状披针形，具 3 条脉；唇瓣浅白色，后部黄色，前部具紫红色条纹，与蕊柱中部以下的蕊柱翅合生，半圆状扇形，不裂；距浅黄色或浅紫堇色，圆筒形，劲直；蕊柱白色，上端扩大；蕊喙 2 裂，裂片近镰刀状；花粉团倒卵球形，具短的花粉团柄；粘盘小，近长圆形。蒴果倒卵状椭圆形。花期 6~9 月，果期 11 月。

【分布】分布于秦岭南坡海拔 1900~2500m 的山地林下和草坡上。

【主要化学成分】吲哚苷，生物碱。

【功能与主治】清热解毒，散淤止痛。用于胃溃疡，急性胃扩张，慢性肝炎，腰痛，腹痛，颈淋巴结结核，慢性咽炎，牙痛，砂淋，经闭，关节痛，蛇咬伤，跌打损伤。

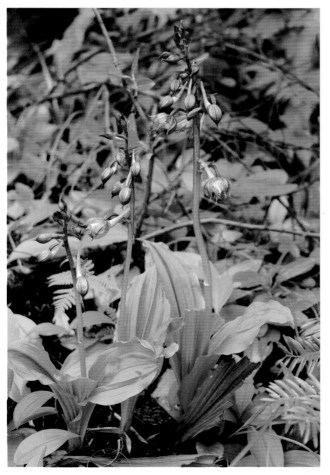

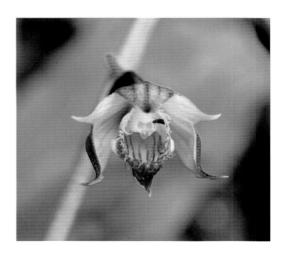

棕榈科

070 棕榈

Trachycarpus fortunei (Hook.) H. Wendl.
棕榈科 Arecaceae 棕榈属乔木状

【药用部位】棕皮及叶柄（棕板）煅炭入药有止血作用。果实、叶、花、根等亦入药。

【性状】乔木，高达 15 米；茎有残存不易脱落的老叶柄基部。叶掌状深裂，直径 50~70cm；裂片多数，条形，坚硬，顶端浅 2 裂，钝头，有多数纤细的纵脉纹；叶柄细长，顶端有小戟突；叶鞘纤维质，网状，暗棕色，宿存。肉穗花序排成圆锥花序式，腋生，总苞多数，革质，被锈色绒毛；花小，黄白色，雌雄异株。核果肾状球形，蓝黑色。花期 4 月，果期 10~12 月。

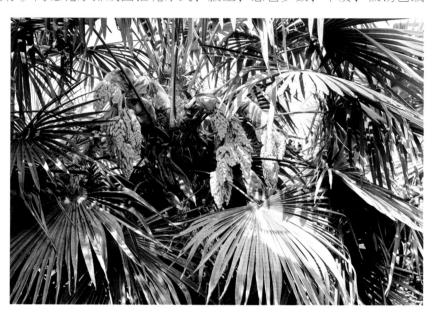

【分布】野生于秦岭南坡浅山区。长江以南广泛栽培，西安市有栽培。

【主要化学成分】薯蓣皂甙，甲基原棕榈皂甙。

【功能与主治】收涩止血。用于吐血，衄血，尿血，便血，崩漏下血。

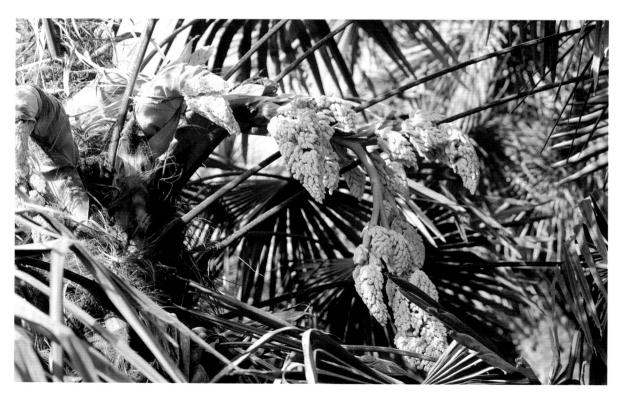

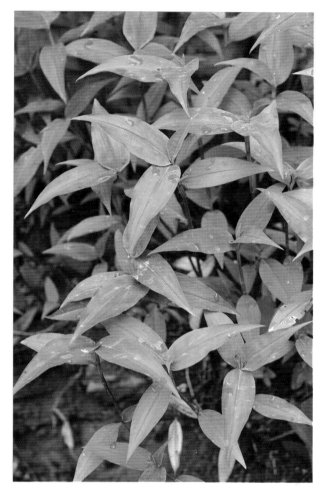

【药用部位】全草。

【性状】茎下部匍匐生根，长可达 1m。叶披针形至卵状披针形。总苞片佛焰苞状，与叶对生，心形，稍镰刀状弯曲，顶端短急尖，长近 2cm，边缘常有硬毛；聚伞花序有花数朵，略伸出佛焰苞；萼片膜质，内面 2 枚常靠近或合生；花瓣深蓝色，有长爪，长近 1cm；雄蕊 6 枚，3 枚能育而长，3 枚退化雄蕊顶端成蝴蝶状，花丝无毛。蒴果椭圆形，2 室，2 瓣裂，有种子 4 枚，具不规则窝孔。花期 7~9 月，果期 9~10 月。

【分布】秦岭南北坡均分布，生于山沟林缘、田埂等湿润处。

【主要化学成分】左旋–黑麦草内酯，无羁萜，β–谷甾醇，生物碱，花色甙，鸭跖黄酮，鸭跖兰素。

【功能与主治】清热，解毒，利尿。用于消肿利尿，清热解毒。此外，对睑腺炎、咽炎、扁桃腺炎、宫颈糜烂、腹蛇咬伤有良好疗效。

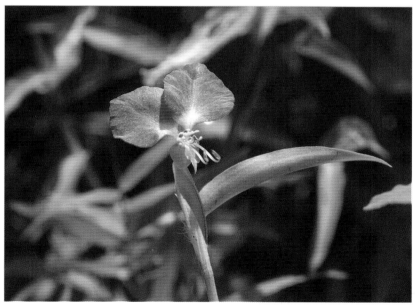

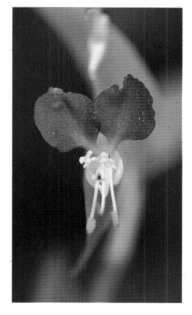

竹叶子

Streptolirion volubile Edgew.

鸭跖草科 Commelinaceae 竹叶子属多年生攀缘草本

【药用部位】全草。

【性状】茎长 1~6m。叶有长柄，叶片心形，顶端尾尖，上面多少被柔毛。蝎尾状聚伞花序常数个，生于穿鞘而出的侧枝上，有花 1 至数朵；总苞片下部的叶状，长 2~6cm，上部的小而卵状披针形；下部花序的花两性，上部花序的花常为雄花；花无梗；萼片舟状，顶端急尖；花瓣白色，条形，略比萼长；花丝密被绵毛。蒴果卵状三棱形，长约 4mm，顶端有长达 3mm 的芒状突尖。花果期7~10 月。

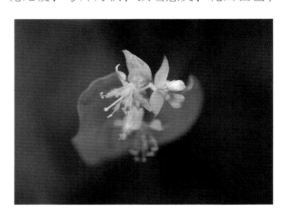

【分布】秦岭南北坡均分布，生于海拔 500~2500m 的山沟、农田旁的砂质湿润土壤中。

【功能与主治】清热，利水，解毒，化瘀。用于感冒发热，肺痨咳嗽，口渴心烦，水肿，热淋，白带，咽喉疼痛，痈疮肿毒，跌打损伤，风湿骨痛。

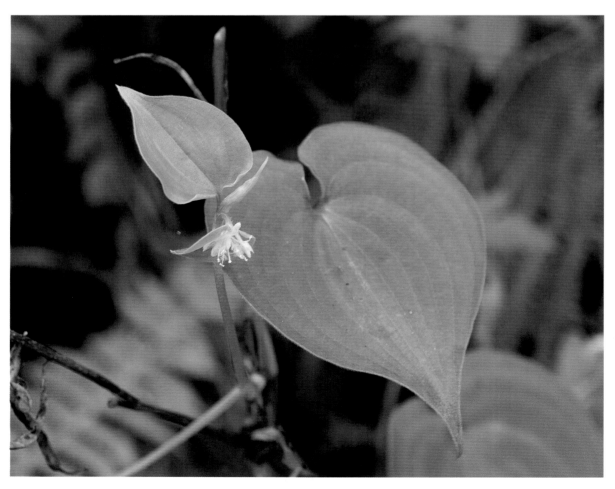

【药用部位】叶、种子（薏米）。

【性状】粗壮草本，须根黄白色，海绵质。秆直立丛生，高 1~2m，具 10 多节，节多分枝。叶鞘短于其节间；叶舌干膜质；叶片扁平宽大，开展，基部圆形或近心形，中脉粗厚，在下面隆起，边缘粗糙。总状花序腋生成束，具长梗。雌小穗位于花序之下部，外面包以骨质念珠状之总苞，总苞卵圆形，珐琅质，有光泽；第一颖卵圆形，包围着第二颖及第一外稃；第二外稃短于颖；雄蕊常退化；雌蕊具细长的柱头，从总苞顶端伸出。颖果小，常不饱满。雄小穗 2~3 对，着生于总

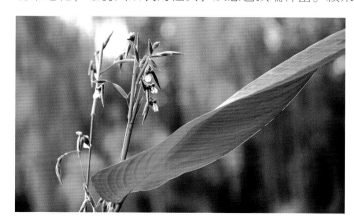

状花序上部；第一及第二小花常具雄蕊 3 枚，花药橘黄色。花果期 6~12 月。

【分布】秦岭地区有栽培。

【主要化学成分】叶含生物碱，种子含大量淀粉及多种维生素。

【功能与主治】健脾利湿，清热排脓，温中散寒，补益气血。用于胃寒疼痛，气血虚弱。

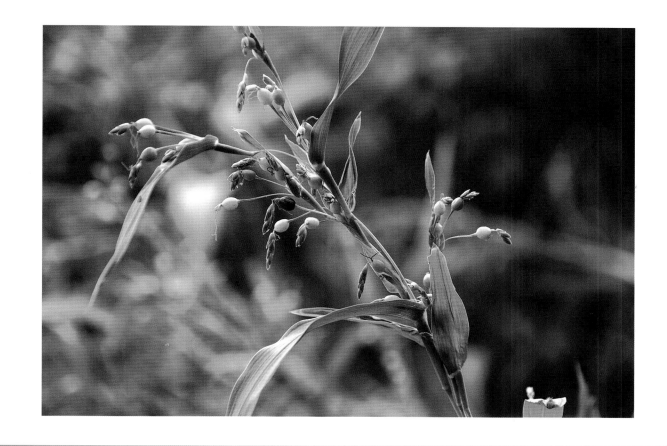

【药用部位】根状茎。

【性状】植株高达 80cm。根状茎粗短。茎生 2 叶，互生，2~3 回三出复叶，下部叶具长柄；小叶卵形，长圆形或阔披针形，先端渐尖，基部宽楔形，全缘；顶生小叶具柄，侧生小叶近无柄。圆锥花序顶生；花淡黄色；苞片 3~6；萼片 6，倒卵形，花瓣状，先端圆形；花瓣 6，远较萼片小，蜜腺状，扇形，基部缢缩呈爪；雄蕊 6，花丝稍长于花药；雌蕊单一，子房 1 室，具 2 枚基生胚珠，花后子房开裂，露出 2 枚球形种子。种子浆果状，熟后蓝黑色，外被肉质假种皮。花期 5~6 月，果期 7~9 月。

【分布】秦岭南北坡均分布，生于海拔 950~2500m 的山坡林下或山沟阴湿处。

【主要化学成分】木兰花碱，塔斯品碱，甲基金雀花碱，d–羽扇豆碱等生物碱，三萜皂苷。

【功能与主治】活血散瘀，祛风止痛，清热解毒，降压止血。用于月经不调，产后瘀血，腹痛，跌打损伤，关节炎，扁桃腺炎，高血压，胃痛，外痔。

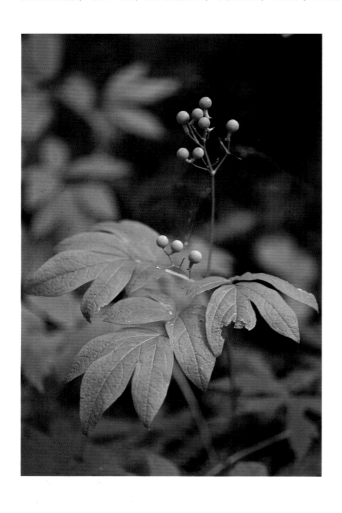
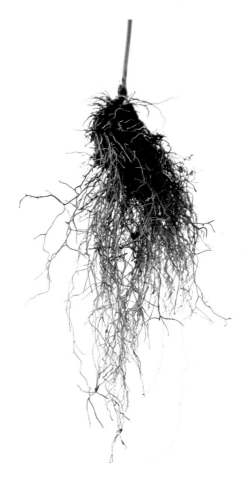

【药用部位】全草。

【性状】植株高 20~60cm。根状茎粗短，木质化，暗棕褐色。二回三出复叶基生和茎生，具 9 枚小叶；基生叶 1~3 枚丛生，具长柄，茎生叶 2 枚，对生；小叶纸质或厚纸质，卵形或阔卵形，基出 7 脉，叶缘具刺齿；花茎具 2 枚对生叶，圆锥花序，具 20~50 朵花，序轴及花梗被腺毛；花白色或淡黄色；萼片 2 轮，外萼片卵状三角形，暗绿色，内萼片披针形，白色或淡黄色；花瓣远较内萼片短，距呈圆锥状，瓣片很小；雄蕊长 3~4mm，伸出，花药瓣裂。蓇葖果，宿存花柱喙状。花期 5~6 月，果期 6~8 月。

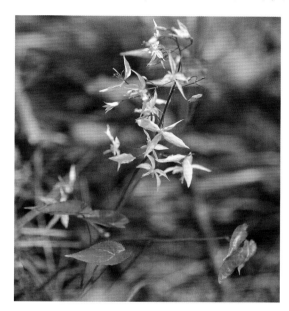

【分布】秦岭南北坡普遍分布，生于海拔 700~2300m 的山坡阴湿处或山谷林下。

【主要化学成分】黄酮类化合物，木脂素，生物碱，挥发油，淫羊藿苷，淫羊藿次苷。

【功能与主治】补肝肾，强筋骨，助阳益精，祛风除湿。用于阳痿早泄，腰酸腿痛，四肢麻木，半身不遂，神经衰弱，健忘，耳鸣，目眩。

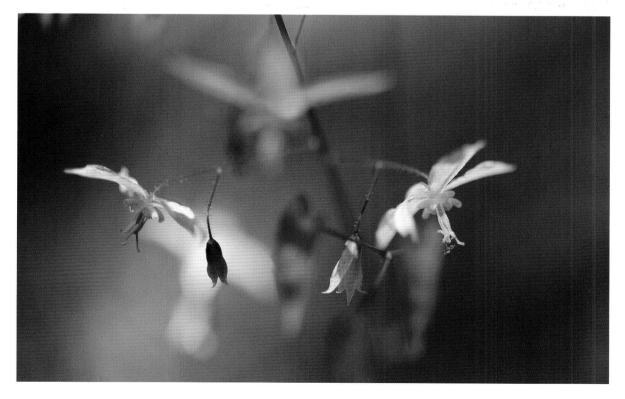

【药用部位】全草。

【性状】植株高 20~60cm。根状茎粗短，被褐色鳞片。一回三出复叶基生或茎生；茎生叶 2 枚对生，小叶 3 枚；小叶叶柄长约 2cm，疏被柔毛；小叶片革质，卵形、狭卵形或披针形，先端渐尖或短渐尖，基部深心形，有时浅心形，顶生小叶基部裂片圆形，几等大；侧生小叶基部裂片极不等大，急尖或圆形，上面深绿色，有光泽，背面密被绒毛、短柔毛和灰色柔毛，边缘具细密刺齿；花茎具 2 枚对生叶。圆锥花序具 30~100 朵花，长 10~20cm，通常序轴及花梗被腺毛；萼片 2 轮，外萼片阔卵形，带紫色，内萼片披针形或狭披针形，急尖或渐尖，白色；花瓣远较内萼片短，囊状，淡黄色；雄蕊外露。蒴果长圆形，宿存花柱长喙状。花期 4~5 月，果期 5~7 月。

【分布】分布于秦岭南坡，生于海拔 600~1300m 的山坡阴湿处或山坡丛林下。

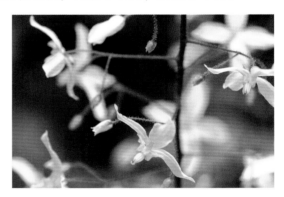

【主要化学成分】黄酮类化合物，木脂素，生物碱，挥发油，淫羊藿苷，淫羊藿次苷。

【功能与主治】补肾阳，强筋骨，祛风湿。用于阳痿遗精，筋骨痿软，风湿痹痛，麻木拘挛，更年期高血压。

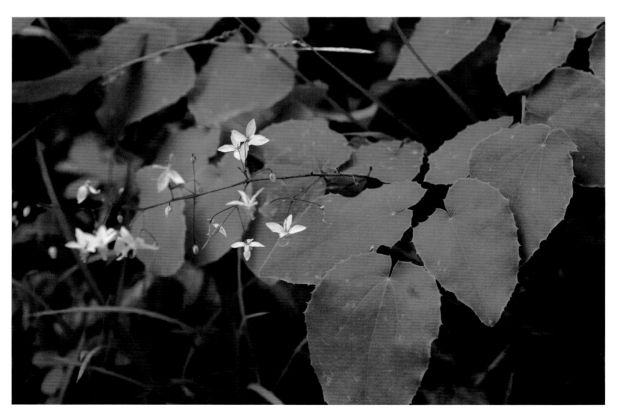

【药用部位】根、叶、果实。

【性状】株高约 2m；茎直立，少分枝，幼枝常为红色。叶对生，3 回羽状复叶；小叶革质，椭圆披针形，顶端渐尖，基部楔形，全缘，深绿色，冬季常变红色，两面光滑无毛。圆锥花序顶生，长 20~35cm；花白色；萼片多轮，每轮 3 片，外轮较小，卵状三角形，内轮较大，卵圆形；雄蕊 6，花瓣状，离生；子房 1 室，有 2 胚珠。浆果球形，鲜红色，内有种子 2 枚；种子扁圆形。花期 5~7 月，果期 9~10 月。

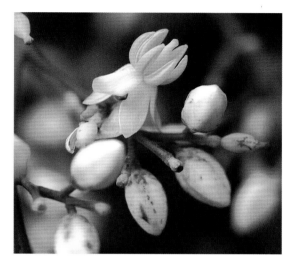

【分布】秦岭南坡有野生，生于海拔 1000m 的山坡灌丛或山谷旁。

【主要化学成分】果实含南天宁碱、原阿片碱、异紫堇定碱、南天竹种碱、南天竹碱、药根碱。

【功能与主治】根、叶具有强筋活络，消炎解毒之效，果为镇咳药。叶煎剂对金黄色葡萄球菌、福氏痢疾杆菌、伤寒杆菌、绿脓杆菌、大肠杆菌均有抑制作用。可治疗感冒，百日咳，目赤肿痛，瘰疬，尿血。

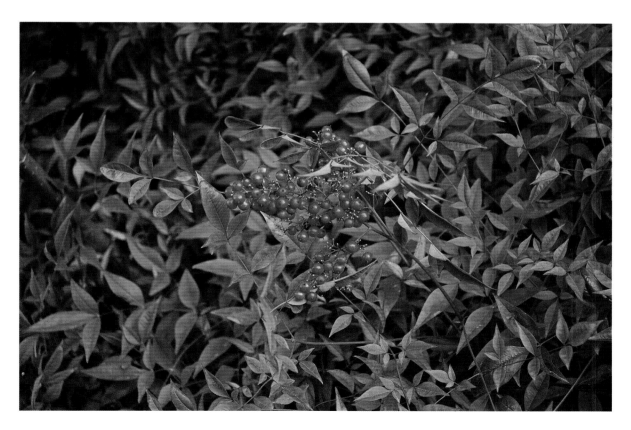

小檗科

桃儿七

Sinopodophyllum hexandrum (Royle) Ying

小檗科 Berberidaceae 桃儿七属多年生草本

【药用部位】根茎、须根、果实。

【性状】植株高 20~50cm。根状茎粗短，节状，多须根；茎直立，单生，具纵棱，基部被褐色大鳞片。叶 2 枚，薄纸质，3~5 深裂几达中部，裂片不裂或 2~3 小裂，裂片先端急尖或渐尖，上面无毛，背面被柔毛，边缘具粗锯齿；叶柄具纵棱。花大，单生，先叶开放，两性，整齐，粉红色；萼片 6，早萎；花瓣 6，倒卵形或倒卵状长圆形；雄蕊 6，花丝较花药稍短，花药线形，纵裂，先端圆钝；雌蕊 1，子房 1 室，侧膜胎座，含多数胚珠，花柱短，柱头头状。浆果卵圆形，熟时橘红色；种子卵状三角形，红褐色，无肉质假种皮。花期 5~6 月，果期 7~9 月。

【分布】分布于秦岭北坡，生长于海拔 2300~3500m 的高山低草丛或牛皮桦林下腐殖土壤中。

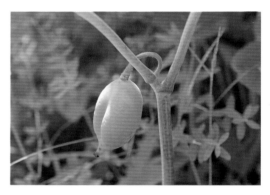

【主要化学成分】木脂素类（如鬼臼毒素、去甲鬼臼毒素），黄酮类，皂苷，多糖和鞣质。

【功能与主治】根茎能除风湿，利气血，通筋，止咳。果能生津益胃，健脾理气，止咳化痰；对麻木，月经不调等症均有疗效。鬼臼毒素具抗病毒及抗癌作用。

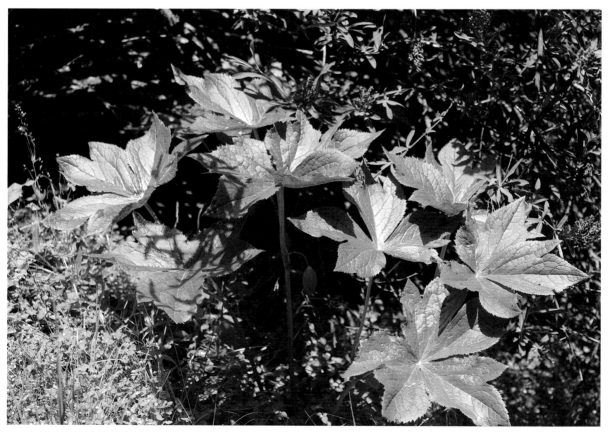

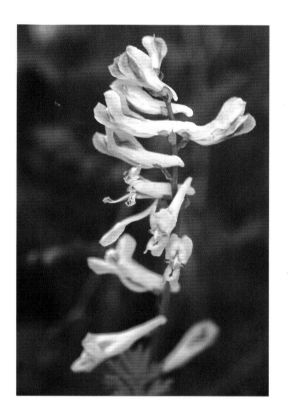

【药用部位】全草。

【性状】茎高 10~30cm，常自下部起分枝。叶基生并茎生，具细柄；叶片轮廓三角形，二回或三回羽状全裂，一回裂片 2~3 对，二回或三回裂片轮廓倒卵形，不等地近羽状分裂，末回裂片狭卵形，顶端钝。总状花序长 3~10cm；苞片卵形或狭卵形，全缘或疏生小齿；萼片小；花瓣紫色，上面花瓣长 1.5~1.8cm，距长达 5mm，末端稍向下弯曲。蒴果条形；种子黑色，扁球形，密生小凹点。花期 4~5月，果期 6~7月。

【分布】秦岭南北坡普遍分布，生于海拔 400~1200m 的宅旁隙、寺院及荒芜地。

【功能与主治】清热解毒，止痒，收敛，固精，润肺，止咳。

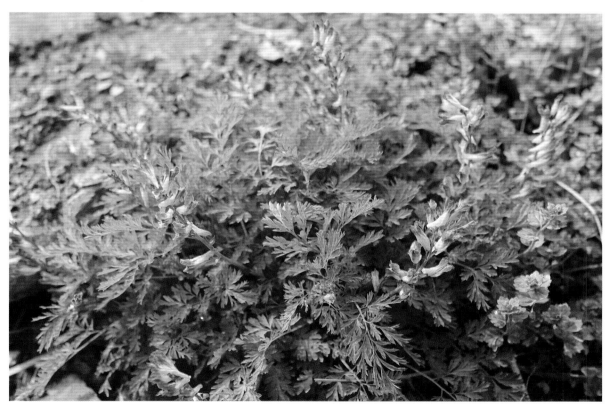

荷包牡丹科(紫堇科)

荷包牡丹

Dicentra spectabilis (L.) Lem. 荷包花

荷包牡丹科 Fumariaceae（罂粟科 Papaveraceae，中国植物志）荷包牡丹属直立草本

【药用部位】全草。

【性状】株高 30~60cm。茎圆柱形，带紫红色。叶片轮廓三角形，二回三出全裂，第一回裂片具长柄，中裂片的柄较侧裂片的长，第二回裂片近无柄，2 裂或 3 裂，小裂片通常全缘，表面绿色，背面具白粉，两面叶脉明显。总状花序，有花 8~11，于花序轴的一侧下垂。花优美，长为宽的 1~1.5 倍，基部心形；萼片披针形，玫瑰色，于花开前脱落；外花瓣紫红色至粉红色，下部囊状，具数条脉纹，上部变狭并向下反曲，内花瓣长约 2.2cm，花瓣片略呈匙形，先端圆形部分紫色，背部鸡冠状突起自先端延伸至瓣片基部，爪长圆形至倒卵形，白色；雄蕊束弧曲上升，花药长圆形；子房狭长圆形，胚珠数枚，2 行排列于子房的下半部，花柱细，柱头狭长方形，顶端 2 裂，基部近箭形。花期 4~6 月，果期 7~8 月。

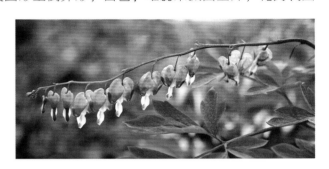

【分布】秦岭南北坡均有栽培。

【功能与主治】镇痛，解痉，利尿，调经，散血，和血，除风，消疮毒。

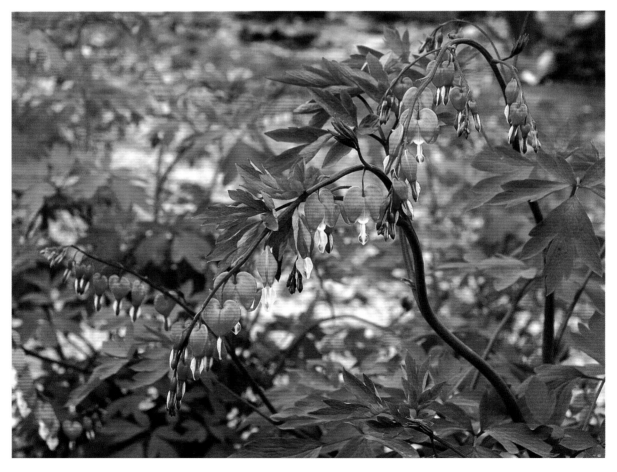

木通科

Akebia trifoliata (Thunb.) Koidz. 八月瓜，八月榨
木通科 Lardizabalaceae 木通属落叶木质藤本

三叶木通

081

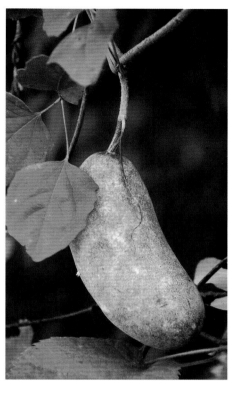

【药用部位】根、茎、果。

【性状】茎皮灰褐色。三出掌状复叶，小叶卵圆形、宽卵圆形或长卵形，长宽变化很大，顶端钝圆、微凹或具短尖，基部圆形或宽楔形，有时微呈心形，边缘浅裂或呈波状，侧脉通常5~6对；叶柄细瘦。花序总状，腋生；花单性；雄花生于上部，雄蕊6；雌花花被片紫红色，具6个退化雄蕊，心皮分离。果实肉质，长卵形，成熟后沿腹缝线开裂；种子多数，卵形，黑色。花期4~5月。果期8~9月。

【分布】秦岭南北坡普遍分布，生于海拔550~2000m的低山坡林下或灌丛中。

【主要化学成分】藤茎含白桦脂醇、齐墩果酸、常春藤皂甙元、木通皂苷。

【功能与主治】利尿通淋，清心除烦，通经下乳。用于淋症，水肿，心烦尿赤，经闭乳少，湿热痹痛。

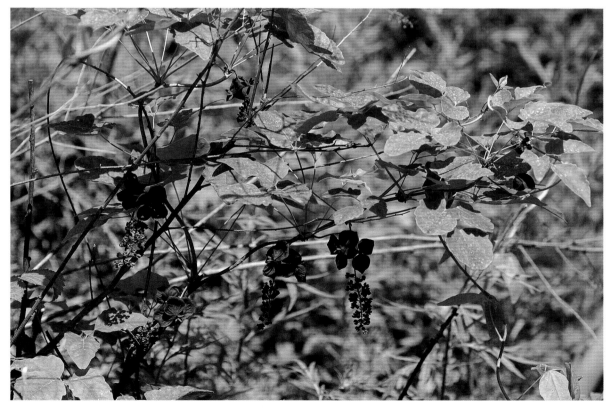

木通科

猫儿屎

082

Decaisnea insignis (Griff.) Hook. f. et Thoms. 猫屎瓜

木通科 Lardizabalaceae 猫儿屎属落叶灌木

【药用部位】根、果。

【性状】株高 5m。茎有圆形或椭圆形的皮孔；枝粗而脆，易断，渐变黄色，有粗大的髓部。羽状复叶，小叶膜质，卵形至卵状长圆形，上面无毛，下面青白色，初时被粉末状短柔毛，渐变无毛。总状花序腋生，或数个再复合为疏松、下垂顶生的圆锥花序，果下垂，圆柱形，蓝色，顶端截平但腹缝先端延伸为圆锥形凸头，具小疣凸，果皮表面有环状缢纹或无；种子倒卵形，黑色，扁平，长约 1cm。花期 4~6 月，果期 7~8 月。

【分布】秦岭南北坡普遍分布，生于海拔 900~2200m 的谷坡灌丛或深山沟旁阴湿处。

【主要化学成分】皂苷。

【功能与主治】根能清肺止咳，祛风除湿。用于肺痨咳嗽，风湿关节痛。果能清热解毒，润燥。用于皮肤皲裂，肛裂，阴痒。

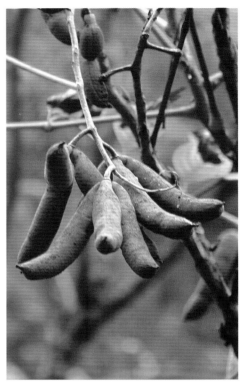

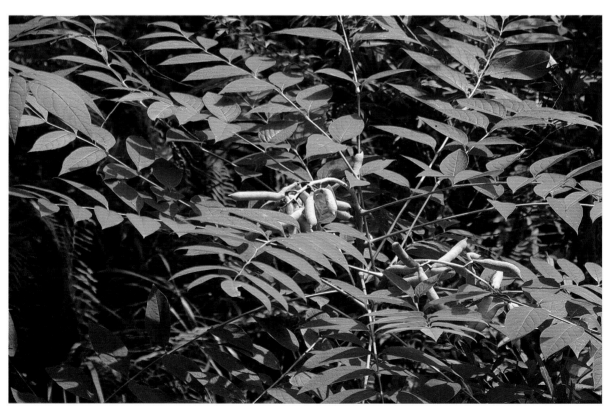

【药用部位】藤茎及叶。

【性状】茎皮褐色；掌状复叶具长柄，有小叶 3~7 片；叶革质或薄革质，倒卵状长圆形或长圆形，边缘略背卷，上面深绿色，下面苍白色；中脉于上面凹入。花淡绿白色或淡紫色，雌雄同株，数朵组成伞房式的总状花序。雄花，外轮萼片长倒卵形，先端钝，基部圆或截平，内轮萼片线状长圆形，与外轮的近等长但较狭；雌花，外轮萼片阔卵形，先端急尖，基部圆，内轮萼片卵状披针

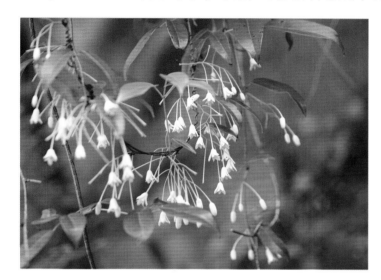

形；花瓣与雄花的相似；退化雄蕊小，近无柄，药室内弯。果长圆形，常孪生；种子多数，黑色。花期 4~5 月，果期 7~9 月。

【分布】秦岭南北坡均有分布，南坡较普遍，生于海拔 1400~2300m 的山坡杂木林或路旁腐殖土上。

【功能与主治】疏肝理气，活血止痛，除烦利尿，杀虫。用于肝胃气痛，胃热食呆，烦渴，痢疾，腰肋痛，疝气，痛经，子宫下坠。

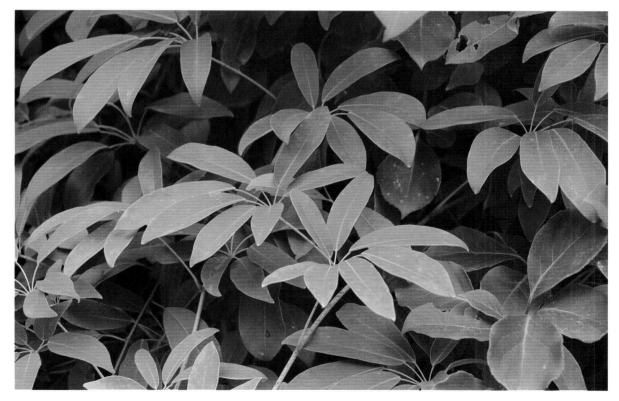

蝙蝠葛

Menispermum dauricum DC. 北山豆根,山豆根

防己科 Menispermaceae 蝙蝠葛属草质落叶藤本

【药用部位】根、藤茎。

【性状】藤茎长可达 10m，根状茎褐色，垂直生，茎自位于近顶部的侧芽生出。叶纸质或近膜质，轮廓通常为心状扁圆形，边缘有 3~9 角或 3~9 裂，基部心形至近截平，两面无毛，下面有白粉；掌状脉 9~12 条，其中向基部伸展的 3~5 条很纤细，均在背面凸起；叶柄长 3~10cm，有条纹。圆锥花序单生或有时双生，有细长的总梗，有花数朵，花密集成稍疏散，花梗纤细；雄花：萼片 4~8，膜质，绿黄色，倒披针形至倒卵状椭圆形，自外至内渐大；花瓣 6~8 片，肉质，凹成兜状，有短爪；雄蕊通常 12；雌花：退化雄蕊 6，雌蕊群具长 0.5~1mm 的柄。核果紫黑色；果核基部弯缺深约 3mm。花期 6~7 月，果期 8~9 月。

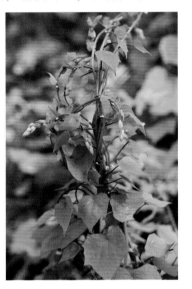

【分布】秦岭北坡普遍分布，南坡较少，生于海拔 1500m 以下的田边、路旁或石砾滩地。

【主要化学成分】山豆根碱，汉防己碱，蝙蝠葛碱，木兰花碱。叶含青藤碱、尖防己碱、双青藤碱、光千金藤碱、去羟尖防己碱。

【功能与主治】降血压，解热，镇痛。用于牙龈肿痛，咳嗽，急性咽喉炎、慢性扁桃腺炎，肺炎，支气管炎，扁桃体炎，咽喉炎，风湿痹痛，麻木，水肿，脚气，痢疾肠炎，胃痛腹胀。

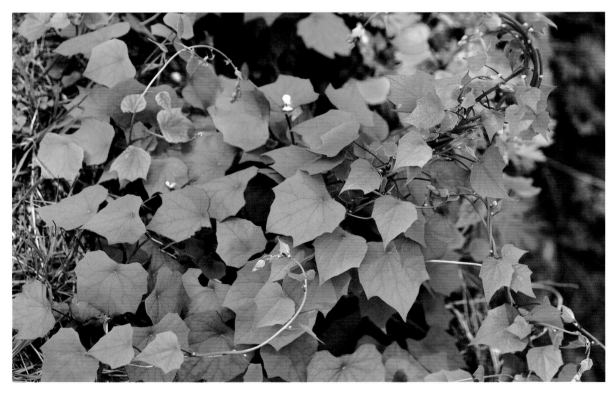

【药用部位】根、藤茎。

【性状】长藤本可达 20m；老茎灰色，树皮有不规则纵裂纹，枝圆柱状，有规则的条纹。叶革质至纸质，心状圆形至阔卵形，长 6~15cm，顶端渐尖或短尖，基部常心形，有时近截平或近圆，边全缘，基部的叶常 5~9 裂，裂片尖或钝圆；掌状脉 5 条，连同网状小脉均在下面明显凸起。圆锥花序长可达 30cm，通常不超过 20cm，花序轴和开展、有时平叉开的分枝均纤细，被柔毛或绒毛，苞片线状披针形。雄花：小苞片 2，紧贴花萼；萼片背面被柔毛，外轮长圆形至狭长圆形，内轮近卵形，与外轮近等长；花瓣稍肉质，雄蕊长 1.6~2mm；雌花：退化雄蕊丝状；心皮无毛。核果红色至暗紫色。花期 6 月，果期 7~8 月。

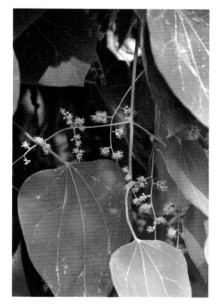

【分布】秦岭南北坡均有分布，生于海拔 400~1500m 以下的低山坡、林缘、路旁，常缠绕于其他植物之上。

【主要化学成分】根含多种生物碱（其中辛那米宁为治风湿痛的有效成分之一）。

【功能与主治】祛风除湿，止痛，杀虫，利水、通经络。用于水肿脚气，小便不利，湿疹疮毒，风湿痹痛，高血压。

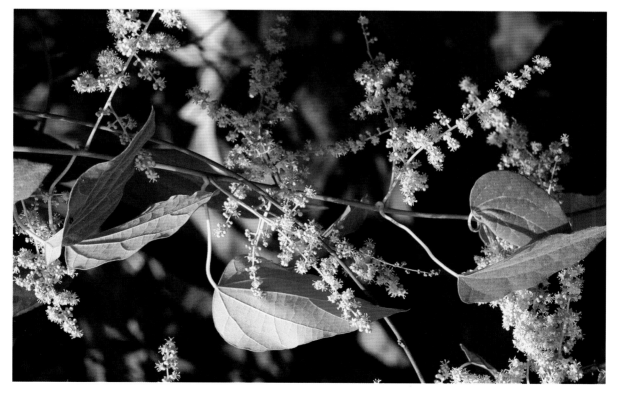

【药用部位】全草（有毒，不能内服）。

【性状】茎基部木质化，具黄色乳汁。茎淡黄绿色，光滑，多白粉，中空，上部多分枝。叶片宽卵形或近圆形，先端急尖、钝或圆形，基部心形，通常7（或9）深裂（或浅裂），边缘波状、缺刻状、粗齿或多细齿，表面绿色，背面多白粉，被绒毛。大型圆锥花序多花，生于茎和分枝顶端；萼片狭长圆形，舟状；花瓣无；雄蕊 8~12，花丝丝状，极短，花药条形；子房倒卵形，花柱极短，柱头 2 裂。蒴果近圆形。种子 1 枚，卵珠形，基着，直立，种皮具孔状雕纹，无种阜。花果期 6~10 月。

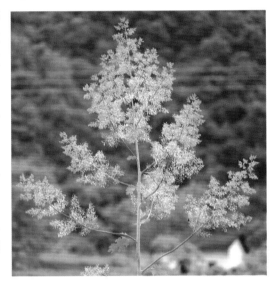

【分布】秦岭南北坡均普遍分布，生于海拔 1000~2300m 的河边、沟岸、路旁。

【主要化学成分】生物碱，包括血根碱、白屈菜红碱、别隐品碱、原阿片碱。

【功能与主治】祛风解毒，散瘀消肿。用于跌打损伤、风湿关节痛，痈疔肿毒，下肢溃疡，阴道滴虫，湿疹，烧烫伤，并可杀蛆虫。

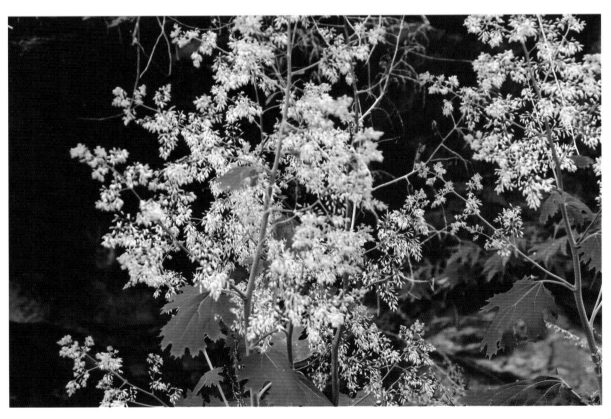

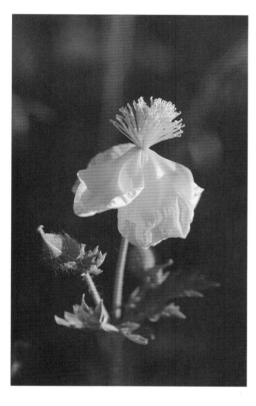

【药用部位】全草（有毒）。

【性状】全株具黄色汁液。茎高 30~60cm，分枝，有短柔毛，后变无毛。叶互生，羽状全裂，全裂片 2~3 对，不规则深裂，深裂片边缘具不整齐缺刻，上面近无毛，下面疏生短柔毛，有白粉。花数朵，近伞状排列；苞片小，卵形；萼片 2，早落；花瓣 4，黄色，倒卵形，无毛；雄蕊多数；雌蕊无毛。蒴果条状圆筒形；种子卵球形，生网纹。花期 4~5 月，果期 6~9 月。

【分布】秦岭南北坡均分布，生于海拔 500~2000m 的山坡、路旁、水沟边、石隙及住宅附近的荒地。

【主要化学成分】多种生物碱，包括白屈菜碱、前鸦片碱、白屈菜红碱、血根碱和小檗碱等。

【功能与主治】镇痛，止咳，消肿，利尿，解毒。用于胃肠疼痛，痛经，黄疸，疥癣疮肿，蛇虫咬伤；外用消肿。

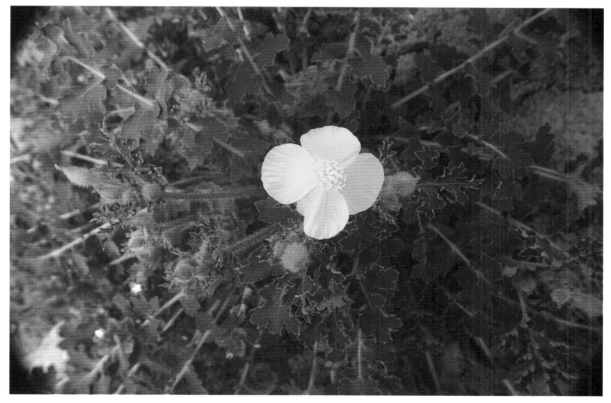

【药用部位】根茎。

【性状】全株含有黄色汁液。茎高 15~30cm，不分枝或上部有分枝，近无毛。基生叶 1~2，比茎稍短，有长柄，羽状全裂，裂片倒卵状菱形或近椭圆形，边缘有不规则锯齿，有时浅裂；茎生叶生茎上部，似基生叶，但较小。花 1~3 朵生茎顶；萼片 2，狭卵形，早落；花瓣 4，黄色；雄蕊多数；雌蕊无毛。蒴果长 3~8cm，纵裂成 2 片，有多数种子。花期 4~5 月，果期 5~8 月。

【分布】秦岭南北坡均分布，生于海拔 1400~1800m 的山坡阴湿处及林下。

【主要化学成分】生物碱，包括隐品碱、别隐品碱、原阿片碱、黄连碱、小檗碱、血根碱、白屈菜红碱、白屈菜玉红碱、白凤菜黄碱、白屈菜碱、人血草碱、四氢小檗碱。

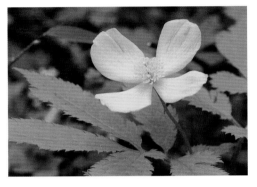

【功能与主治】祛风湿，止血，止痛，舒筋活络，散瘀消肿。用于劳伤过度，风湿性关节炎，跌打损伤及经血不调。

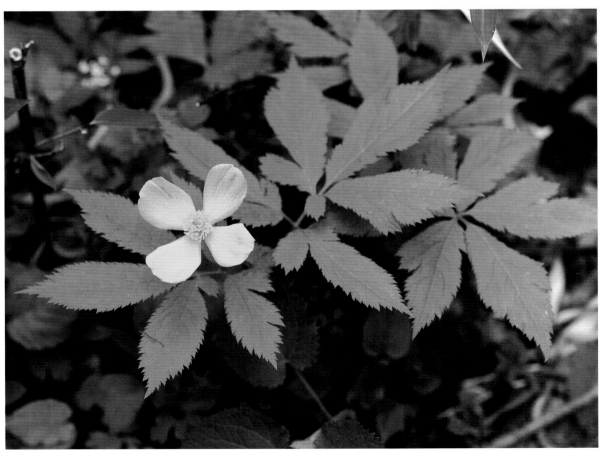

【药用部位】全草。

【性状】株高 30~50cm，基部盖以宿存的叶基，其上密被淡黄色或棕褐色、具多短分枝的硬毛。主根不明显，呈须根状。叶均基生，呈莲座状；叶片倒卵形至披针形，全缘，两面密被淡黄色或棕褐色具多短分枝的硬毛。花葶 1~3，被黄棕色，具多短分枝、反折的硬毛。花下垂，单生于花葶上；花瓣 4~6，淡蓝色或紫色，倒卵形或近圆形；花丝丝状；子房近球形、卵球形或长圆形，密

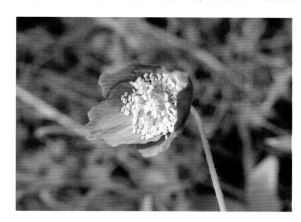

被棕黄色或淡黄色具分枝的刚毛。蒴果椭圆形或长圆状椭圆形，密被棕黄色紧贴的硬毛。花期 6~7 月，果期 8~9 月。

【分布】生于秦岭海拔 2400~2900m 的高山草地。

【主要化学成分】甲氧基淡黄巴豆亭碱，黑水罂粟碱，木犀草素，β-谷甾醇。

【功能与主治】清热解毒，消炎，定喘。用于小儿惊风，肺炎，咳喘。

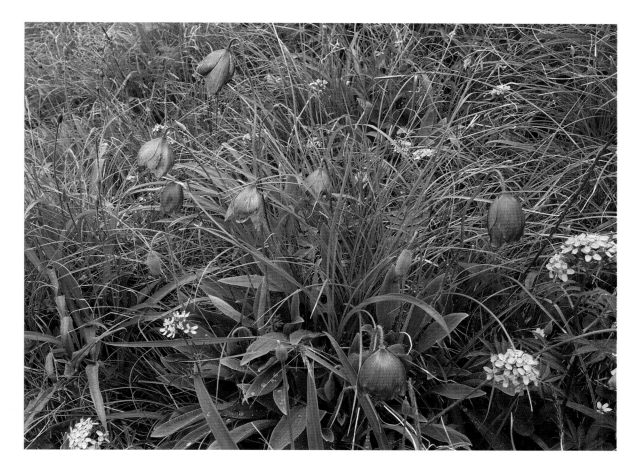

【药用部位】全草。

【性状】株高 50~100cm，具无色透明的液汁。根细而多，根颈被以宿存的叶基和密被黄棕色具多短分枝的刚毛。茎直立，分枝。基生叶卵形或长卵形，近基部羽状全裂，近顶部羽状浅裂，裂片 3~5 对，羽状分裂，小裂片卵形至倒卵形，两面疏被长硬毛，具叶柄；下部茎生叶与基生叶同形，上部茎生叶较小，无柄，略抱茎。花单生（或 2 朵）生于茎或分枝最上部叶腋内；花瓣 4，黄色，宽卵形或圆形；雄蕊多数，花药长卵形，花丝丝状；子房狭长圆形或近圆柱形，花柱极短，柱头 4~5 裂。蒴果狭长圆形或近圆柱形。花期 7 月，果期 8~9 月。

【分布】秦岭南北坡均有分布，生于海拔 1700~2400m 的山坡灌丛或草丛中。

【主要化学成分】生物碱，香豆素类。

【功能与主治】清热解毒，镇静，定喘。

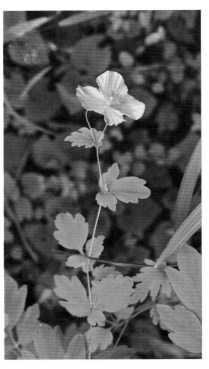

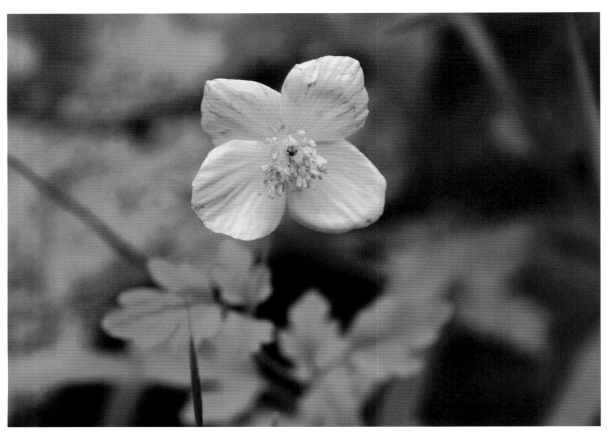

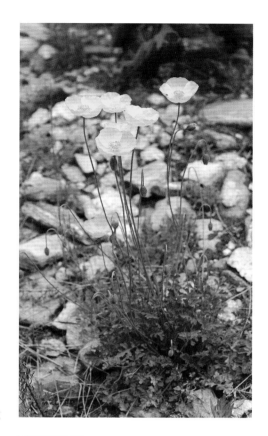

【药用部位】果实、果壳或带花的全草。

【性状】具白色乳汁。叶多达 10 余个，均基生，有长柄；叶片轮廓卵形或狭卵形，羽状全裂，全裂片 2~3 对，卵形，羽状深裂，小裂片卵形，狭卵形或披针形，两面疏生微硬毛。花葶多达 10 条，高 15~46cm，疏生紧贴的微硬毛；花单独顶生，稍下垂；萼片 2，早落；花瓣 4，橘黄色，倒卵形；雄蕊多数，花药矩圆形，长约 2mm；雌蕊倒卵形，子房疏生微硬毛，柱头辐射状。蒴果孔裂，长约 1.5cm。花果期 5~9 月。

【分布】分布于秦岭北坡，生于海拔 3000~3500m 的高山草地。

【主要化学成分】黑水罂粟菲酮碱，黑水罂粟螺酚碱，二氢黑水罂粟菲酮碱，黄连碱，隐掌叶防己碱，野罂粟素。

【功能与主治】敛肺止咳，涩肠止泻，镇痛。用于久咳喘息，泻痢，便血，脱肛，遗精，带下，头痛，胃痛，痛经。

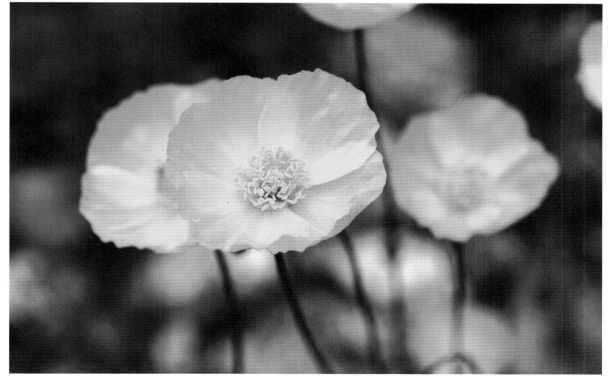

【药用部位】花、全株。

【性状】茎高 30~80cm，分枝，有伸展的糙毛。叶互生，羽状深裂，裂片披针形或条状披针形，顶端急尖，边缘生粗锯齿，两面有糙毛。花蕾卵球形，有长梗，未开放时下垂；萼片绿色，椭圆形，花开后即脱落；花瓣 4，紫红色，基部常具深紫色斑，宽倒卵形或近圆形；雄蕊多数，花丝深红紫色，花药黄色；雌蕊倒卵球形，柱头辐射状；蒴果近球形，种子多数。花果期 5~8 月。

【分布】秦岭各地广泛栽培。

【主要化学成分】丽春碱，丽春分碱，罂粟酸。果实含吗啡、那可汀、蒂巴。

【功能与主治】镇咳，止泻，镇痛，镇静。

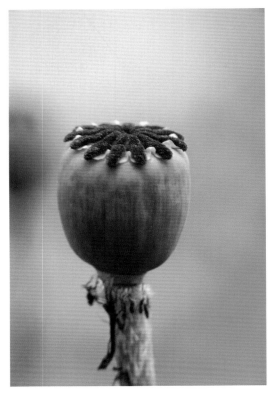

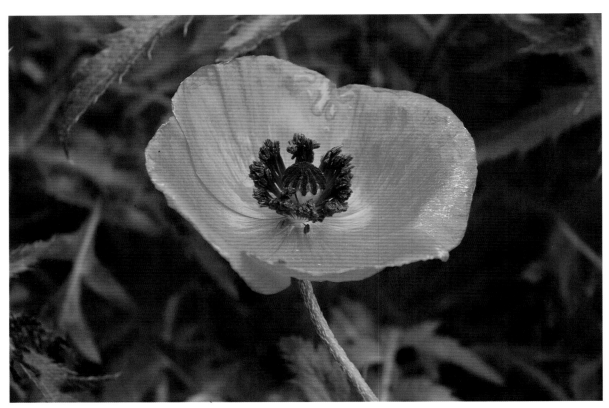

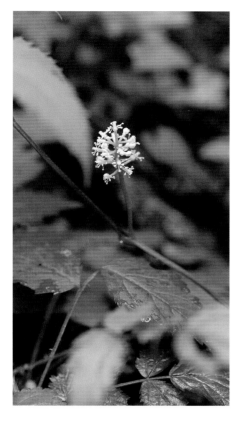

【药用部位】根状茎。

【性状】根状茎横走，质坚实，外皮黑褐色。茎高 30~80cm，圆柱形，微具纵棱，下部无毛，中部以上被白色短柔毛，不分枝。叶 2~3 枚，茎下部的叶为三回三出近羽状复叶，具长柄；叶片三角形；顶生小叶卵形至宽卵状菱形，三裂边缘有锐锯齿，侧生小叶卵形至斜卵形。茎上部叶的形状似茎下部叶，但较小，具短柄。总状花序；轴和花梗密被白色或灰色短柔毛；萼片倒卵形，花瓣匙形，下部渐狭成爪；心皮与花瓣近等长。果实紫黑色；种子约 6 粒，卵形，有 3 纵棱，深褐色。花期 5~6 月，7~9 月结果。

【分布】秦岭南北坡均有分布，生于海拔 1400~3000m 的山坡林下。

【主要化学成分】肉桂酸衍生物，三萜类化合物，升麻醇，谷氨酸，谷甾醇。

【功能与主治】祛风止咳，清热解毒。用于感冒头痛，顿咳；外用于犬咬伤。

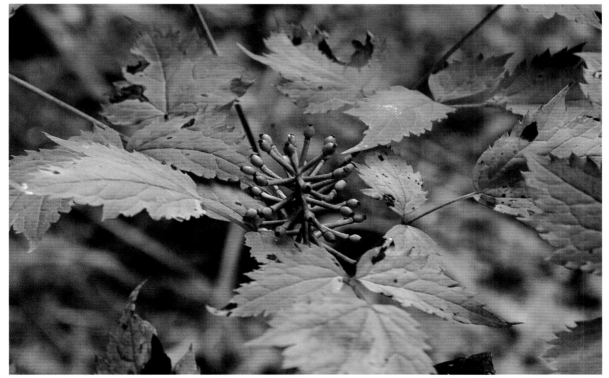

【药用部位】根状茎。

【性状】根状茎粗壮。茎高 1~2m，上部常分枝，被短柔毛。基生叶和下部茎生叶为二回至三回三出近羽状复叶；小叶菱形或卵形，浅裂，边缘有不规则锯齿。花序圆锥状，分枝 3~20 条，密生灰色腺毛和短柔毛；萼片白色，倒卵状圆形；退化雄蕊宽椭圆形，长约 3mm，顶端微凹或 2 浅裂；雄蕊多数；心皮 2~5，密生短柔毛，具短柄。蓇葖果长 0.8~1.4cm。花期 7~9 月，果期 8~10 月。

【分布】秦岭南北坡普遍分布，生于海拔 1200~3000m 的山坡草丛或林下林缘。

【主要化学成分】升麻碱，水杨酸，咖啡酸，阿魏酸，鞣质。

【功能与主治】发表透疹，清热解毒，升举阳气。用于风热头痛，齿痛，口疮，咽喉肿痛，麻疹不透，阳毒发斑，脱肛，子宫脱垂。

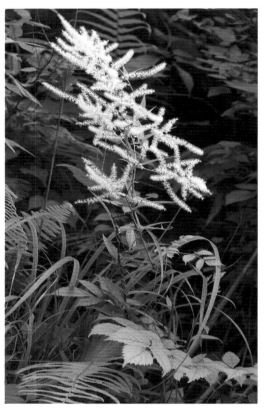

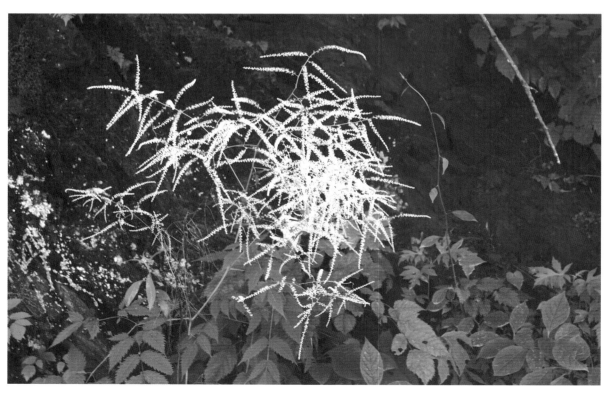

Aconitum sungpanense Hand. -Mazz. 火焰子，金牛七，
蔓乌药，羊角七，千锤打

毛茛科 Ranunculaceae 乌头属多年生草本

毛茛科

松潘乌头

095

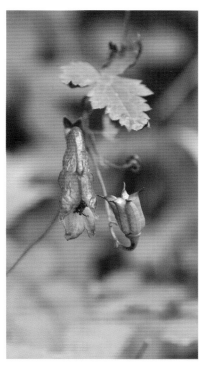

【药用部位】根（有大毒）。

【性状】块根近圆柱形。茎缠绕，长达 1.5m，无毛或近无毛。叶片无毛，五角形，3 全裂，中央裂片卵状菱形，渐尖，近羽状浅裂，具缺刻状牙齿，侧生裂片不等地 2 深裂。花序具 2~9 花，无毛或疏生反曲的微柔毛；小苞片钻形；萼片 5，淡蓝紫色，外面无毛或疏被微柔毛，上萼片盔形，喙不明显；花瓣 2，无毛或疏生短毛，距长 1~2mm；雄蕊多数；心皮 5，无毛或疏被小毛。蓇葖果具喙。花期 8~9 月，果期 10~11 月。

【分布】秦岭南北坡分布较为普遍。生于海拔 1200~2800m 的间山地林中或林边或灌丛中。

【主要化学成分】二萜类生物碱。

【功能与主治】祛风止痛，散瘀消肿。民间用于跌打损伤，类风湿性关节炎引起的疼痛和红肿等症的治疗；外用治疗痈疖肿毒。

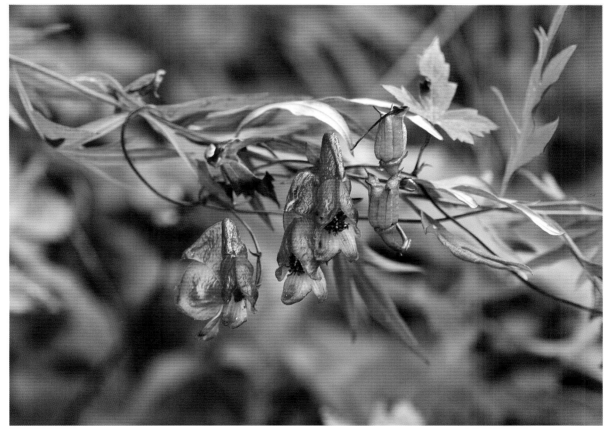

铁棒锤

Aconitum pendulum Busch 铁牛七

毛茛科 Ranunculaceae 乌头属多年生草本

【药用部位】根、茎、叶。

【性状】块根倒圆锥形。茎高 26~100cm，中部以上密生叶。茎下部叶在开花时枯萎，中部叶有短柄；叶片形状似伏毛铁棒锤，小裂片线形。顶生总状花序长为茎长度的 1/4~1/5；轴和花梗密被伸展的黄色短柔毛；下部苞片叶状，或 3 裂，上部苞片线形；小苞片生花梗上部，披针状线形；萼片黄色，常带绿色，有时蓝色，外面被近伸展的短柔毛，上萼片船状镰刀形或镰刀形，具爪，侧萼片圆倒卵形，下萼片斜长圆形；距向后弯曲；心皮 5。蓇葖果；种子倒卵状三棱形，光滑，沿棱具不明显的狭翅。花期 7~9 月，果期 10 月。

【分布】秦岭南北坡均有分布，生于海拔 1400~3200m 的山顶、山坡草地或灌林间草地。

【主要化学成分】生物碱，包括雪乌碱、次乌头碱、3-乙酰乌头碱、乌头碱。

【功能与主治】活血祛瘀，祛风湿，止痛，消肿败毒，去腐生肌，止血。用于跌打损伤，风湿性关节炎，腰腿痛，劳伤，恶疮痛肿，无名肿毒，冻疮，毒蛇咬伤。

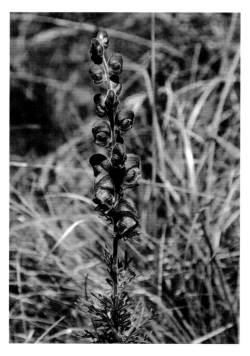

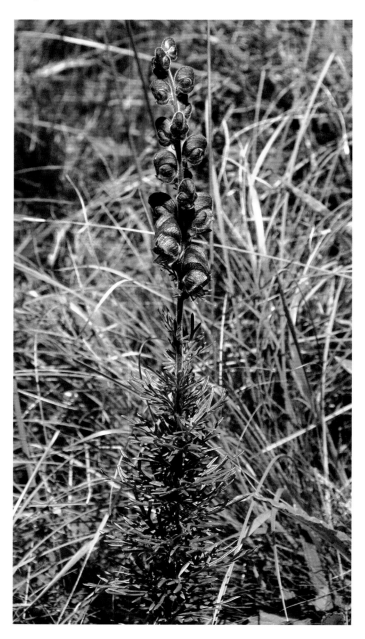

【药用部位】根（有小毒）。

【性状】根近圆柱形。茎高 35~60cm，生淡黄色短毛。基生叶 3~4；叶片肾状五角形，3 裂稍过中部，中央裂片倒梯状菱形，侧生裂片不等地 2 裂，两面生短伏毛；叶柄基部具鞘；茎生叶 2~4，聚集在近茎基部处，大的长达 7cm。花序密被伸展的毛；苞片披针形；小苞片生花梗基部，似苞片，但较小；萼片 5，蓝紫色，上萼片圆筒形；花瓣 2；雄蕊多数；心皮 3。蓇葖果不等大。花期 8~9 月，果期 10 月。

【分布】分布于秦岭南坡，生于海拔 1200~2000m 的间山地谷中或林中阴湿处。

【主要化学成分】二萜生物碱。

【功能与主治】活血、调经、止痛。用于月经不调和跌打损伤。

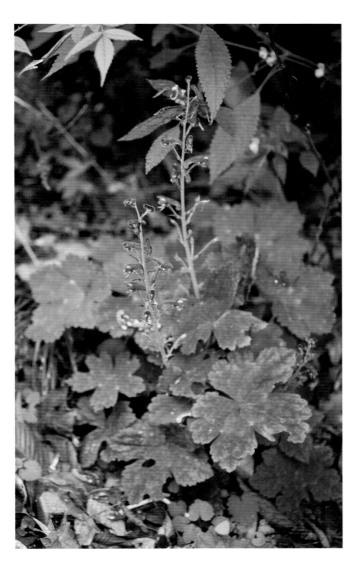
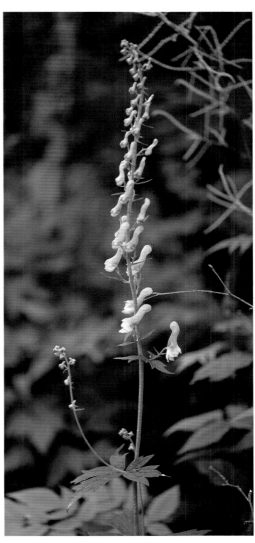

【药用部位】根。

【性状】根状茎直径约 6mm。茎高 30~50cm，上部分枝，基部生 2~3 片鞘状叶。下部茎生叶 1~2，具长柄；叶片肾形，鸡脚状 3 全裂，中央裂片倒披针形，边缘有锯齿，侧生裂片不等地 3 全裂。花单生（或 2 朵）排成单歧聚伞花序；萼片 5，粉红色，椭圆形或狭椭圆形，果期宿存，稍增大；花瓣 8~10，圆筒状漏斗形；雄蕊多数；心皮 2~3。蓇葖果扁。花期 4 月，果期 5 月。

【分布】秦岭南北坡均有分布，南坡较为普遍，生于海拔 1100~3100m 的山地林中或灌丛中。

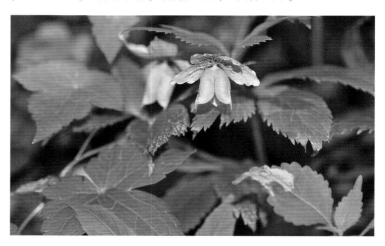

【主要化学成分】酚性成分，黄酮及其苷类，甾萜类，鞣质，有机酸，挥发油。

【功能与主治】清热解毒，活血散瘀，消肿止痛。用于膀胱炎，尿道炎，疮疡肿毒，跌打损伤。

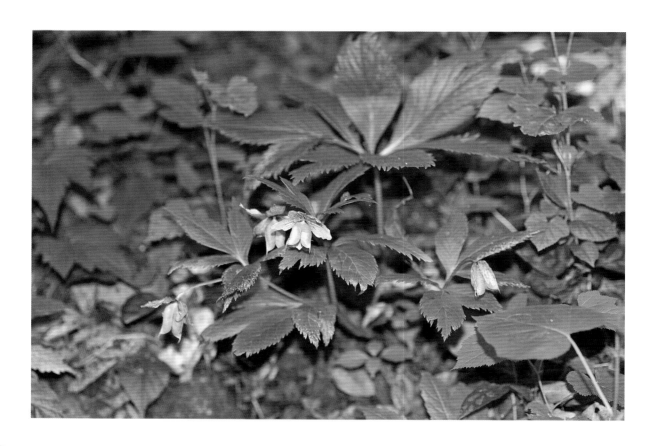

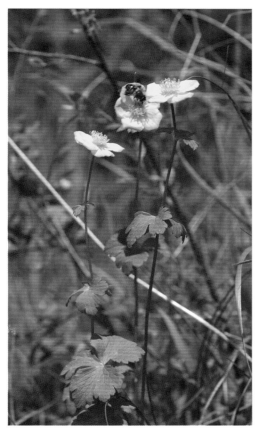

【药用部位】根。

【性状】茎高 60~70cm，常在中部或中部以上分枝。基生叶 1~3，有长柄；叶片五角形，基部深心形，3 深裂至距基部 2~3.5mm 处，中央深裂片菱形或宽菱形，3 浅裂，具少数小裂片及卵形小牙齿，脉上面下陷，下面隆起，侧深裂片斜扇形，不等 2 深裂。茎生叶 3~4 枚，靠近基部的与基生叶相似，中部以上的变小。花序具 2~3 朵花；萼片黄色，5 片，倒卵形或宽倒卵形，脱落；花瓣与雄蕊等长或比雄蕊稍短，狭线形；心皮 20~30。蓇葖果，顶端稍外弯，具横脉，喙斜展或近水平地展出。花期 7 月，果期 8 月。

【分布】秦岭南北坡均产，生于海拔 1500~3400m 的山顶和高山草地或林下流水沟旁。

【主要化学成分】生物碱，树脂，黄酮甙，香豆素及其苷，挥发油，鞣质及多种甾醇类化合物。

【功能与主治】活血，破血。用于月经不调，腹痛，行经有紫块。

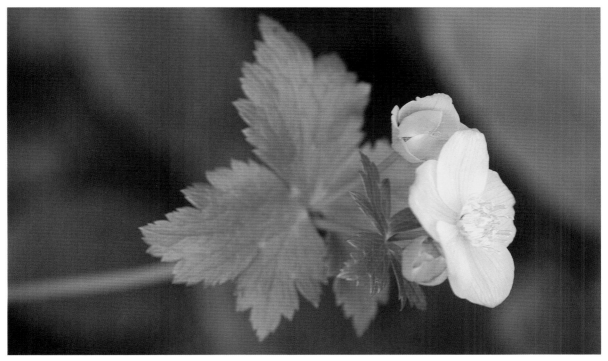

Anemone altaica Fisch. 九节菖蒲，玄参

毛茛科 Ranunculaceae 银莲花属多年生草本

【药用部位】根状茎。

【性状】根状茎圆柱形，直径 2~4mm，节间长。基生叶无或 1，三出复叶；叶片长 2~4cm，中央小叶 3 全裂，裂片深裂并具缺刻状牙齿。花葶高 11~20cm；总苞苞片 3，具柄，叶状，3 全裂，中央裂片狭菱形，中部 3 浅裂。花单个，顶生；萼片 8~10，白色，狭倒卵形或矩圆形；无花瓣；雄蕊多数，花丝丝形；心皮约 20，子房有短柔毛，花柱短，柱头小。瘦果卵球形。花期 3~5 月。

【分布】秦岭南北坡均产，生于海拔 1500~3400m 的山顶和高山草地或林下流水沟旁。

【主要化学成分】棕榈酸，琥珀酸，5-羟基乙酰丙酸，β-谷甾醇，白头翁素。

【功能与主治】化痰开窍，安神，宣湿醒脾，解毒。用于热病神昏，癫痫，气闭耳聋，多梦健忘，胸闷腹胀，食欲不振，风湿痹痛，痈疽，疥癣，神经衰弱，风湿关节痛。

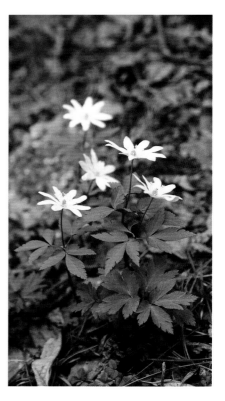

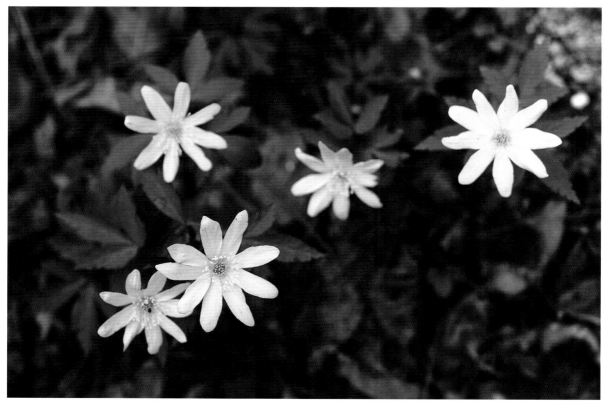

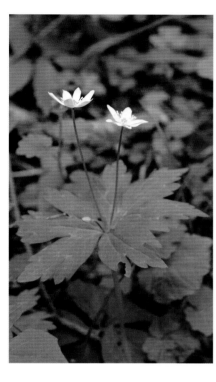

【药用部位】根状茎。

【性状】植株高 42~125cm。根状茎木质，垂直或稍斜。基生叶 3~5，有长柄；叶片肾状五角形，3 全裂，中全裂片宽菱形或菱状卵形，有时宽卵形，3 深裂，深裂片上部有少数小裂片和牙齿；叶柄有白色柔毛，基部有短鞘。聚伞花序 2~3 回分枝；苞片 3，有柄，似基生叶，3 裂近基部，一回裂片多少细裂；萼 5~6，白色，倒卵形或椭圆状倒卵形，外面有疏柔毛，顶端密被短柔毛；雄蕊长约为萼片的 1/2，花药椭圆形，花丝丝形；心皮 30~60，子房狭长圆形，有拳卷的花柱。瘦果狭卵球形，稍扁，宿存花柱钩状弯曲。花期 5~8 月。

【分布】秦岭南北坡均产，生于海拔 1500~2100m 的山地林边或草坡上。

【主要化学成分】皂苷。

【功能与主治】治肝炎，筋骨疼痛。

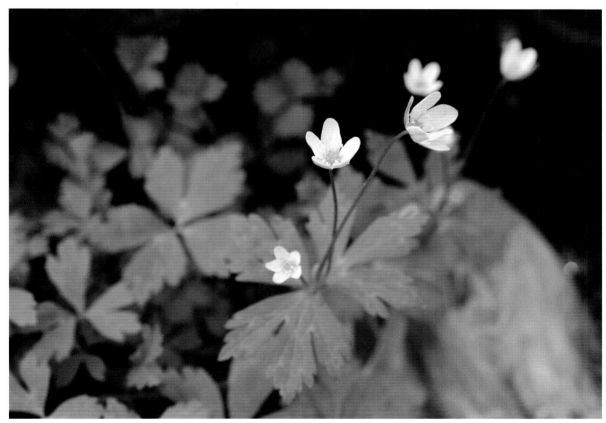

【药用部位】根状茎。

【性状】植株高 40~150cm。基生叶 3~4，为三出复叶，小叶卵形，3 裂，边缘有粗锯齿或小牙齿，上面被短伏毛，下面被白色绒毛；叶柄长 16~48cm。花葶高 40~120cm，密生短绒毛；总苞苞片 3，叶状；聚伞花序长 26~38cm，二回至三回分枝；花梗密生绒毛；萼片 5，白色或带粉红色，倒卵形，背面被短绒毛；无花瓣；雄蕊多数，花丝丝形；心皮 400~500，子房被绒毛。聚合果球形。花期 7~10 月，果期 10~11 月。

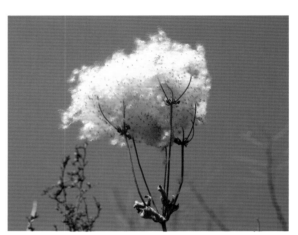

【分布】秦岭南北坡均产，生于海拔 400~3000m 的山坡荒地及山谷路旁。

【主要化学成分】三萜酸。

【功能与主治】化痰，散瘀，截疟，杀虫。用于疮疖痈肿，顽癣，秃疮，疟疾，痢疾，劳伤咳喘，小儿疳疾，跌打损伤。

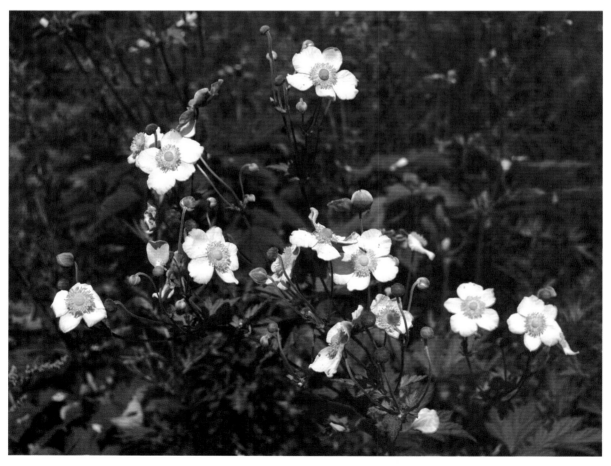

【药用部位】根状茎。

【性状】植株高 15~35cm。基生叶 4~5；叶片宽卵形，下面有柔毛，3 全裂，中央裂片通常具柄，3 深裂，侧生裂片较小，不等 3 裂；叶柄密生长柔毛。花葶 1~2，高 15~35cm；苞片 3，基部合生成长 3~10mm 的筒，3 深裂，裂片条形；萼片 6，排成 2 轮，蓝紫色，狭卵形，背面有绵毛；无花瓣；雄蕊多数；心皮多数。聚合果；瘦果纺锤形，宿存花柱羽毛状。花期 3~4 月，果期 4~5 月。

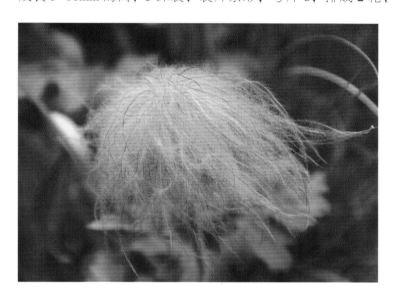

【分布】秦岭南北坡均产，生于海拔 400~1500m 的向阳山坡草地。

【主要化学成分】白头翁皂苷，白头翁素。

【功能与主治】清热解毒，凉血止痢，燥湿杀虫。用于热毒痢疾，鼻衄，血痔，带下，阴痒，痈疮，瘰疬。

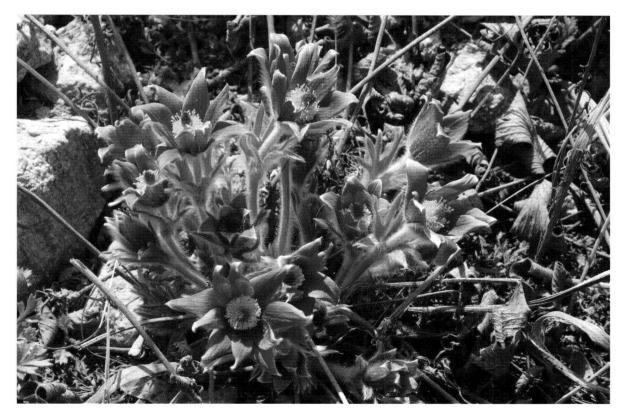

【药用部位】 全草及根。

【性状】 高达 1m，有短柔毛。叶对生，为三出复叶，长达 30cm；中央小叶具长柄，宽卵形，近无毛，先端急尖，不分裂或 3 浅裂，边缘有粗锯齿，侧生小叶近无柄，较小。花序腋生或顶生；花排列成 2~3 轮；花梗长 1.5~2cm；花萼管状，长约 1.5cm，萼片 4，蓝色，上部向外弯曲，外面生白色短柔毛；无花瓣；雄蕊多数，有短柔毛，花丝条形。瘦果倒卵形，红棕色，宿存花柱丝状，长达 3cm。花期 7~9 月，果期 10 月。

【分布】 秦岭南北坡均产，南坡较为普遍，生于海拔 700~2000m 的山坡谷地灌丛或岩石隙内。

【功能与主治】 祛风除湿，解毒消肿。用于风湿关节痛，结核性溃疡，瘘管。

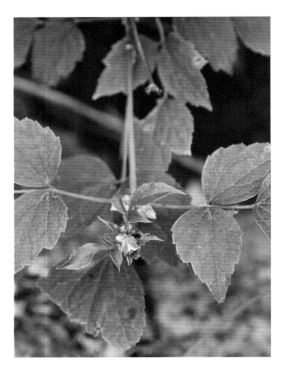

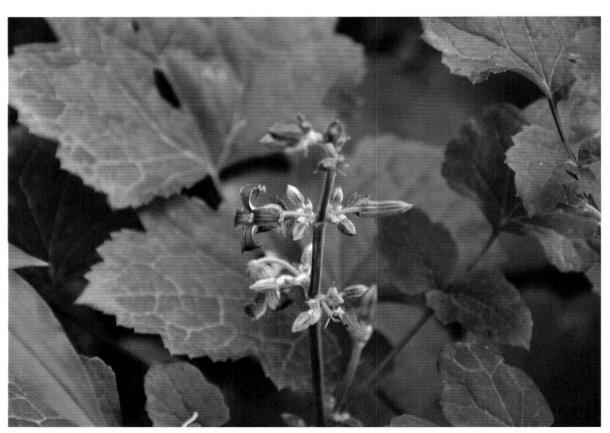

【药用部位】 藤茎。

【性状】 茎长达 8m；芽生于二年生枝的叶痕腋部，自芽同时生出数叶和 2~5 朵花。叶为三出复叶；小叶卵形，先端急尖或渐尖，3 浅裂，边缘有锯齿，两面疏生短柔毛。花直径 3.5~5cm；花梗长 5~10cm，疏生短柔毛；萼片 4，白色，展开，外面疏生短柔毛；无花瓣；雄蕊多数，无毛，花药椭圆形；心皮多数。瘦果扁，卵形，长约 6mm，无毛，顶端渐尖，羽状花柱长达 2.2cm。花期 4~6 月，果期 7~9 月。

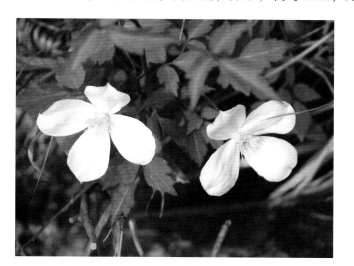

【分布】 秦岭南北坡均产，生于海拔 1000~1800m 的山坡或山谷丛林中。

【主要化学成分】 绣球藤皂苷，无羁萜，香树脂醇，谷甾醇。

【功能与主治】 利水通淋，活血通经，通关顺气。用于肾炎水肿，小便涩痛，月经不调，脚气湿肿，乳汁不通；又可治心火旺，心烦失眠，口舌生疮。（孕妇忌用。）

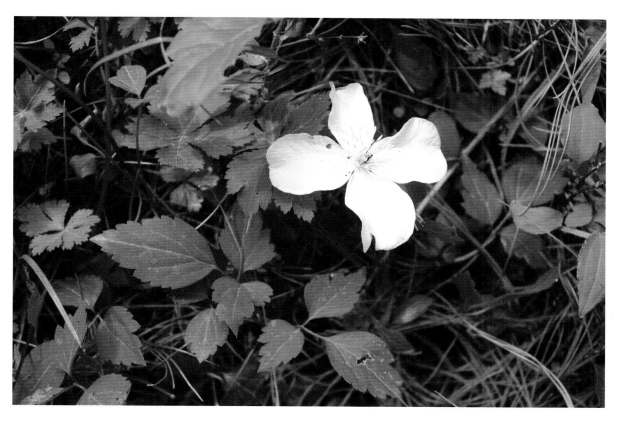

【药用部位】全草。

【性状】根状茎粗。茎高 30~60cm，生少数分枝，基部具少数膜质鞘。叶无毛，下部茎生叶长 9~14cm；叶片三角形或三角状卵形，3 全裂，裂片具柄，二回细裂，末回小裂片卵形或狭卵形；叶柄长达 7cm，基部具鞘。花直径 2~2.8cm；萼片 6~7，矩圆形；花瓣 6~8，白色或带淡紫色，倒卵状矩圆形，长 1~1.4cm，顶端圆形，不具蜜槽；雄蕊多数；心皮多数。瘦果倒卵形，疏被短柔毛；宿存花柱短。花果期 4~8 月。

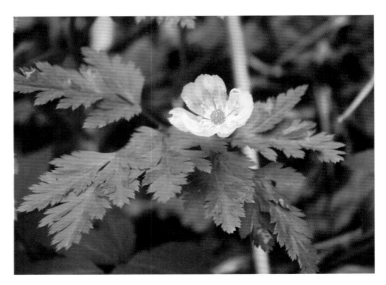

【分布】分布于秦岭南坡，生于海拔 1900~2300m 的山谷水沟旁。

【主要化学成分】强心苷，厚果酮，侧金盏花内酯，香豆精。

【功能与主治】清热解毒，强心镇静。用于黄疸，咳嗽，哮喘，解热毒，心力衰竭，癫痫。

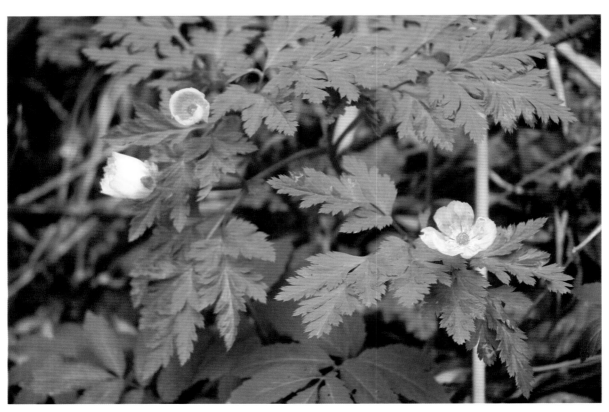

【药用部位】全草（有毒）。

【性状】茎高 15~50cm，与叶柄均有伸展的淡黄色糙毛。叶为三出复叶，基生叶和下部叶具长柄；叶片宽卵形，中央小叶具长柄，3 深裂，裂片狭长，上部生少数不规则锯齿，侧生小叶具短柄，不等地 2 裂或 3 裂；茎上部叶渐变小。花序具疏花；萼片 5，淡绿色，船形，长约 4mm，外面疏被柔毛；花瓣 5，黄色，宽倒卵形，基部具蜜槽；雄蕊和心皮均多数。聚合果近矩圆形，长约 1cm；瘦果扁平，无毛。花果期 5~9 月。

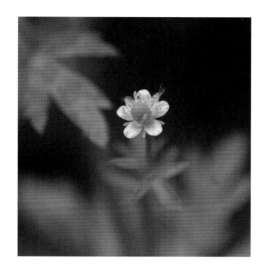

【分布】秦岭南北坡均产，生于海拔 400~1700m 的平原、山沟、农田、宅旁湿地。

【主要化学成分】乌头碱，飞燕草碱，银莲花素。

【功能与主治】消炎，止痛，截疟，杀虫。用于肝炎，肝硬化，疟疾，胃炎，溃疡，哮喘，疮癞，牛皮癣，风湿关节痛，腰痛。内服需久煎；外用可用鲜草捣汁或煎水洗。

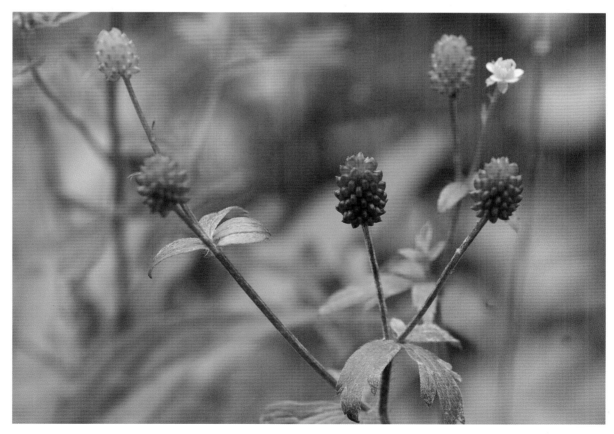

毛茛科

无距耧斗菜

Aquilegia ecalcarata Maxim.

毛茛科 Ranunculaceae 耧斗菜属多年生草本

【药用部位】根。

【性状】茎高 20~60cm，疏被短柔毛，常分枝。基生叶长达 25cm，为二回三出复叶；小叶倒卵形、扇形或卵形，长 1.5~3cm，3 裂，裂片具圆齿，上面无毛，下面疏生柔毛或无毛；茎生叶 1~3，较小。花序具 2~6 朵花；花梗长达 6cm，生短柔毛；萼片 5，深紫色，近水平展开，卵形或椭圆形；花瓣与萼片同色，顶端截形，无距；雄蕊多数；退化雄蕊狭披针形；心皮 4~5。蓇葖果。种子黑色，倒卵形，表面有凸起的纵棱。花期 5~6 月，果期 7~8 月。

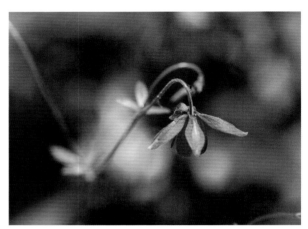

【分布】秦岭南北坡均产，生于海拔 1200~3000m 的山坡林缘。

【主要化学成分】生物碱，黄酮。

【功能与主治】生肌拔毒，清热解毒。用于烂疮，黄水疮，久不收口，溃疡。

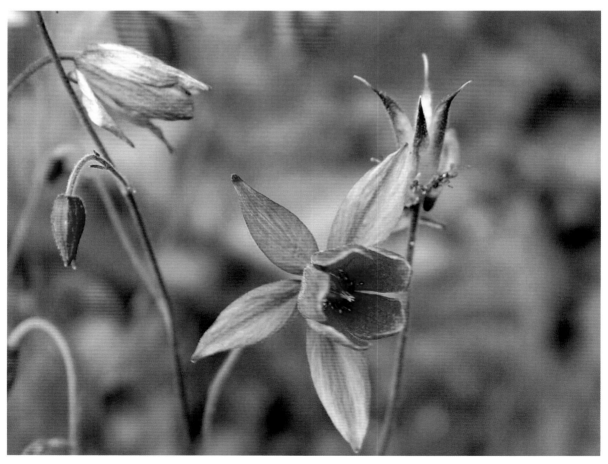

【药用部位】根。

【性状】茎高 40~60cm，疏被白色短柔毛。基生叶为二回三出复叶；中央小叶菱状倒卵形，顶端钝或有小尖头，基部楔形，3 裂，中央裂片有 3 个圆齿，侧生小叶无柄，斜倒卵形，比中央小叶稍小，常 2 裂，无毛或基部有疏柔毛。花序有 2~5 花；苞片 3 裂；花梗长 6~10cm，上部有 2 钻形小苞片；萼片紫色，椭圆形或卵形，顶端急尖，无毛；花瓣紫色，无毛，瓣片长方形，距长 1.2~1.5cm，末端向内螺旋状弯曲；雄蕊长 5~9mm，花药长圆形；退化雄蕊披针形，长约 5mm，有柔毛和腺毛。蓇葖果。5~6 月开花，果期 6~7 月。

【分布】秦岭南北坡均产，生于海拔 1000~2800m 的山坡草地或沟边草地。

【主要化学成分】生物碱，包括木兰花碱、少量小檗碱及耧斗菜碱。

【功能与主治】去瘀生新，镇痛，祛风。用于瘀血，跌打损伤。

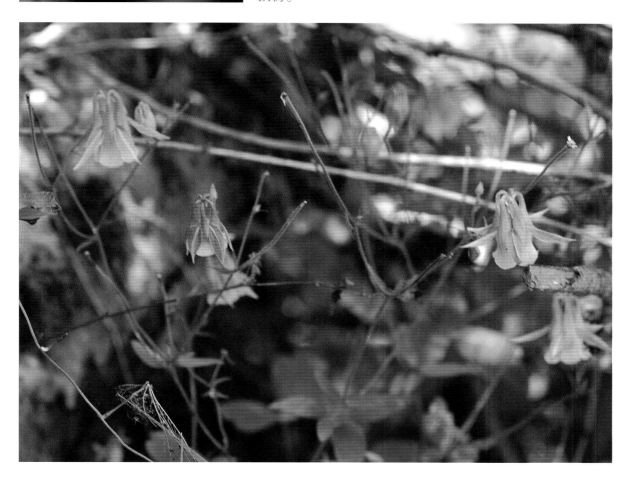

毛茛科

华北耧斗菜

Aquilegia yabeana Kitag.

毛茛科 Ranunculaceae 耧斗菜属多年生草本

【药用部位】全草。

【性状】茎高达 60cm，上部密生短腺毛。基生叶具长柄，为一回至二回三出复叶；小叶菱状倒卵形，宽菱形或宽卵形，3 浅裂或 3 深裂，上面无毛，下面疏生短柔毛；茎生叶较小。花下垂，美丽；萼片 5，紫色，狭卵形；花瓣与萼片同色，顶端截形，距长 1.7cm，末端变狭，向内弯曲；雄蕊多数，长达 1.2cm；退化雄蕊长约 5.5mm；心皮 5，子房密被短腺毛。蓇葖果长约 1.7cm，具宿存花柱；种子黑色，光滑。花期 5~6 月，果期 6~7 月。

【分布】秦岭南北坡均产，生于海拔 1000~2000m 的山坡灌丛。

【主要化学成分】生物碱，包括木兰花碱、少量小檗碱及耧斗菜碱。

【功能与主治】用于月经不调，产后瘀血过多，痛经，瘰疬，疮疖，泄泻，蛇咬伤。

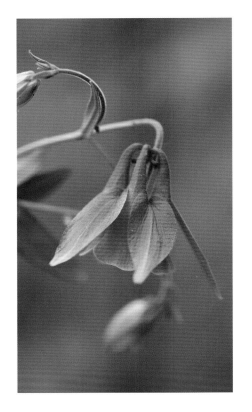

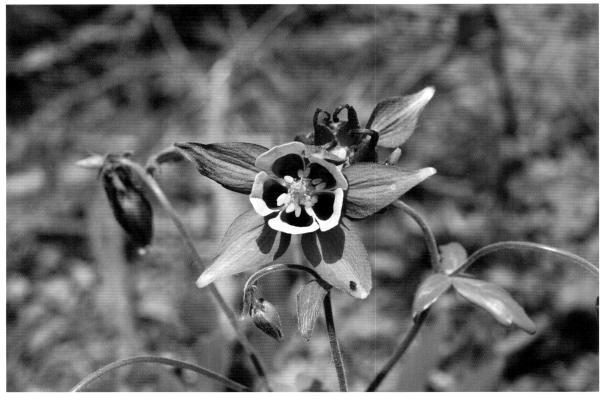

Thalictrum fargesii Franch. ex Finet et Gagn.

城口唐松草

毛茛科 Ranunculaceae 唐松草属多年生草本

毛茛科

西南唐松草

111

【药用部位】根茎（药用称"扫帚七"）。

【性状】植株通常全部无毛，偶尔在茎上有少数短毛。茎高达 50cm，纤细，分枝。基生叶在开花时枯萎。茎中部叶有稍长柄，为三回至四回三出复叶；小叶草质或纸质，顶生小叶菱状倒卵形、宽倒卵形或近圆形，顶端钝，基部宽楔形、圆形、有时浅心形，在上部 3 浅裂，裂片全缘或有 1~3 个圆齿，脉在背面隆起，脉网明显；托叶小，膜质。简单的单歧聚伞花序生分枝顶端；萼片 4，白色或带淡紫色，脱落；雄蕊多数，花药狭长圆形，花丝上部倒披针形，比花药稍宽，下部丝形；心皮 2~5，花柱直，柱头狭椭圆形或近线形。瘦果纺锤形，基部有极短的心皮柄，花柱宿存。花期 5~6 月，果期 6~7 月。

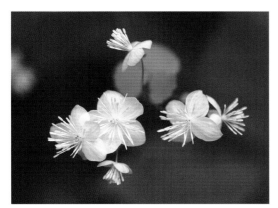

【分布】秦岭南北坡均产，生于海拔 1300~2400m 的山地林中、草地、陡崖旁或沟边。

【主要化学成分】生物碱，三萜皂苷。

【功能与主治】清热泻火，利湿。用于目赤肿痛，咽喉痛，疮毒，水火烫伤，痢疾，黄疸肝炎。

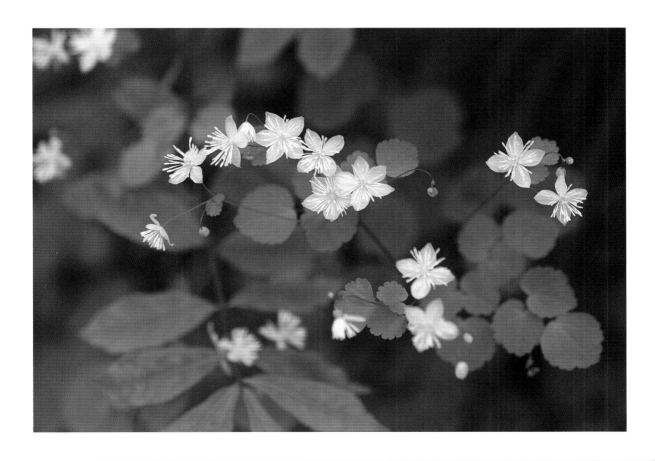

Meliosma cuneifolia Franch. 降龙木

清风藤科 Sabiaceae 泡花树属落叶灌木或小乔木

【药用部位】根皮。

【性状】株高 3~8m；小枝近无毛。单叶，纸质，倒卵形或椭圆形，基部狭楔形，顶端短渐尖或锐尖，边缘除基部外几乎全部有粗而锐尖的锯齿，上面稍粗糙，下面密生短茸毛和脉腋内有髯毛，侧脉 18~20 对，稍伸直，直达齿端，并在下面突起。圆锥花序顶生或生于上部叶腋内，分枝广展，被锈色的短柔毛；小苞片极小，三角形；萼片 4，卵圆形，有睫毛；花瓣无毛，外面 3 片近圆形，内面 2 片微小，深 2 裂；雄蕊 5；花盘膜质，短齿裂。核果球形，熟时黑色。花期 6~7 月，果期 9~11 月。

【分布】秦岭南北坡普遍分布，生于海拔 1300~2500m 的山坡或沟边灌丛。

【主要化学成分】倍半萜烯类。

【功能与主治】用于无名肿毒，毒蛇咬伤，腹胀水肿。

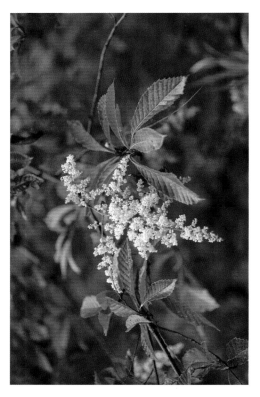

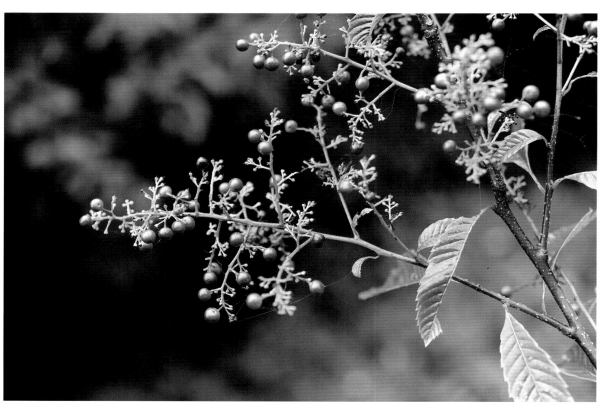

Nelumbo nucifera Gaertn. Fruct. et Semin. 莲花，荷

莲科 Nelumbonaceae 多年生水生草本

莲科

莲

113

【药用部位】叶、叶柄、花托、花、雄蕊、果实、种子及根状茎。

【性状】根状茎横生，长而肥厚，有长节。叶圆形，高出水面，直径 25~90cm；叶柄常有刺。花单生在花梗顶端；萼片 4~5，早落；花瓣多数，红色、粉红色或白色，有时逐渐变形成雄蕊；雄蕊多数，药隔先端伸出成 1 棒状附属物；心皮多数，离生，嵌生于花托穴内；花托于果期膨大，海绵质。坚果椭圆形或卵形；种子卵形或椭圆形，长 1.2~1.7cm。花期 6~8 月，果期 8~10 月。

【分布】秦岭各地广泛栽培。

【主要化学成分】根茎及种子含淀粉、棉籽糖，发芽的种子含天冬酰胺，叶及花梗或子叶中含莲碱和鞣质。

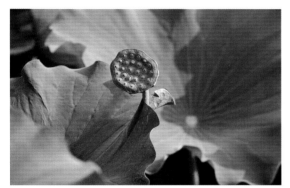

【功能与主治】藕节止血，散瘀；荷叶清暑利湿，升发清阳，止血；荷梗清热解暑，通气行暑；荷叶蒂清暑去湿，和血安胎；莲花活血止血，去湿消风；莲房消瘀，止血，去湿；莲须（雄蕊）清心，益肾，涩精，止血；莲子养心，益肾，补脾，涩肠；莲衣能敛、佐参已补脾阴；莲子心清心，去热，止血，涩精。

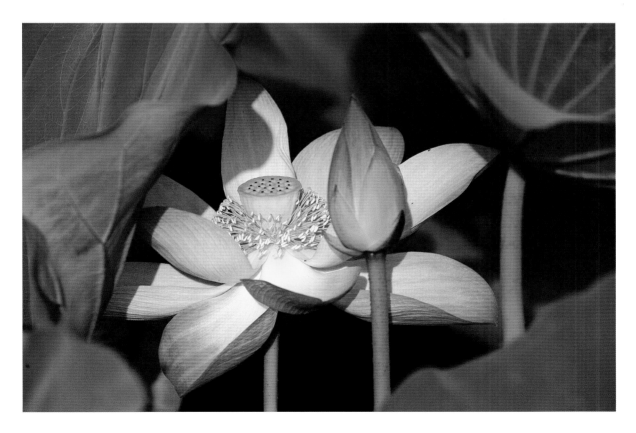

【药用部位】果实。

【性状】高达 40m；树干下部单一；树皮灰色或棕灰色；小枝无毛，长枝细，短枝在长枝上对生。叶对生，纸质，宽卵形或近圆形，长 4~7cm，宽 3.5~6cm，基部心形，边缘有具腺钝齿，具 5~7 条掌状脉，脉上略有柔毛。花单性，雌雄异株，先叶开放；每花有 1 苞片，无花被；雄花常 4 朵簇生，近无梗；雌花 2~6 朵簇生，有总梗。蓇葖果 2~4，褐色或黑色，微弯曲。种子卵形，褐色，顶端有透明翅。花期 4 月，果期 8 月。

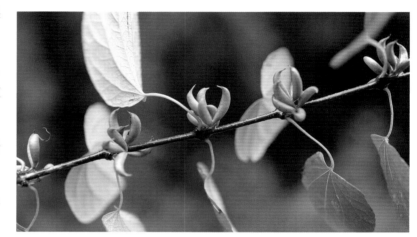

【分布】秦岭南北坡均有分布，生于海拔 1500~2500m 的山坡或山谷。

【主要化学成分】黄酮醇，酚酸类。

【功能与主治】民间用于治小儿惊风，抽搐，肢冷。

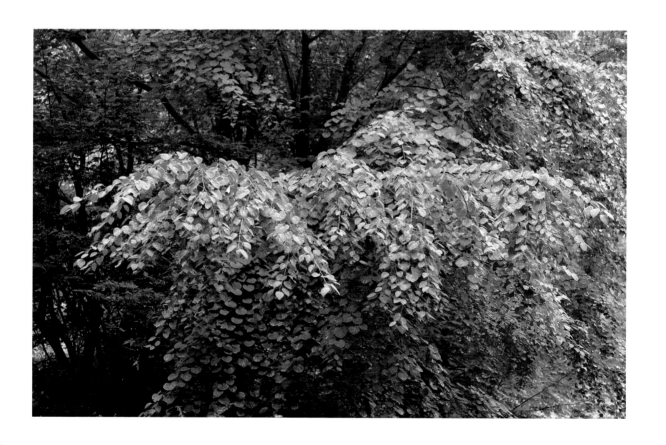

【药用部位】全草。

【性状】第一年生莲座叶，叶宽条形，渐尖；花茎高 10~40cm。基部叶早落，条形至倒披针形，与莲座叶的顶端都有 1 个半圆形软骨质的附属物，其边缘流苏状，中央有 1 长刺，干后有暗赤色圆点。花序穗状，有时下部分枝，基部宽达 20cm，呈塔形；萼片 5，狭卵形；花瓣 5，紫红色，披针形至矩圆形；雄蕊 10，与花瓣同长或稍短，花药紫色；心皮 5。蓇葖果矩圆形，长约 5mm。种子多数，卵形，细小。花期 8~9 月，果期 9~10 月。

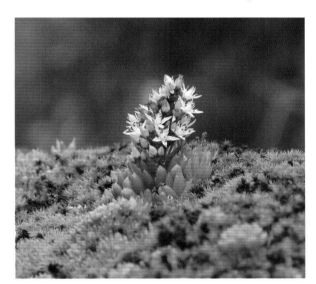

【分布】秦岭南北坡普遍分布，生于海拔 400~2000m 的瓦房或草房屋顶，也生于石质山坡及岩石上。

【主要化学成分】草酸。

【功能与主治】清热解毒，止血，利湿，消肿。用于吐血，鼻衄，血痢，肝炎，疟疾，热淋，痔疮，湿疹，痈毒，疔疮，汤火灼伤。

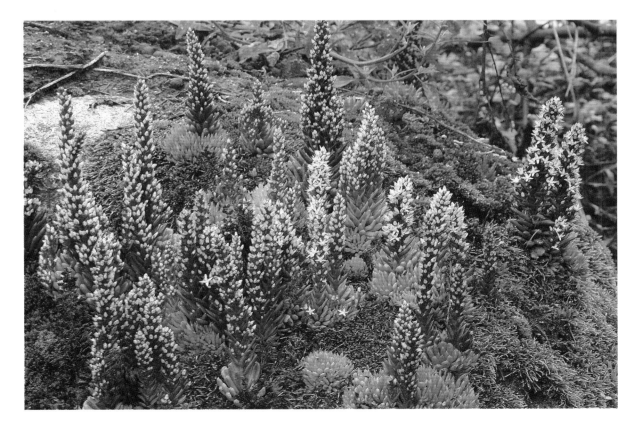

景天科

116

小丛红景天

Rhodiola dumulosa (Franch.) S. H. Fu

凤尾七，凤尾草，凤凰草

景天科 Crassulaceae 红景天属多年生草本

【药用部位】全草。

【性状】主轴粗壮，分枝，地上部分常有残存的老枝。一年生花茎聚生在主轴顶端。叶互生，条形至宽条形，顶端急尖，基部无柄，全缘。花序顶生；花两性；萼片 5，条状披针形，宽不及 1mm，顶端渐尖，基部最宽；花瓣 5，红色或白色，披针状矩圆形，直立，顶端渐尖，有长的短尖头；雄蕊 10，较花瓣为短，花药干后棕紫色；鳞片扁长；心皮 5，卵状矩圆形。蓇葖果内有种子少数。种子长圆形，有微乳头状突起，有狭翅。花期 6~7 月，果期 8 月。

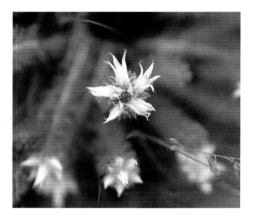

【分布】分布于秦岭中段，生于海拔 2300~3700m 的高山坡及高山梁的石隙中。

【主要化学成分】红景天苷，黄酮，香豆素，挥发油，脂肪，蛋白质，有机酸。

【功能与主治】滋阴补肾，养心安神，调经活血，明目。能抗肿瘤，抗诱变，抗衰老，益智，强壮，止血。

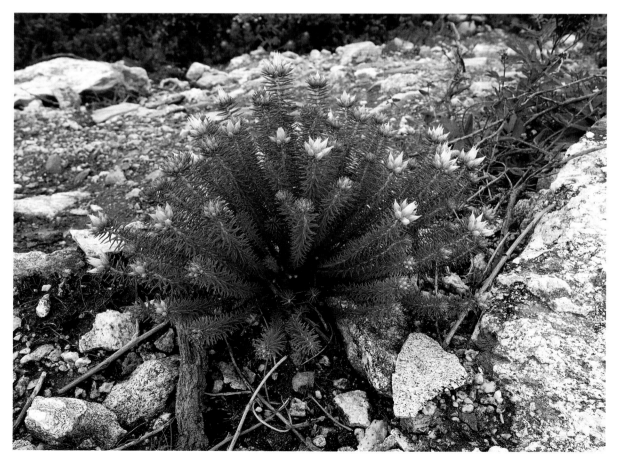

Rhodiola henryi (Diels) S. H. Fu 白三七，
打不死，还阳参，接骨丹
景天科 Crassulaceae 红景天属多年生草本

景天科

菱叶红景天

117

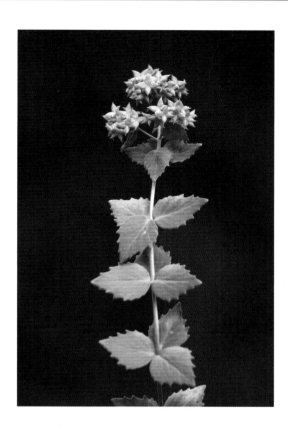

【药用部位】根状茎及全草。

【性状】主轴直立，分枝少，顶端被鳞片。花茎直立，高 30~35cm。3 叶轮生，无柄，卵状菱形，顶端急尖，基部宽楔形，边缘有疏锯齿 3~6 个。聚伞圆锥花序；雌雄异株；萼片 4，条状披针形；花瓣 4，黄绿色，矩圆状披针形；雄蕊较花瓣为短；雌花心皮 4，直立。蓇葖果上部叉开，呈星芒状。花期 5 月，果期 6~7 月。

【分布】秦岭南北坡均有分布，生于海拔 1200~2800m 的林下岩石腐殖土或石隙内。

【主要化学成分】琥珀酸，没食子酸，小麦黄素，小麦黄素-7-氧-β-D-葡萄糖苷，胡萝卜苷，生氰苷。

【功能与主治】理气，活血，接骨止痛，解毒消肿，止泻。用于痢疾，泄泻，跌打损伤，风湿痛，疮痈。

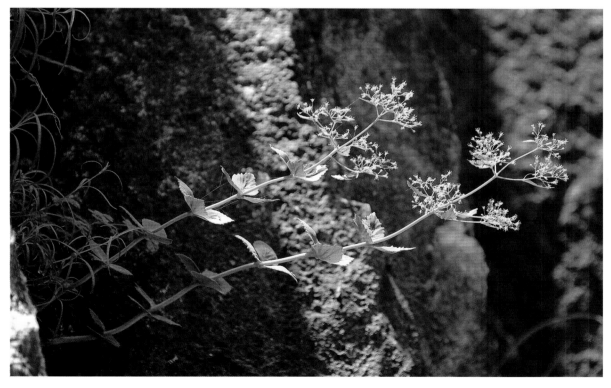

细叶景天

Sedum elatinoides Franch. 疣果景天，小鹅儿肠

景天科 Crassulaceae 景天属一年生草本

【药用部位】全草。

【性状】茎单生或丛生，高 5~30cm。叶 3~5 轮生，狭倒披针形，顶端急尖，基部渐狭，全缘，无柄或几无柄。花序圆锥状或伞房状，分枝长，下部叶腋也生有花序；花稀疏；花梗长 5~8mm，细弱；萼片 5，狭三角形至卵状披针形；花瓣 5，白色，矩圆状卵形，长 2~3mm；雄蕊 10；鳞片宽匙形，顶端有深缺刻；心皮 5，近直立，下部合生，有小乳头状突起。蓇葖果成熟时上半部斜展；种子少数，卵形，微小。花期 5~7 月，果期 8~9 月。

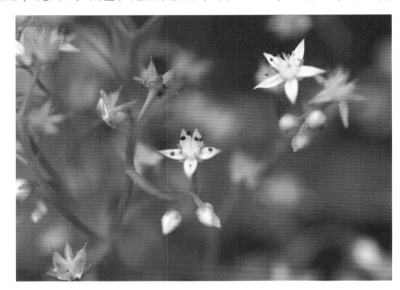

【分布】秦岭南北坡普遍分布，生于海拔 400~1800m 的山坡、山谷及河边。

【主要化学成分】黄酮。

【功能与主治】清热解毒。治痢疾。

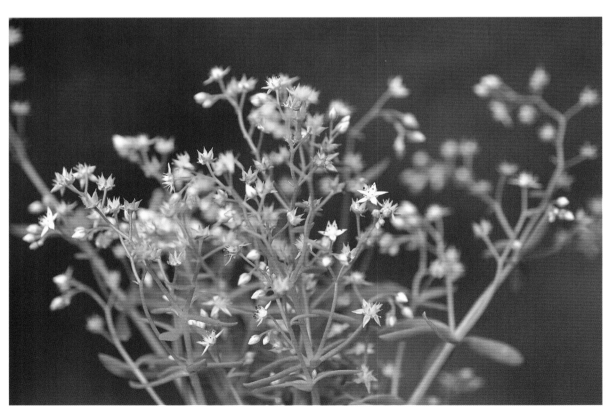

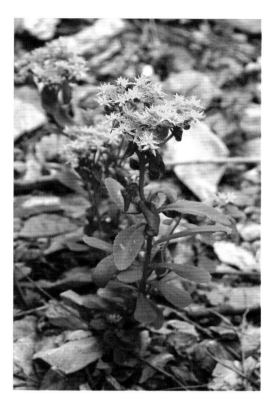

【药用部位】根及全草。

【性状】茎高 20~50cm，直立，不分枝。叶互生，长披针形至倒披针形，顶端渐尖，基部楔形，边缘有不整齐的锯齿，几无柄。聚伞花序，分枝平展；花密生；萼片 5，条形，不等长，顶端钝；花瓣 5，黄色，椭圆状披针形；雄蕊 10，较花瓣为短；心皮 5，卵状矩圆形，基部合生，腹面有囊状突起。蓇葖果成星芒状排列，叉开几至水平排列。种子椭圆形。花期 6~7 月，果期 8~9 月。

【分布】秦岭南北坡普遍分布，极常见，生于海拔 400~2600m 的山坡、山谷或岩层的冲积土中。

【主要化学成分】生物碱，齐敦果酸，谷甾醇，黄酮，景天庚糖，果糖，维生素。

【功能与主治】活血，止血，宁心，利湿，消肿，解毒。用于跌打损伤，咯血，吐血，便血，心悸，痈肿。

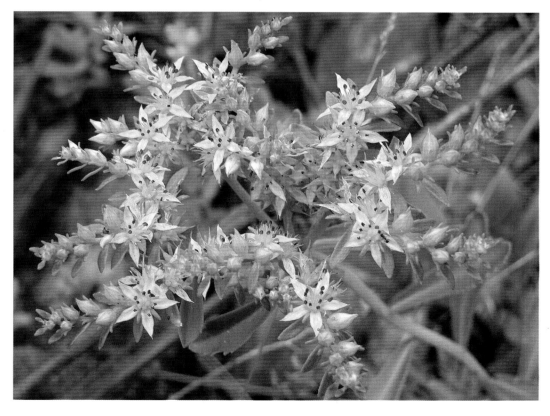

【药用部位】全草。

【性状】不育枝和花枝细弱，匍匐生根，长 10~25cm。叶为 3 叶轮生，倒披针形至矩圆形，长 15~25mm，宽 3~5mm，顶端近急尖，基部有距，全缘。花序聚伞状，有 3~5 个分枝；花少数，无梗；萼片 5，披针形至矩圆形，基部无距，顶端稍钝；花瓣 5，淡黄色，披针形至矩圆形，顶端有长的短尖；雄蕊较花瓣短；鳞片小，楔状四方形；心皮 5，略叉开。种子卵形。花期 5~7 月，果期 8 月。

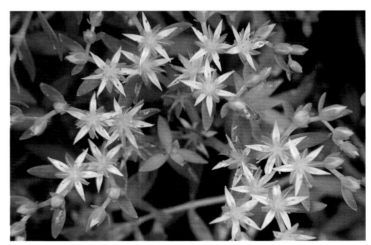

【分布】秦岭南北坡普遍分布，生于海拔 400~1600m 的山谷岩石上。

【主要化学成分】糖类，黄酮，三萜，氰苷和生物碱，垂盆草苷。

【功能与主治】清热解毒，清利湿热，降低谷丙转氨酶。用于湿热黄疸，淋症，泻痢，咽喉肿痛，痈肿疮毒，湿疹，烫伤，虫蛇咬伤，咯血，衄血，尿血，急、慢性肝炎。

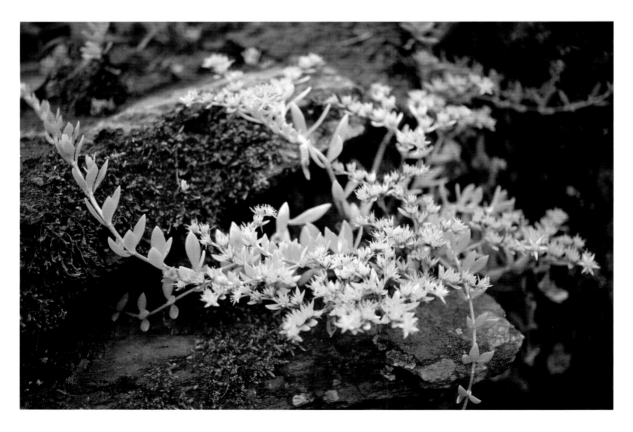

【药用部位】全草。

【性状】茎高 10~20cm。3 叶轮生，叶线形，长 20~25mm，宽约 2mm，先端钝尖，基部无柄，有短距。花序聚伞状，顶生，疏生花，中央有 1 朵有短梗的花，另有 2~3 分枝，分枝常再 2 分枝，着生花无梗；萼片 5，线状披针形，不等长，不具距，有时有短距，先端钝；花瓣 5，黄色，披针形，长 4~6mm，先端急尖，基部稍狭；雄蕊 10，较花瓣短；鳞片 5，宽楔形至近四方形，长 0.5mm，宽 0.5~0.6mm。蓇葖略叉开，长 4~5mm，花柱短；种子小。花期 4~5 月，果期 6~7 月。

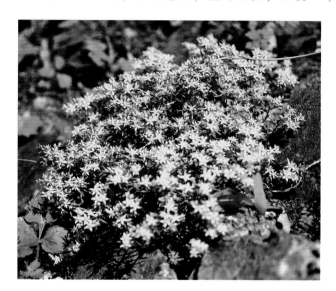

【分布】秦岭南北坡普遍分布，生于海拔 1000~2000m 的山坡、山谷岩石上或谷坡沙土上。

【主要化学成分】金圣草素，红车轴草素，香豌豆苷。

【功能与主治】清热，消肿，解毒。用于咽喉肿痛，痈肿，疔疮，丹毒，烫伤，蛇咬伤，黄疸，痢疾。

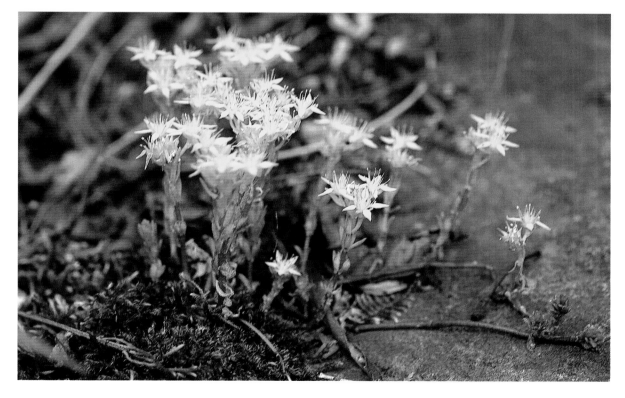

【药用部位】全草。

【性状】茎直立，高 30~70cm。叶对生，或 3 叶轮生，卵形至宽卵形，或长圆状卵形，长 4~10cm，宽 2~5cm，先端急尖，基部渐狭，全缘或多少有波状牙齿。花序大形，伞房状，顶生，直径 7~11cm；花密生，萼片 5，线状披针形至宽披针形，渐尖；花瓣 5，淡紫红色至紫红色，披针形至宽披针形，雄蕊 10，花药紫色；鳞片 5，长方形，先端有微缺；心皮 5，狭椭圆形，长 4.2mm，花柱长 1.2mm 在内。蓇葖直立。花期 8~9 月，果期 9~10 月。

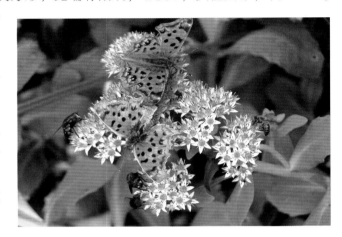

【分布】秦岭南北坡普遍分布，生于海拔 400~1600m 的山谷岩石上。

【功能与主治】祛风利湿，活血散瘀，止血止痛。用于喉炎，荨麻疹，吐血，小儿丹毒，乳腺炎；外用治疗疮痈肿，跌打损伤，鸡眼，烧烫伤，毒虫，毒蛇咬伤，带状疱疹，脚癣。

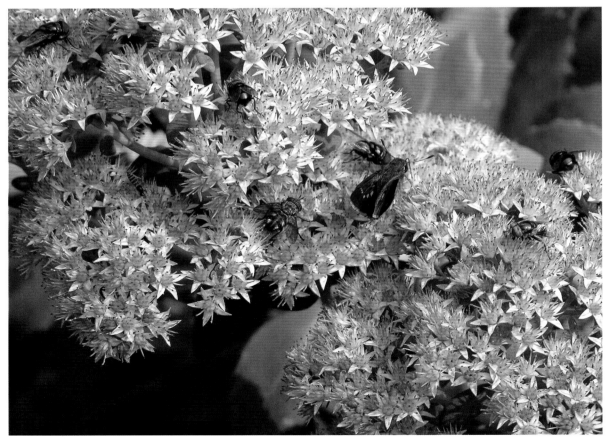

【药用部位】根。

【性状】常绿灌木或小乔木；小枝和芽有垢状鳞毛。叶厚革质，椭圆形或倒卵形，顶端钝或稍圆，基部宽楔形，全缘，下面无毛，侧脉 5~6 对，在下面略隆起。总状花序长 2cm；苞片披针形；萼筒极短，花后脱落，萼齿大小不等，有鳞毛；花瓣不存在；雄蕊 5~6；子房上位，有星状毛，花柱 2，长 6~7mm。蒴果卵圆形，不具萼筒，长约 1cm，密生星状毛，室背及室间裂开。种子卵圆形，深褐色、发亮，种脐白色。花期 4 月，果期 6~8 月。

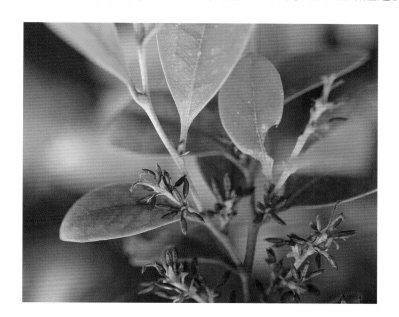

【分布】秦岭地区有栽培。

【主要化学成分】酚类化合物。

【功能与主治】主治水肿，手足浮肿，风湿骨节疼痛，跌打损伤。

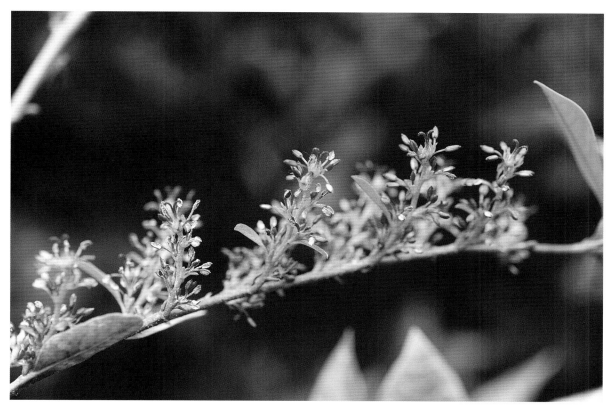

牡丹

芍药科

Paeonia suffruticosa Andr.

芍药科 Paeoniaceae 芍药属落叶灌木

【药用部位】根皮（药用称"丹皮"）。

【性状】高 1~2m；树皮黑灰色；分枝短而粗。叶纸质，通常为二回三出复叶，3 裂近中部，裂片上部 3 浅裂或不裂，侧生小叶较小，不等 2 浅裂，上面绿色，下面有白粉，只在中脉上有疏柔毛或近无毛。花单生枝顶，大；萼片 5，绿色；花瓣 5（或为重瓣），白色，红紫色或黄色，倒卵形，先端常 2 浅裂；雄蕊多数，花丝狭条形；花盘杯状，红紫色，包住心皮，在心皮成熟时开裂；心皮 5，密生柔毛。蓇葖果卵形，密生褐黄色毛。花期 5 月，果期 6 月。

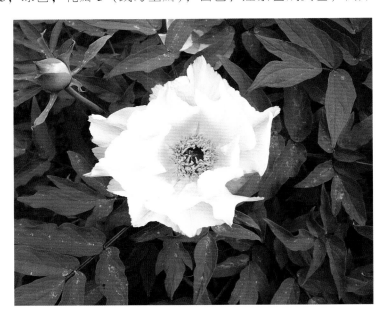

【分布】秦岭各地广泛栽培。

【主要化学成分】丹皮酚，丹皮酚苷，芍药苷。

【功能与主治】清热凉血，活血化瘀。用于温毒发斑，吐血衄血，夜热早凉，无汗骨蒸，经闭痛经，痈肿疮毒，跌打伤痛。

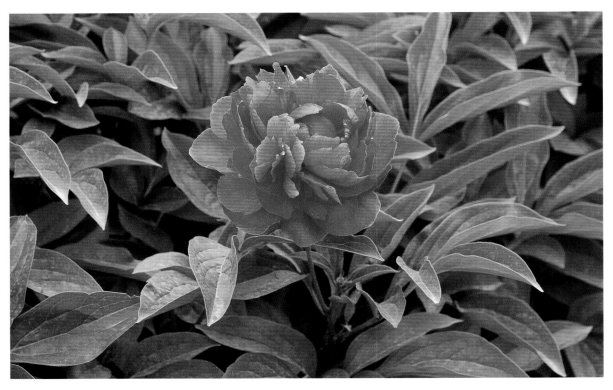

【药用部位】根（药用称"白芍"）。

【性状】茎高 60~80cm，无毛。茎下部叶为二回三出复叶；小叶狭卵形、披针形或椭圆形，长 7.5~12cm，边缘密生骨质白色小齿，下面沿脉疏生短柔毛。花顶生并腋生；苞片 4~5，披针形；萼片 4；花瓣白色或粉红色，9~13，倒卵形，长 3~5cm，宽 1~2.5cm；雄蕊多数；心皮 4~5，无毛。花期 5~6 月，果期 8 月。

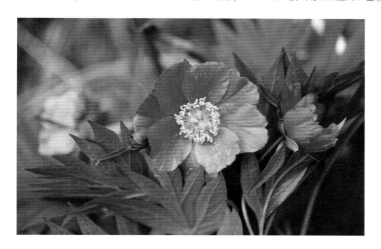

【分布】秦岭各地广泛栽培。

【主要化学成分】芍药苷，安息香酸。

【功能与主治】镇痉，镇痛，通经。用于腹痛，胃痉挛，眩晕，痛风；也有利尿作用。

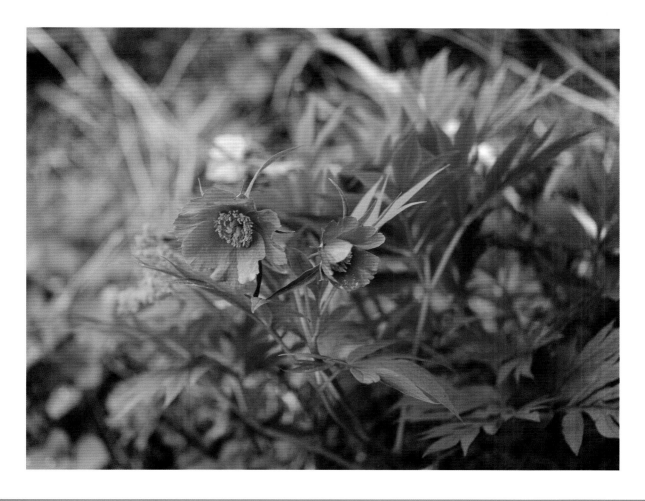

【药用部位】根（药用称"赤芍"）。

【性状】根圆柱形，长达 20cm，粗达 1.5cm。茎高 20~80cm，无毛，约生 5 叶。茎下部叶为二回三出复叶，长达 30cm；小叶通常二回深裂，小裂片宽披针形或披针形，上面沿脉疏生短毛，下面无毛；叶柄长 1~5cm。花 2~4 朵生茎顶端和其下的叶腋，直径 5~9cm；苞片 2~3，披针形；萼片约 4，花瓣 6~9，紫红色或粉红色，宽倒卵形，长 2~5cm；雄蕊多数；心皮 2~5，子房密被黄色短毛。花期 5~6 月，果期 7 月。

【分布】秦岭南北坡均有分布，生于海拔 2200~2900m 的林下湿润处或草坡。

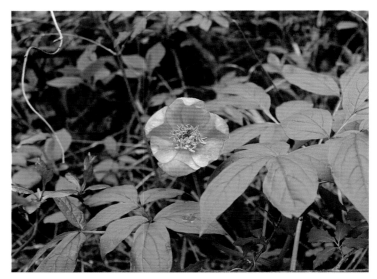

【主要化学成分】芍药苷，氧化芍药苷，苯甲酰芍药苷，白芍苷，芍药甙无酮，没食子酰芍药苷。

【功能与主治】清热凉血，散瘀止痛。用于温毒发斑，吐血衄血，目赤肿痛，肝郁胁痛，经闭痛经，症瘕腹痛，跌打损伤，痈肿疮疡。

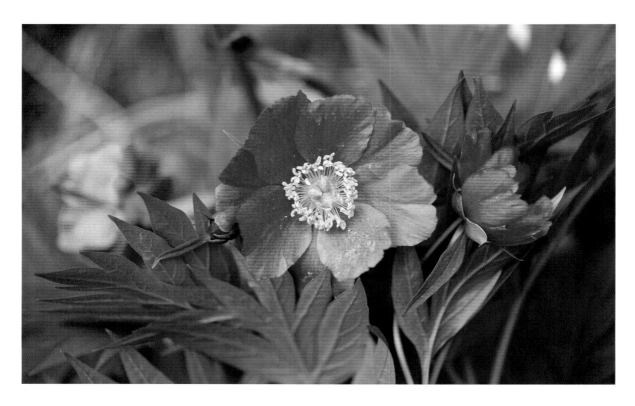

【药用部位】根。

【性状】株高 2~3m；幼枝有伏毛。叶对生，卵状披针形至矩圆形，边缘有小锯齿，齿端有硬尖，上面疏生伏毛或近无毛，下面全部或仅脉上有粗伏毛。伞房状聚伞花序顶生，花序轴和花梗有毛；花二型；放射花具 4 枚萼瓣，卵形，全缘或具疏齿，背面多少有毛；孕性花白色；萼筒略有毛，裂片 5，三角形；花瓣扩展或连合成冠盖；雄蕊 10；花柱 2，子房下位。蒴果半球形，除宿存花柱外，全部藏于萼筒内，顶端孔裂；种子宽椭圆形，两端突然收狭成短翅。花期 7~8 月，果期 11~12 月。

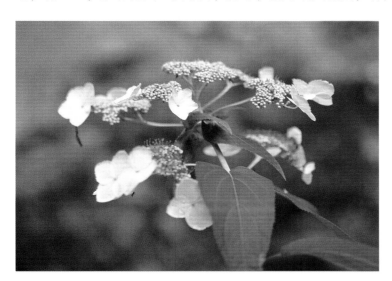

【分布】秦岭南北坡均有分布，南坡较为普遍，生于海拔 500~1800m 的山谷密林或山坡路旁疏林或灌丛中。

【功能与主治】消食积，解热毒。

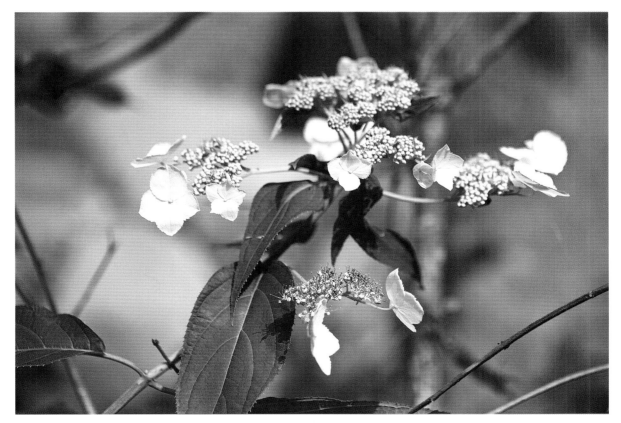

Parnassia wightiana Wall. 荞麦叶

虎耳草科 Saxifragaceae 梅花草属多年生草本

【药用部位】全草。

【性状】株高 10~30cm。根状茎粗短，须根多。基生叶 2~4，肾脏形至宽心形，先端圆形或微凸尖，基部心形，全缘，叶柄长 3~15cm。花茎中部以上具 1 无柄叶片；顶端单生白色或淡黄色花；萼片 5，倒卵形；花瓣 5 片，倒卵状矩圆形，在 1/3 以上是全缘，以下有流苏状毛，有短爪；雄蕊长 6mm，退化雄蕊长 3~4mm，5 深裂，顶部头状；子房由 3 心皮合生，上位；花柱先端 3 裂，裂片显。蒴果扁卵形。花期 7~9 月，果期 10 月。

【分布】秦岭南北坡均有分布，生于海拔 1000~2600m 的山谷、山坡或林下湿润处。

【主要化学成分】黄酮化合物，主要包括槲皮素和山奈酚的衍生物。

【功能与主治】补虚益气，利水除湿，调经凉血。用于白带，咳嗽吐血，湿热疮毒，风湿，月经不调，疟疾，肾结石，胆结石，高血压。

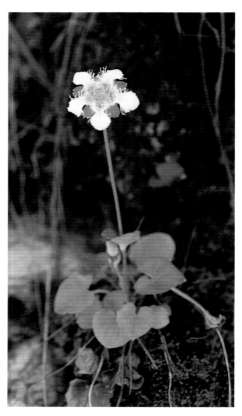

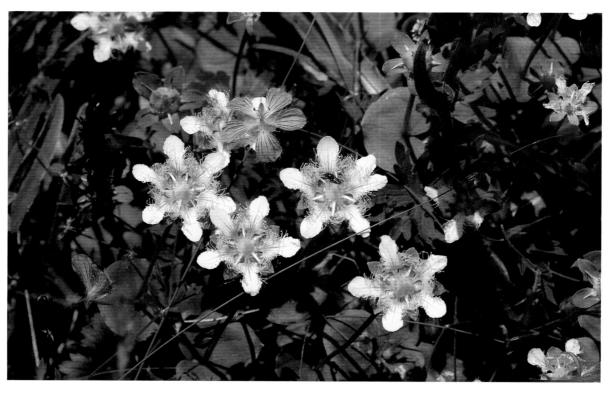

【药用部位】全草。

【性状】株高 10~45cm。基生叶厚纸质，肾形或心形，长 2.5~6cm，有长叶柄，叶柄长达 16cm；茎生叶 1 片，圆形，基部心形，抱茎，全缘。花白色，单生茎端；萼片 5，卵形或宽倒卵形，顶端钝圆；花瓣 5，匙形、倒卵形、倒披针形，全缘，有时下部或基部稀疏睫毛状细裂；雄蕊 5，与花瓣互生，药隔褐色，呈钻状长突出于花药之上；蕊间退化雄蕊中部以上 3 深裂；子房上位，心皮 3 个，合生，花柱稍长于子房，柱头 3 裂。蒴果椭圆形。花期 7~8 月，果期 9~10 月。

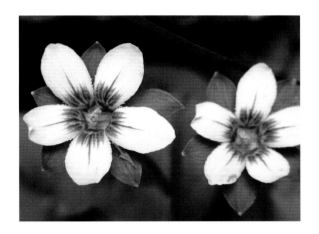

【分布】秦岭南北坡均有分布，生于海拔 1400~3000m 的山坡或水沟旁湿润处。

【主要化学成分】黄酮化合物，主要包括槲皮素和山奈酚的衍生物。

【功能与主治】补虚益气，利水除湿，调经凉血。用于白带，咳嗽吐血，湿热疮毒，风湿，月经不调，疟疾，肾结石，胆结石，高血压。

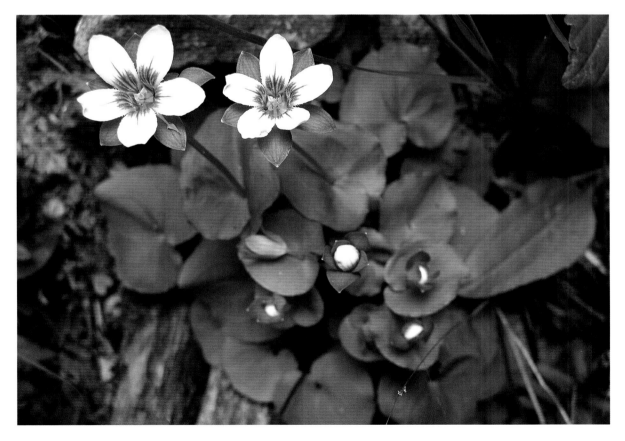

【药用部位】全草、根、根状茎。

【性状】株高 40~80cm，有粗根状茎。基生叶为二回至三回三出复叶；小叶卵形、菱状卵形或长卵形，先端渐尖，基部圆形或宽楔形，边缘有重锯齿，两面只沿脉疏生有硬毛；茎生叶 2~3，较小。圆锥花序，密生有褐色曲柔毛，分枝长达 4cm；苞片卵形，较花萼稍短；花密集，几无梗；花萼 5 深裂；花瓣 5，红紫色，狭条形；雄蕊 10；心皮 2，离生。花果期 6~9 月。

【分布】秦岭南北坡均有分布，生于海拔 1200~2800m 的山谷湿润腐殖土中，或流水沟旁边。

【主要化学成分】全草含氰酸，花含槲皮素，根和根状茎含岩白菜素。

【功能与主治】散瘀止痛，祛风除湿，清热止咳。

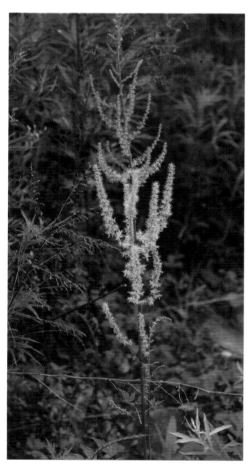

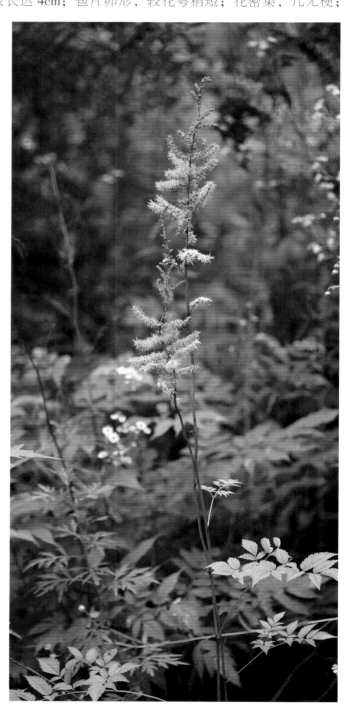

Rodgersia aesculifolia Batalin 索骨丹，黄药子，
猪屎七，称杆七

虎耳草科 Saxifragaceae 鬼灯檠属多年生草本

虎耳草科

七叶鬼灯檠

131

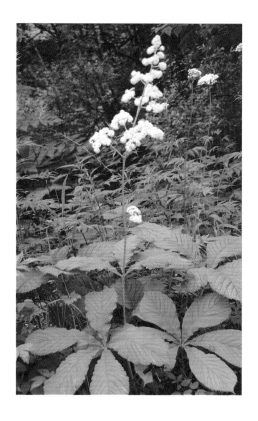

【药用部位】根状茎。

【性状】高 0.6~1.2m。根状茎横走，直径达 3cm。茎无毛，不分枝。基生叶 1，茎生叶约 2，均为掌状复叶；小叶 3~7，狭倒卵形或倒披针形，先端短渐尖或急尖，基部楔形，边缘有不整齐的锯齿，上面无毛，下面沿脉生有短柔毛。圆锥花序顶生；花梗长 1.5~3mm，密生短柔毛；花萼裂片 5，白色或淡黄色，宽卵形；无花瓣；雄蕊 10；心皮 2，下部合生，子房半下位，2 室，胚珠多数。花果期 5~10 月。

【分布】秦岭南北坡普遍分布，生于海拔 1200~2500m 的山谷石崖上或林下阴湿腐殖土中。

【主要化学成分】岩白菜素，鬼灯檠新内酯，鬼灯檠酯，丁香酸，熊果苷，没食子酸，儿茶素。

【功能与主治】清热解毒，止血，止泻。用于湿热下痢，外伤出血，白浊带下，咽喉肿痛，脱肛，子宫脱垂。

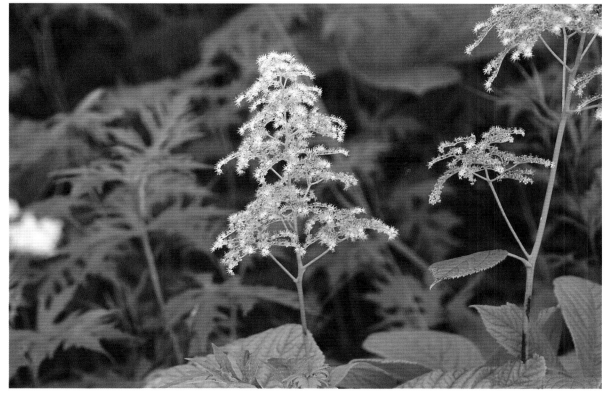

秦岭岩白菜

Bergenia scopulosa T. P. Wang

虎耳草科 Saxifragaceae 岩白菜属多年生草本

【药用部位】根状茎。

【性状】株高 10~50cm。根状茎粗壮，直径 2.5~4cm，密被褐色鳞片和残叶鞘，沿石隙匍生，半暴露。叶均基生；叶片革质，圆形、阔卵形至阔椭圆形，先端钝圆，边缘波状或具波状齿，有时近全缘，基部通常圆形，两面具小腺窝，无毛；托叶鞘无毛。花葶中部以上具 1 披针形苞叶。聚伞花序；托杯紫红色，外面无毛；萼片革质，卵形至阔卵形，先端钝，两面无毛，具多脉；花瓣椭圆形、阔卵形至近圆形，先端钝，基部渐狭成长约 1mm 的爪，羽状达缘脉序；子房卵球形，花柱 2，柱头大，盾状。花果期 5~9 月。

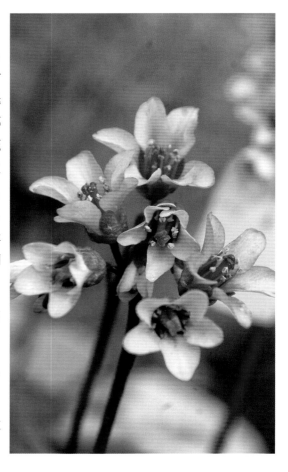

【分布】分布于秦岭北坡，生于海拔 1500~2800m 的峭壁石崖缝隙中。

【主要化学成分】岩白菜素，黄酮，甾体，豆甾醇，阿福豆苷。

【功能与主治】补脾健胃，除湿活血，清热败毒，收敛。用于急性肠炎，崩漏，白带，痢疾，黄水疮。

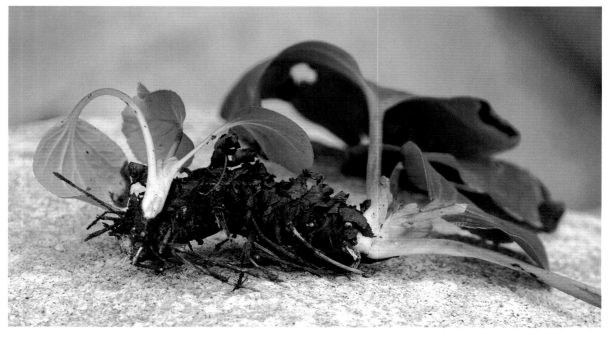

【药用部位】全草。

【性状】茎高 7~16cm，疏生有锈色柔毛或几无毛。基生叶数个，叶片革质，带灰色或带红色，倒卵形或狭倒卵形，边缘有波状浅齿或近全缘，上面疏生有短毛，下面无毛；叶柄有锈色柔毛；茎生叶小，匙形。不孕枝长达 45cm；叶匙形，顶部的叶稍密集。聚伞花序紧密；苞片卵形或狭卵形；花有香气；萼片 4，白色或淡黄色，花后变绿色，直立，卵形；雄蕊 8；心皮 2，子房近上位，花柱很长。蒴果半上位；种子有微小的乳头状突起。花果期 4~6 月。

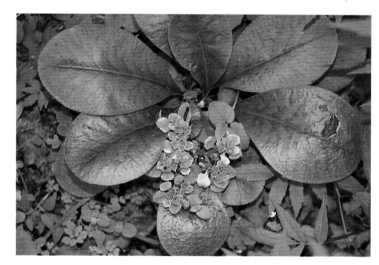

【分布】分布于秦岭南坡，生于海拔 1500~2000m 的山坡林下及沟边阴湿处。

【主要化学成分】挥发油。

【功能与主治】止咳止带。用于头晕，耳鸣，咳嗽，浮肿，腰前，白带，无名肿毒，小儿惊风，肺、耳部疾病。

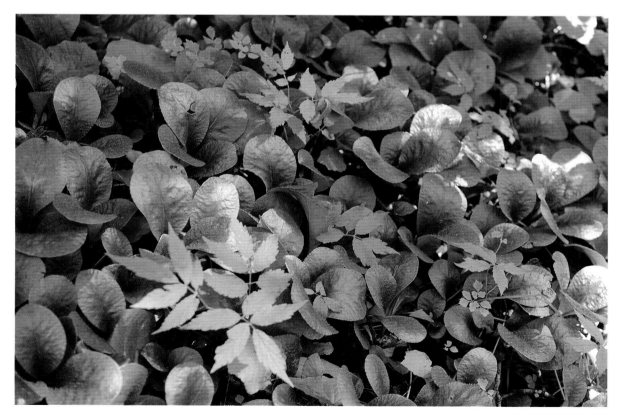

【药用部位】全草。

【性状】株高 14~45cm，有细长的葡匐茎。叶数个，全部基生或有时 1~2 生于茎下部；叶片肾形，不明显地 9~11 浅裂，边缘有牙齿，两面有长伏毛，下面常红紫色或有斑点；叶柄与茎都有伸展的长柔毛。圆锥花序稀疏；花梗有短腺毛；花不整齐；萼片 5，稍不等大，卵形；花瓣 5，白色，上面 3 个小，卵形，有红斑点，下面 2 个大，披针形；雄蕊 10；心皮 2，合生。花果期 4~11 月。

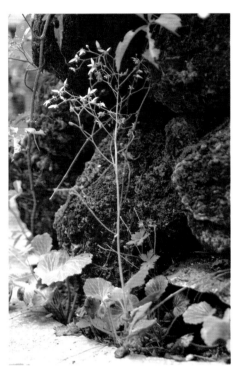

【分布】秦岭南北坡均有分布，生于岩石下阴湿的腐殖土上。

【主要化学成分】生物碱，硝酸钾，氯化钾，熊果酚苷。

【功能与主治】祛风，清热，凉血解毒。用于风疹，湿疹，中耳炎，丹毒，咳嗽吐血，肺痈，崩漏，痔疾。

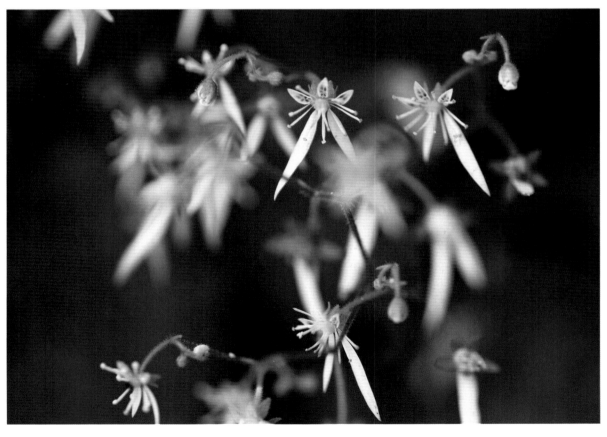

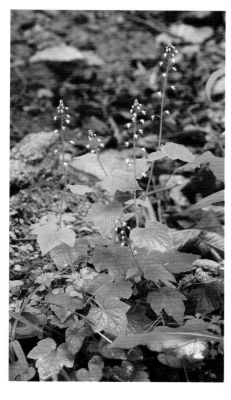

【药用部位】全草。

【性状】株高 22~44cm；根状茎横走，直径 3~6mm。茎不分枝，有伸展的柔毛。叶基生并茎生；叶片宽卵形或五角形，先端急尖，基部心形，掌状 3~5 浅裂，边缘有浅牙齿，两面疏生糙伏毛，下面常红紫色；基生叶的叶柄有伸展的长柔毛和腺毛。总状花序密生短腺毛；苞片小，钻形；萼花曹白色，钟形，裂片 5，三角形，先端急尖；无花瓣；雄蕊 10，伸出花萼之外；心皮 2，不等大，下部合生，子房近上位，侧膜胎座，1 室，花柱 2，蒴果长约 1cm。花果期 4~11 月。

【分布】秦岭南北坡均有分布，生于海拔 1600~2600m 的林下阴湿腐殖土中。

【主要化学成分】三萜皂苷，豆甾醇，槲皮素，没食子酸。

【功能与主治】清热解毒，活血祛瘀，消肿止痛。用于痈疖肿毒，跌打损伤，咳嗽气喘。

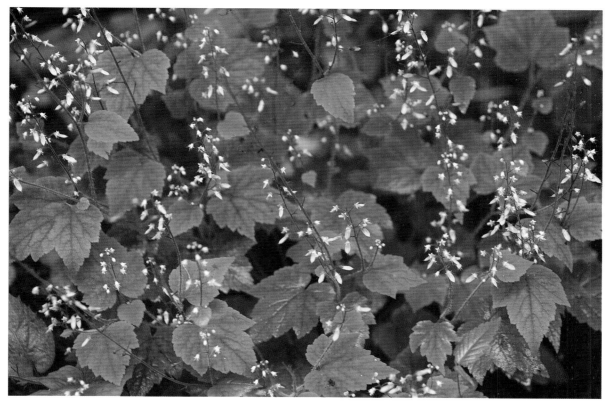

苋 科

牛膝

Achyranthes bidentata Blume

苋科 Amaranthaceae 牛膝属多年生草本

【药用部位】根。

【性状】株高 70~120cm；根圆柱形；茎有棱角，节部膝状膨大，有分枝。叶卵形至椭圆形，或椭圆状披针形，两面有柔毛。穗状花序腋生和顶生，花后总花梗伸长，花向下折而贴近总花梗；苞片宽卵形，顶端渐尖，小苞片贴生于萼片基部，刺状，基部有卵形小裂片；花被片 5，绿色；雄蕊 5，基部合生，退化雄蕊顶端平圆，波状。胞果矩圆形。花期 7~9 月，果期 9~10 月。

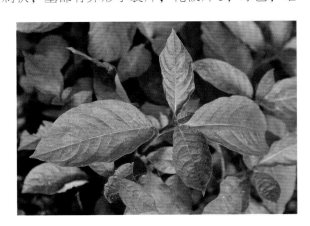

【分布】秦岭南北坡普遍分布，生于海拔 500~1300m 的阴湿水沟路旁及河岸。

【主要化学成分】皂苷，脱皮甾酮，牛膝甾酮。

【功能与主治】补肝肾，强筋骨，逐瘀通经，引血下行。用于腰膝酸痛，筋骨无力，经闭症瘕，肝阳眩晕。

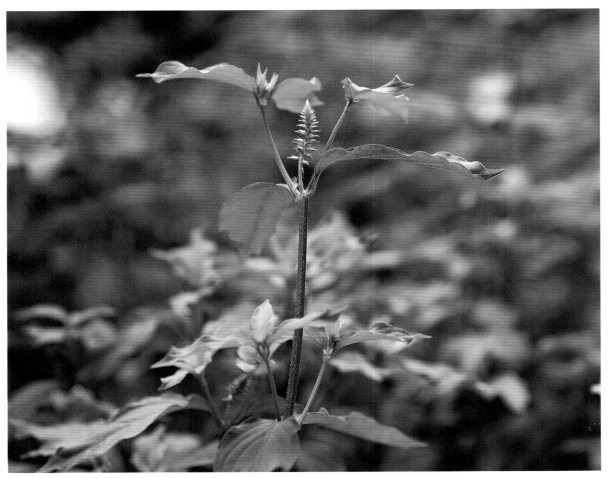

【药用部位】根、果实及全草。

【性状】高 10~30cm，全体无毛；茎伏卧而上升，从基部分枝，淡绿色或紫红色。叶片卵形或菱状卵形，顶端凹缺，有 1 芒尖，或微小不显，基部宽楔形，全缘或稍呈波状；叶柄长 1~3.5cm。花

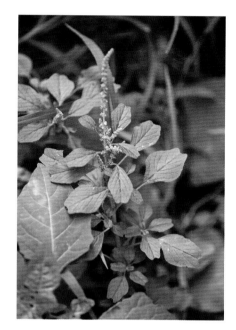

成腋生花簇，直至下部叶的腋部，生在茎端和枝端者成直立穗状花序或圆锥花序；苞片及小苞片矩圆形；花被片矩圆形或披针形，长 1.2~1.5mm，淡绿色，顶端急尖，边缘内曲，背部有 1 隆起中脉；雄蕊比花被片稍短；柱头 3 或 2，果熟时脱落。胞果扁卵形，长 3mm，不裂，微皱缩而近平滑，超出宿存花被片。种子环形，直径约 12mm，黑色至黑褐色，边缘具环状边。花期 7~8 月，果期 8~9 月。

【分布】秦岭南北坡普遍分布，生于海拔 300~1600m 的荒废场所及菜园或农田。

【主要化学成分】不饱和脂肪酸，棕榈酸，苋菜红苷，挥发油。

【功能与主治】全草能缓和止痛，收敛，利尿，解热；种子能明目，利大小便，祛寒热；鲜根能清热解毒。

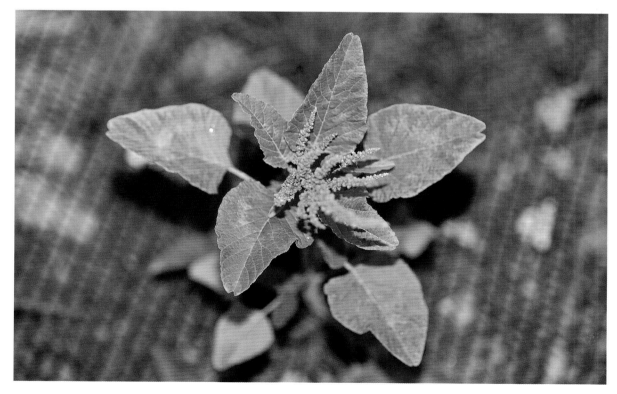

【药用部位】根、果实及全草。

【性状】高 0.8~1.5m；茎通常分枝。叶卵状椭圆形至披针形，长 4~10cm，宽 2~7cm，除绿色外，常呈红色、紫色、黄色或绿紫杂色，无毛；叶柄长 2~6cm。花单性或杂性，密集成簇，花簇球形，腋生或密生成顶生下垂的穗状花序；苞片和小苞片干膜质，卵状披针形；花被片 3，矩圆形，具芒尖；雄花的雄蕊 3；雌花的花柱 2~3。胞果矩圆形，盖裂。花期 5~8 月，果期 7~9 月。

【分布】秦岭南北坡普遍栽培或半野生。

【主要化学成分】不饱和脂肪酸，棕榈酸，苋菜红苷，挥发油。

【功能与主治】清热，利窍。用于赤白痢疾，二便不通。

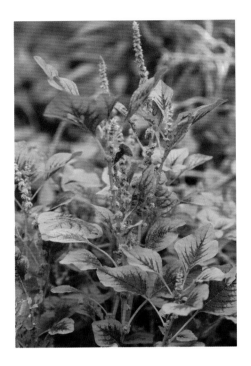

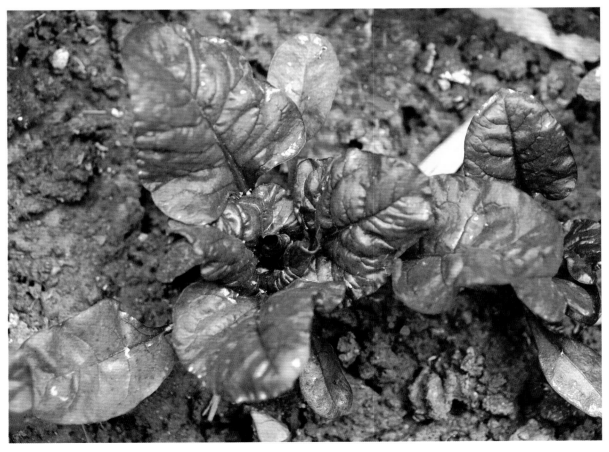

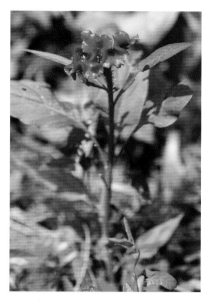

【药用部位】花和种子。

【性状】株高 40~100cm，茎直立粗壮，叶互生，叶片卵形、卵状披针形或披针形，宽 2~6cm；花多数，极密生，成扁平肉质鸡冠状、卷冠状或羽毛状的穗状花序，1 个大花序下面有数个较小的分枝，圆锥状矩圆形，表面羽毛状；花被片红色、紫色、黄色、橙色或红色黄色相间。花果期 7~9 月。

【分布】秦岭南北坡普遍栽培或半野生。

【主要化学成分】山柰苷，苋菜红苷，松醇，硝酸钾。红色花含苋菜红素。

【功能与主治】收敛止血，止带，止痢。用于吐血，崩漏，便血，痔血，赤白带下，久痢不止。

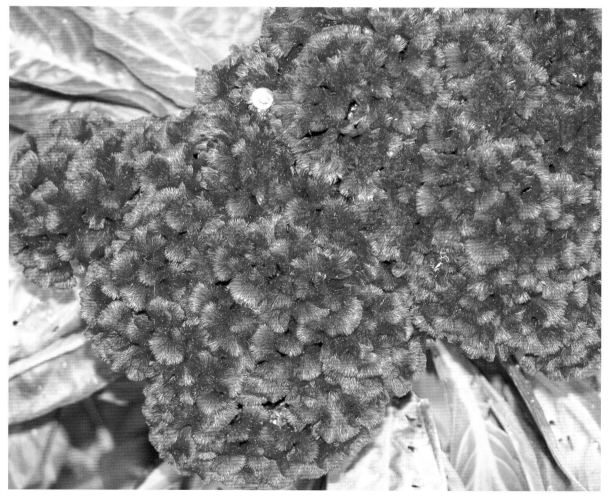

【药用部位】全草。

【性状】株高 20~40cm。茎平卧或外倾，具条棱及绿色或紫红色色条。叶片矩圆状卵形至披针形，长 2~4cm，宽 6~20cm，肥厚，先端急尖或钝，基部渐狭，边缘具缺刻状牙齿，上面无粉，平滑，下面有粉而呈灰白色，稍带紫红色；中脉明显，黄绿色；花两性兼有雌性，通常数花聚成团伞花序，再于分枝上排列成有间断而通常短于叶的穗状或圆锥状花序；花被裂片 3~4，浅绿色，狭矩圆形或倒卵状披针形，先端通常钝；雄蕊 1~2，花丝不伸出花被，花药球形；柱头 2，极短。胞果顶端露出于花被外，果皮膜质，黄白色。种子扁球形，花果期 5~10 月。

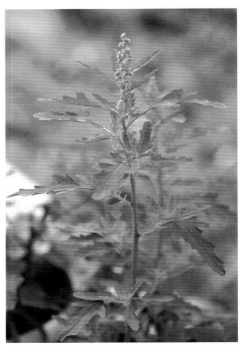

【分布】秦岭南北坡普遍生长。生于农田、菜园、村房、水边等有轻度盐碱的土壤上。

【主要化学成分】挥发油，甜菜碱，氨基酸，甾醇。

【功能与主治】清热，利湿，杀虫。用于痢疾，腹泻，湿疮痒疹，毒虫咬伤。

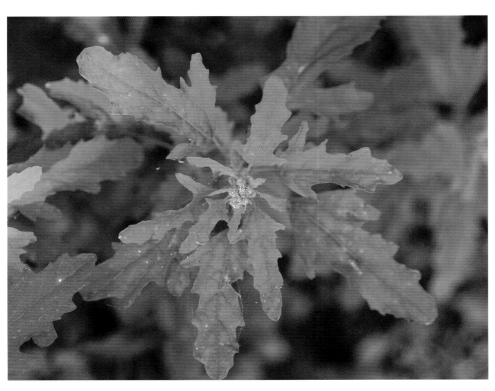

【药用部位】全草。

【性状】具须根。茎上升，多分枝，长 50~80cm。叶片卵形或宽卵形，顶端急尖，基部稍心形，有时边缘具毛；上部叶常无柄或具短柄，疏生柔毛。顶生二歧聚伞花序；苞片叶状，边缘具腺毛；花后伸长并向下弯，密被腺毛；萼片卵状披针形或长卵形，顶端较钝，边缘狭膜质，外面被腺柔毛，脉纹不明显；花瓣白色，2 深裂至基部，裂片线形或披针状线形；雄蕊 10，稍短于花瓣；子房长圆形，花柱 5，线形。蒴果卵圆形，稍长于宿存萼；种子近肾形，稍扁，褐色，具小疣。花期 5~8 月，果期 6~9 月。

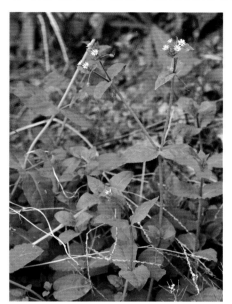

【分布】生于海拔 350~2700 米的河流两旁冲积沙地的低湿处或灌丛林缘和水沟旁

【主要化学成分】十六烷酸，24-亚甲基胆甾醇，D-甘露醇，磷脂酰胆碱，大褐马尾藻甾醇，24-甲基胆甾，褐藻酸，粗蛋白，甘露醇。

【功能与主治】祛风解毒。外敷治疖疮。

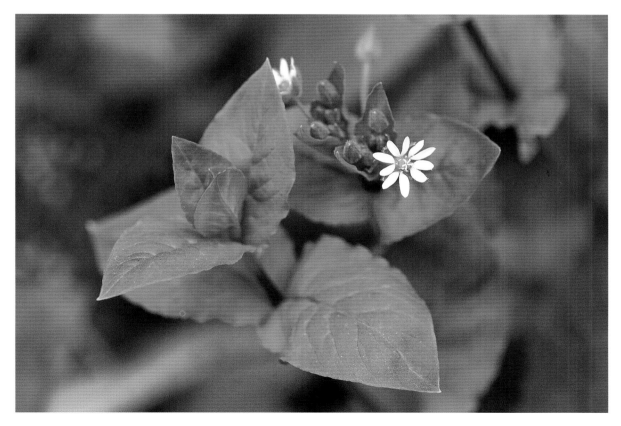

【药用部位】茎、叶及种子。

【性状】直立或平卧，高 10~30cm。茎纤弱，由基部多分枝，茎上有 1 行短柔毛，其余部分无毛。叶卵形，顶端锐尖；有或无叶柄。花单生叶腋或成顶生疏散的聚伞花序，花梗长约 3mm，花后不下垂；萼片 5，披针形，有柔毛，边缘膜质；花瓣 5，白色，比萼片短，2 深裂近基部；雄蕊 10；子房卵形，花柱 3~4。蒴果卵形或矩圆形，顶端 6 裂；种子黑褐色，圆形，密生纤细的突起。花期 5~6 月，果期 6~7 月。

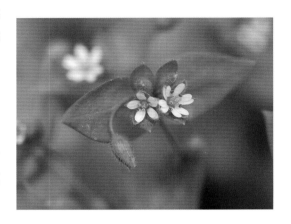

【分布】秦岭地区普遍分布，为常见田间杂草。

【主要化学成分】皂苷，黄酮，酚酸。

【功能与主治】活血，去瘀，下乳，催生。用于产后瘀滞腹痛，乳汁不多，暑热呕吐，肠痛，淋病，恶疮肿毒，跌打损伤。

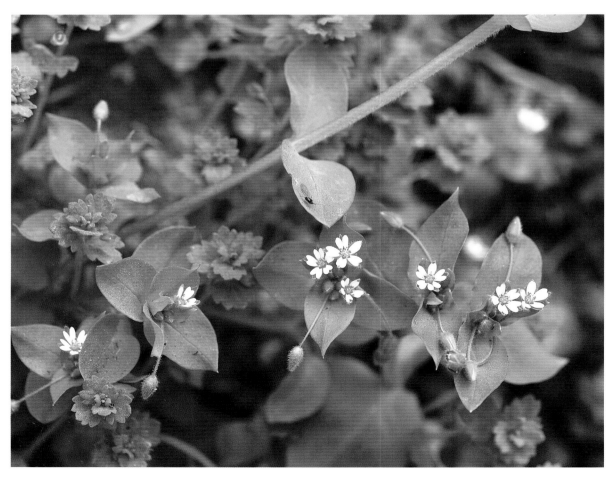

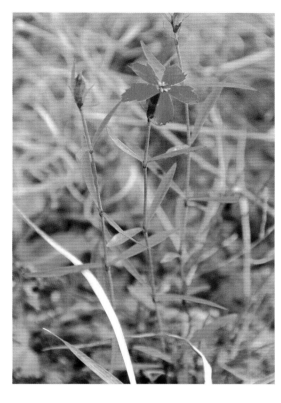

【药用部位】根、全草。

【性状】高约 30cm。茎簇生，直立，无毛。叶条形或宽披针形，有时为舌形。花顶生于分叉的枝端，单生或对生，有时成圆锥状聚伞花序；花下有 4~6 苞片；萼筒圆筒形，萼齿 5；花瓣 5，鲜红色、白色或粉红色，瓣片扇状倒卵形，边缘有不整齐浅齿裂，喉部有深色斑纹和疏生须毛，基部具长爪；雄蕊 10；子房矩圆形，花柱 2，丝形。蒴果矩圆形；种子灰黑色，卵形，微扁，缘有狭翅。花期 5~6 月，果期 7~9 月。

【分布】秦岭南坡普遍分布，生于海拔 1300~1600m 的向阳山坡或岩石裂隙间。

【主要化学成分】皂苷，挥发油。

【功能与主治】清热利尿，破血通经。用于尿路感染，热淋，尿血，妇女经闭，疮毒，湿疹。

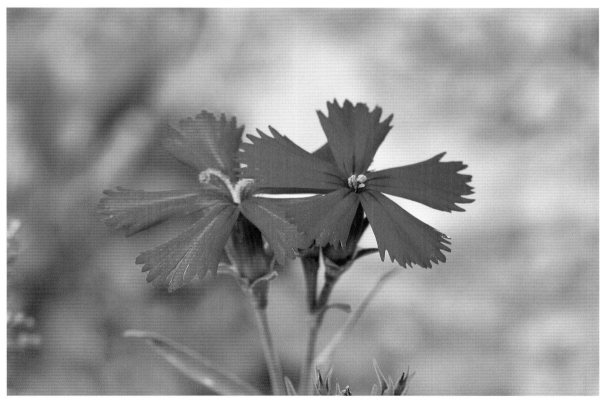

【药用部位】全草。

【性状】株高 50~60cm。茎丛生，直立，无毛，上部分枝。叶条形至条状披针形，顶端渐尖，基部成短鞘围抱节上，全缘。花单生或成对生枝端，或数朵集生成稀疏叉状分歧的圆锥状聚伞花序；粉绿色或常带淡紫红色晕，花萼下有宽卵形苞片 4~6 个；花瓣 5，粉紫色，顶端深裂成细线条，基部成爪，有须毛；雄蕊 10；花柱 2，丝形。蒴果长筒形，和宿存萼等长，顶端 4 齿裂；种子扁卵圆形，边缘有宽于种子的翅。花期 6~9 月，果期 8~10 月。

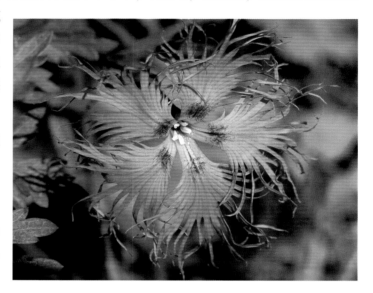

【分布】秦岭南坡普遍分布，生于海拔 400~2800m 的向阳山坡草地或路旁。

【主要化学成分】黄酮，三萜皂苷。

【功能与主治】利尿通淋，破血通经。用于热淋，血淋，石淋，小便不通，淋沥涩痛，经闭瘀阴。

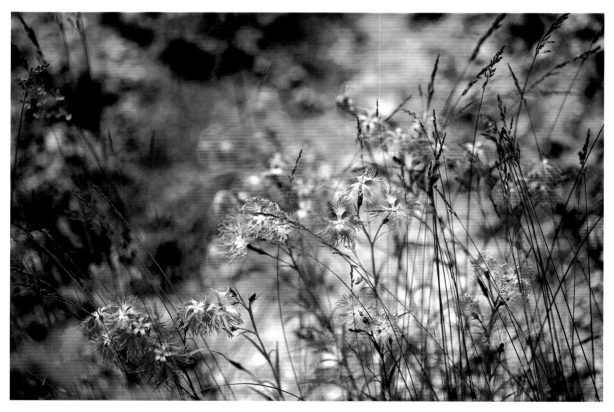

【药用部位】根或全草。

【性状】茎铺散而渐向上，有疏生短毛，节处明显膨大。叶有短柄，卵形至卵状披针形。聚伞花序顶生呈圆锥状，少数花腋生于小枝上，每枝常有 1~3 花；花微下垂；花萼宽钟状，5 裂；花瓣 5，白色，喉部有 2 鳞片；雄蕊 10；子房 1 室，基部有假隔膜分为 3 室，各有多数胚珠；花柱 3，丝形。果实球形，浆果状，黑色，有光泽；种子肾形，黑色，近平滑。花期 6~8 月，果期 7~9 月。

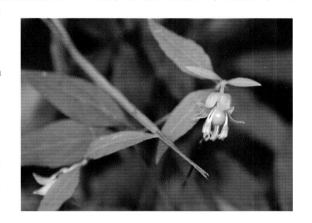

【分布】秦岭南坡普遍分布，生于海拔 900~2800m 的山坡灌丛林缘或沟边草地。

【主要化学成分】棉籽糖，剪秋罗糖，肥皂草素。

【功能与主治】接骨生肌，散瘀止痛，祛风除湿，利尿消肿。用于骨折，跌打损伤，风湿关节痛，小儿疳积，肾炎水肿，泌尿系感染，肺结核。

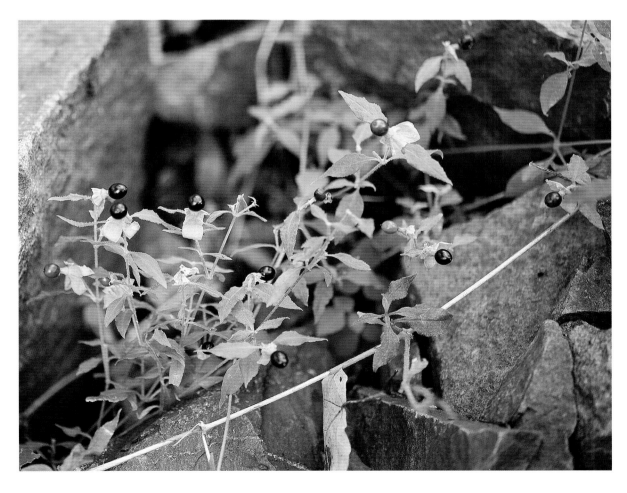

剪红纱花

Lychnis senno Sieb. et Zucc. 剪秋罗

石竹科 Caryophyllaceae 剪秋罗属多年生草本

【药用部位】全草或根。

【性状】株高 50~100cm，全株密被柔毛。根丛生，稍肥厚，呈圆柱状。茎直立，不分枝，稀上部分枝。叶对生，无柄或有短柄，椭圆状披针形至卵状披针形，两面有细毛，边缘具缘毛。二歧聚伞花序具多数花，有时为 1~3 花；苞片卵状披针形；花萼筒状棒形，具纵脉 10 条，散生长柔毛，萼齿 5，三角状披针形，常带紫色；花瓣 5，深红色，不规则深裂，爪狭楔形，稍外露；雄蕊 10 枚；花柱 5。蒴果长圆形，基部渐细，比花萼长，5 齿裂；种子黑褐色，具细微瘤状突起。花期 7~8 月，果期 9 月。

【分布】秦岭南坡均分布，生于海拔 760~1000m 的山坡路旁或沟道两侧的岩坡上。

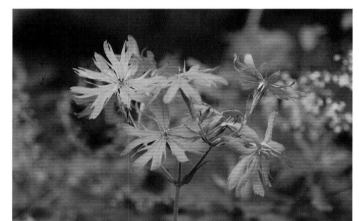

【主要化学成分】黄酮，荭草素，牡荆素，脱皮甾酮，水龙骨素。

【功能与主治】清热，利尿，健脾，安神。用于跌打损伤，热淋，小便不利，感冒，风湿关节炎，腹泻。

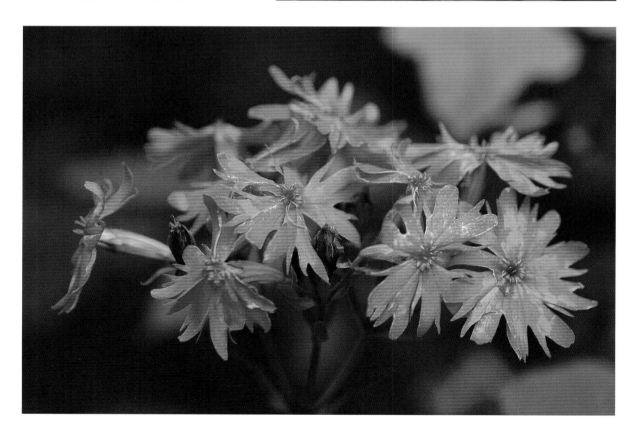

【药用部位】全草。

【性状】株高 50~100cm。根圆柱形，粗而长，多分枝细根。茎簇生，直立，节膨大。基生叶匙状披针形，茎生叶条状披针形。聚伞花序顶生，总花梗上部有黏液；萼筒膜质，细管状，无毛，有10 条纵脉，常带紫红色，基部截形；花瓣 5，粉红色或白色，基部有长爪，顶端 2 深裂，裂片边缘不整齐，喉部有 2 小鳞片；雄蕊 10；花柱 3。蒴果矩圆形，顶端 6 裂，基部为不完全的数室；种子有瘤状突起。花期 6~8 月，果期 7~9 月。

【分布】秦岭南坡均分布，生于海拔 400~1800m 的山坡或山谷草地。

【主要化学成分】鹤草酚，伪绵马素，仙鹤草酚 B，花旗松素，异台黄杞苷，没食子酸，β-谷甾醇，胡萝卜苷。

【功能与主治】治痢疾，肠炎，蝮蛇咬伤，挫伤，扭伤。

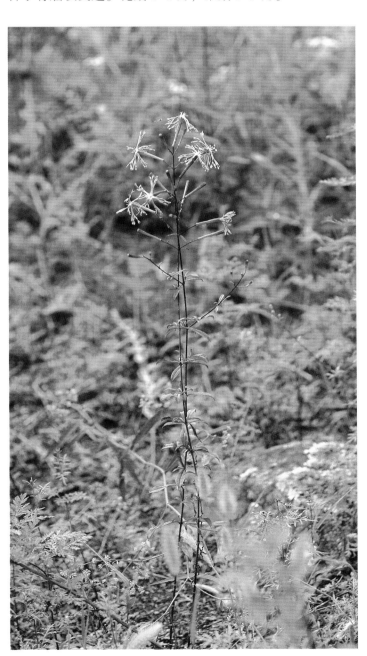

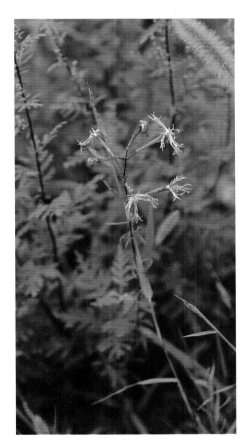

石生蝇子草

Silene tatarinowii Regel

石竹科 Caryophyllaceae 蝇子草属多年生草本

【药用部位】全草。

【性状】全株被短柔毛。根圆柱形或纺锤形,黄白色。茎上升或俯仰,长 30~80cm。叶片披针形或卵状披针形,稀卵形,基部宽楔形或渐狭成柄状,顶端长渐尖,两面被稀疏短柔毛,边缘具短缘毛,具 1 条或 3 条基出脉。二歧聚伞花序疏松,大型;苞片披针形,草质;花萼筒状棒形,纵脉绿色,稀紫色,萼齿三角形,边缘膜质,具短缘毛;花瓣白色,瓣片倒卵形,浅 2 裂达瓣片的 1/4,两侧中部具 1 线形小裂片或细齿;副花冠片椭圆状,全缘;花柱明显外露。蒴果卵形或狭卵形,比宿存萼短;种子肾形,红褐色至灰褐色,脊圆钝。花期 7~8 月,果期 8~10 月。

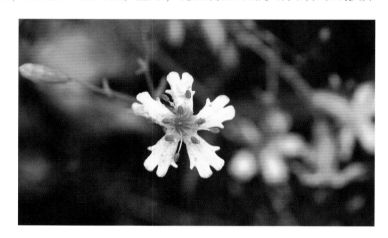

【分布】秦岭南坡均有分布,生于海拔 1200~2800m 的山坡林下或山谷路旁。

【功能与主治】清热凉血,补虚安神。用于温热病热入营血,心神不安,失眠多梦,惊悸健忘。

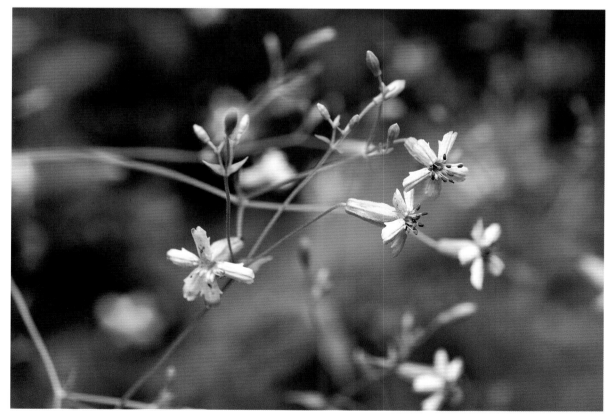

【药用部位】根（以白色肥大者为佳，红根有剧毒，仅供外用）。

【性状】高 1~1.5m，无毛；根肥厚，肉质，圆锥形，外皮淡黄色；茎绿色或紫红色。叶卵状椭圆形至长椭圆形，长 12~25cm，宽 5~10cm；叶柄长 3cm。总状花序顶生或侧生，长达 20cm；花直径约 8mm；花被片 5，白色，后变淡粉红色；雄蕊 8，花药淡粉红色；心皮 8~10，离生。分果浆果状，扁球形，紫色或黑紫色。花期 5~8 月，果期 6~10 月。

【分布】秦岭南坡普遍分布，生于海拔 400~3400m 的沟谷、山坡林下、林缘路旁。

【主要化学成分】商陆碱，硝酸钾，皂苷。

【功能与主治】逐水消肿，通利二便，解毒散结。用于水肿胀满，二便不通；外治痈肿疮毒。

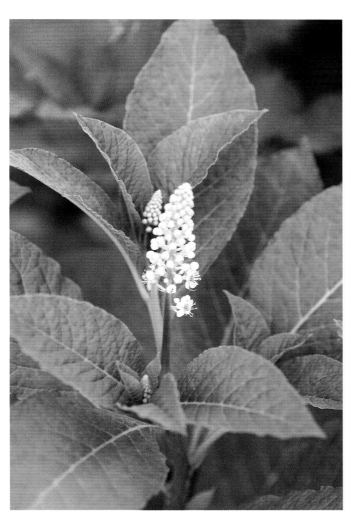
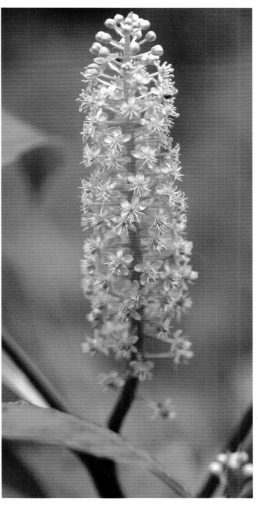

【药用部位】根。

【性状】高 1~2m。根粗壮，肥大，倒圆锥形。茎直立，圆柱形，有时带紫红色。叶片椭圆状卵形或卵状披针形，长 9~18cm，宽 5~10cm，顶端急尖，基部楔形；叶柄长 1~4cm。总状花序顶生或侧生，长 5~20cm；花白色，微带红晕；花被片 5，雄蕊、心皮及花柱通常均为 10，心皮合生。果序下垂；浆果扁球形，熟时紫黑色；种子肾圆形。花期 6~8 月，果期 8~10 月。

【分布】秦岭南坡普遍分布。

【主要化学成分】商陆皂苷。

【功能与主治】治水肿，白带，风湿，并有催吐作用。种子利尿；叶有解热作用，并治脚气。外用可治无名肿毒及皮肤寄生虫病。

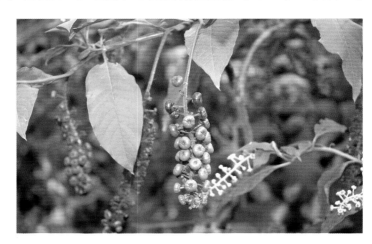

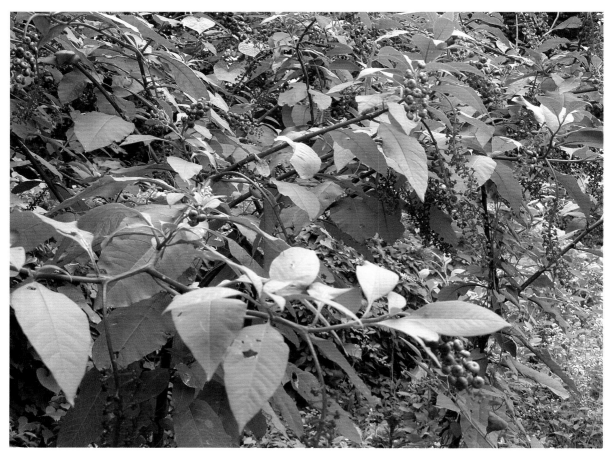

Limonium bicolor (Bag.) Kuntze

蓝雪科（白花丹科）Plumbaginaceae

补血草属多年生草本

蓝雪科

二色补血草

151

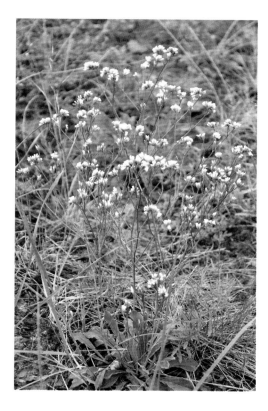

【药用部位】全草。

【性状】株高 20~70cm，无毛。基生叶匙形或倒卵状匙形，长 2~7cm，顶端钝而具短尖头，基部下延成狭叶柄，疏生腺体。花序为具有密聚伞花序的圆锥花序，有不育小枝，苞片紫红色；花萼漏斗状，萼筒倒圆锥状，具柔毛，裂片 5，白色；花瓣黄色，基部合生，顶端深裂；雄蕊 5，下部 1/4 与花瓣基部合生；花柱 5，离生，无毛，柱头圆柱状，子房矩圆状倒卵形。果实具 5 棱。花期 5~7 月，果期 6~8 月。

【分布】秦岭南北坡均有分布，生于海拔 400~1200m 的道旁、沟岸、旱田地及河床。

【主要化学成分】黄酮，水溶性多糖，多酚类，挥发油。

【功能与主治】益气血，散瘀止血。用于病后体弱，胃脘痛，消化不良，妇女月经不调，崩漏，带下，尿血，痔血。

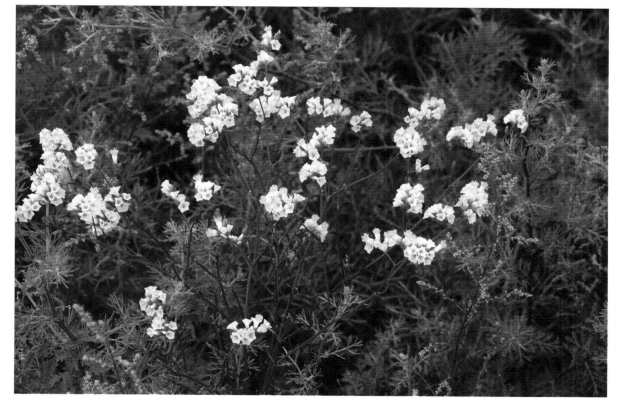

蓼科

152 金线草

Antenoron filiforme (Thunb.) Rob. et Vaut. var. *neofiliforme* (Nakai) A. J. Li

蓼科 Polygonaceae 金线草属多年生草本

【药用部位】根或全草。

【性状】根状茎粗壮。茎直立，高 50~80cm，具糙伏毛，有纵沟，节部膨大。叶椭圆形或长椭圆形，顶端短渐尖或急尖，基部楔形，全缘，两面均具糙伏毛；叶柄具糙伏毛；托叶鞘筒状，膜质，褐色，具短缘毛。总状花序呈穗状，通常数个，顶生或腋生，花序轴延伸，花排列稀疏；苞片漏斗状，绿色，边缘膜质，具缘毛；花被 4 深裂，红色，花被片卵形，果时稍增大；雄蕊 5；花柱 2，果时伸长，硬化，顶端呈钩状，宿存，伸出花被之外。瘦果卵形，双凸镜状，褐色，有光泽，包于宿存花被内。花期 7~8 月，果期 9~10 月。

【分布】秦岭南北坡均有分布，生于海拔 700~2000m 的林下、山谷、溪岸或路旁草地。

【主要化学成分】腺苷，鼠李黄素，槲皮素某苷，山奈酚苷，豆甾醇，正二十九烷酸，胡萝卜苷，谷甾醇。

【功能与主治】祛风除湿，理气止痛，止血，散瘀。用于风湿骨痛，胃痛，咯血，吐血，便血，血崩，经期腹痛，产后血瘀腹痛，跌打损伤。

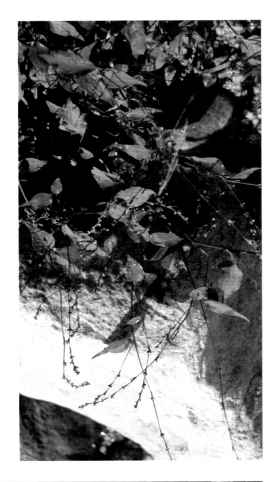

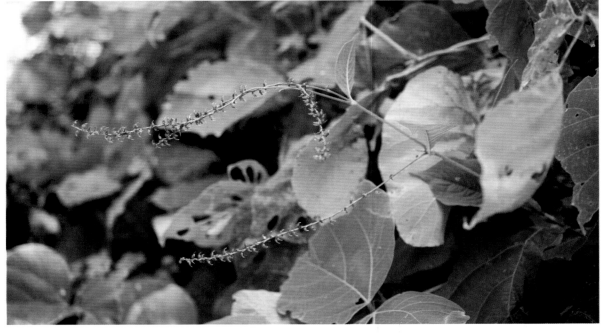

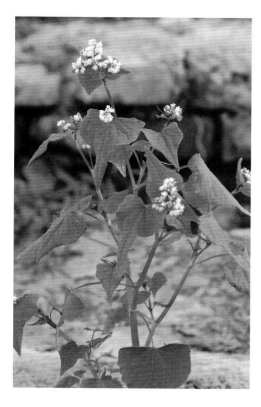

【药用部位】根。

【性状】株高 50~90cm。茎直立，分枝，绿色或略带紫色，有细条纹。叶片宽三角形，长 2~7cm，宽 2.5~8cm，顶端急尖，基部心形，全缘；托叶鞘膜质，黄褐色。花序总状；花梗细长；花排列稀疏，白色或淡红色；花被 5 深裂，裂片椭圆形；雄蕊 8，短于花被；花柱 3，较短，柱头头状。瘦果卵形，有 3 棱，棱上部锐利，下部圆钝，黑褐色，有 3 条深沟。花期 6~9 月，果期 8~10 月。

【分布】秦岭南北坡均有分布，生于海拔 1000~2000m 的湿润的沟谷、河滩，栽培或半野生。

【主要化学成分】乌苏酸，7-羟基香豆素，大黄素，尿嘧啶，原儿茶酸。

【功能与主治】理气止痛，健脾利湿。用于胃痛，消化不良，腰腿疼痛，跌打损伤。

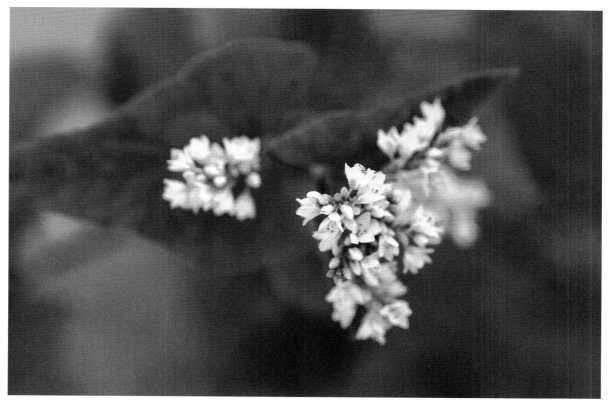

【药用部位】根、藤茎、叶。

【性状】块根肥厚，长椭圆形，黑褐色。茎缠绕，长 2~4m，多分枝，具纵棱，下部木质化。叶卵形或长卵形，顶端渐尖，基部心形或近心形，两面粗糙，边缘全缘；托叶鞘膜质，偏斜。花序圆锥状，顶生或腋生，分枝开展，具细纵棱，沿棱密被小突起；苞片三角状卵形，具小突起，每苞内具 2~4 花；花梗下部具关节，果时延长；花被 5 深裂，白色或淡绿色，花被片大小不相等，外面 3 片较大，背部具翅，果时增大；雄蕊 8；花柱 3，极短，柱头头状。瘦果卵形，具 3 棱，黑褐色，有光泽，包于宿存花被内。花期 8~9 月，果期 9~10 月。

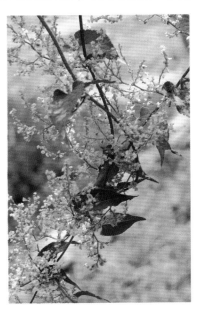

【分布】秦岭南北坡普遍分布，生于海拔 400~2000m 的山坡路旁、沟边、住宅旁或灌丛中。

【主要化学成分】大黄素，大黄酚，大黄酸，大黄素甲醚。

【功能与主治】补肝，益肾，养血，祛风。藤茎入药，养心安神，通络祛风。生首乌解毒，消痈，通便。用于瘰疬疮痈，风疹瘙痒，肠燥便秘，高脂血症。制首乌补肝肾，益精血，乌须发，壮筋骨。用于眩晕耳鸣，须发早白，腰膝酸软，肢体麻木，神经衰弱，高脂血症。

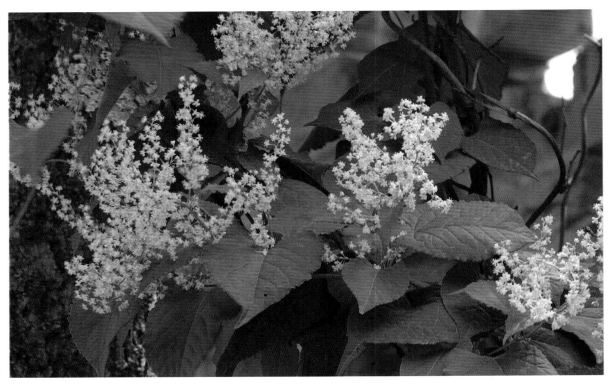

Fallopia multiflora (Thunb.) Harald. var. *ciliinerve*
(Nakai) A. J. Li 朱砂七

蓼科 Polygonaceae 何首乌属多年生草本

蓼科

毛脉蓼

155

【药用部位】根状茎。

【性状】根状茎木质，膨大，呈卵圆体有关状，皮褪色，断面黄红。茎高大，缠绕，无毛，先端分枝。托叶鞘膜质，近乎透明；叶具长柄，叶柄基部具关节，长 1~5cm，上面具沟，下面具黏质乳头状突起或具微小绒毛，叶片长圆状、椭圆状椭圆形，渐尖，基部近乎耳状箭形，通常长 6~

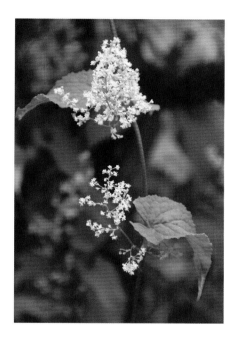

11cm，宽 3~6cm，表面无毛，背面沿脉具微小绒毛，全缘或微波状。圆锥花序顶生或近乎顶生，花具明显的小梗，淡紫色，外侧花被裂片具翅；雄蕊 7~8；柱头 3，质状。花期 8~9 月，果期 9~10 月。

【分布】秦岭南北坡均有分布，生于海拔 800~2100m 的山坡路旁、沟边或乱石滩。

【主要化学成分】大黄素甲醚，大黄素，6-羟基芦荟大黄素，大黄素-8-β-D-葡萄糖苷，大黄素-6-甲醚-8-β-D-葡萄糖苷，白藜芦醇，白藜芦醇苷，决明酮苷，β-谷甾醇，胡萝卜苷。

【功能与主治】清热解毒，止痛，止血，调经。用于扁桃体炎，胃炎，肠炎，痢疾，尿路感染，吐血，衄血，便血，功能性子宫出血，月经不调；外用治跌打损伤，外伤出血。

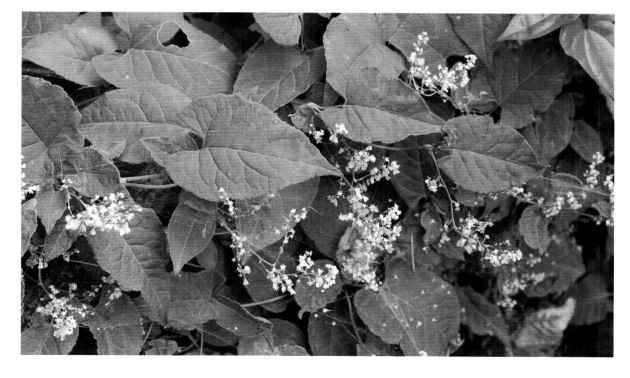

【药用部位】全草。

【性状】茎缠绕，分枝，具纵棱，沿棱密生小突起。有时茎下部小突起脱落。叶卵形或心形，长3~6cm，宽2.5~4cm，顶端渐尖，基部心形，两面无毛，沿叶脉具小突起，边缘全缘，具小突起；叶柄长2~4cm，具纵棱及小突起；托叶鞘短，偏斜，膜质，花序总状，腋生或顶生，花排列稀疏，间断，具小叶；苞片漏斗状，膜质，长2~3mm，偏斜，顶端急尖，每苞内具4~5花；花被5深裂，红色；花被片外面3片背部具翅，果时增大，翅通常具齿，基部沿花梗明显下延；花被果时外形呈倒卵形，花梗细弱，果后延长；雄蕊8，比花被短；花柱3，极短，柱头头状。瘦果椭圆形，具3棱，黑色，密被小颗粒，包于宿存花被内。花期7~8月，果期9~10月。

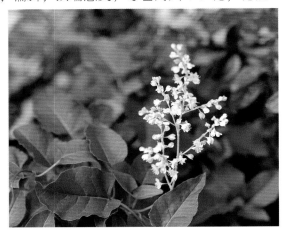

【分布】秦岭南北坡均分布，生于海拔500~2000m的山坡灌丛、河岸或荒地。

【功能与主治】清热解毒。

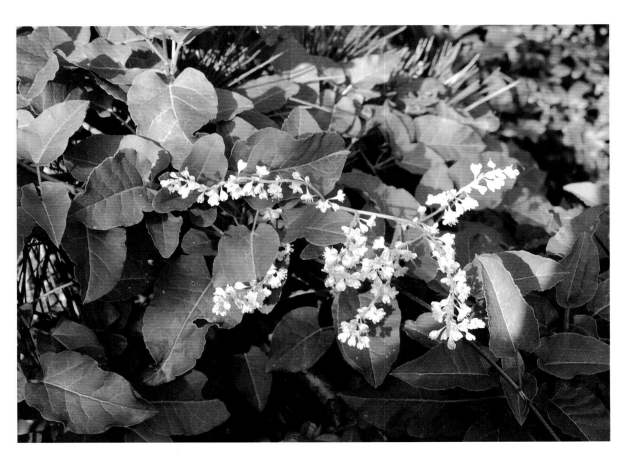

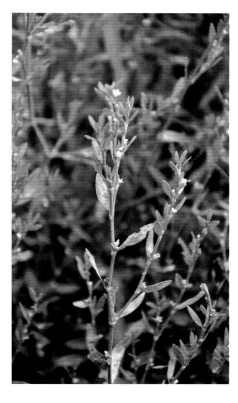

【药用部位】全草。

【性状】株高 10~40cm。茎平卧或上升，自基部分枝，有棱角。叶有极短柄或近无柄；叶片狭椭圆形或披针形，顶端钝或急尖，基部楔形，全缘；托叶鞘膜质，下部褐色，上部白色透明，有不明显脉纹。花腋生，1~5 朵簇生叶腋，遍布于全植株；花梗细而短，顶部有关节；花被 5 深裂，裂片椭圆形，绿色，边缘白色或淡红色；雄蕊 8；花柱 3。瘦果卵形，有 3 棱，黑色或褐色，生不明显小点，无光泽。花期 5~7 月，果期 6~8 月。

【分布】秦岭南北坡广泛分布，常生于路旁、草地、荒地和河滩砂地。

【主要化学成分】萹蓄苷，槲皮甙，儿茶精，没食子酸，咖啡酸，草酸，硅酸，绿原酸。

【功能与主治】利尿通淋，杀虫，止痒。用于膀胱热淋，小便短赤，淋沥涩痛，皮肤湿疹，阴痒带下。

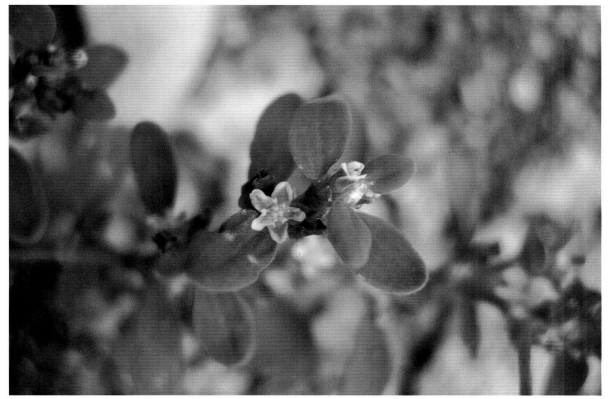

【药用部位】全草。

【性状】株高 20~40cm，外倾或斜上，自基部多分枝。茎下部叶卵形或三角状卵形，顶端急尖，基部宽楔形，沿叶柄下延成翅，两面无毛或疏被刺毛，疏生黄色透明腺点，茎上部较小；叶柄长 1~3cm，或近无柄，抱茎；托叶鞘筒状，长 5~10mm，膜质，淡褐色，顶端斜截形。花序头状，顶生或腋生，基部常具 1 叶状总苞片，花序梗细长，上部具腺毛；苞片卵状椭圆形，边缘膜质，每苞内具 1 花；花梗比苞片短；花被通常 4 裂，淡紫红色或白色，花被片长圆形，顶端圆钝；雄蕊 5~6，与花被近等长，花药暗紫色；花柱 2，下部合生，柱头头状。瘦果宽卵形，双凸镜状，包于宿存花被内。花期 5~8 月，果期 7~10 月。

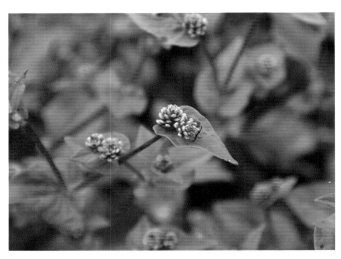

【分布】秦岭南北坡均有分布，生于海拔 800~2700m 的山坡、沟谷湿地、路旁或农田。

【主要化学成分】黄酮类，酚酸类，挥发油，有机酸。

【功能与主治】治尿道感染，肾盂肾炎。

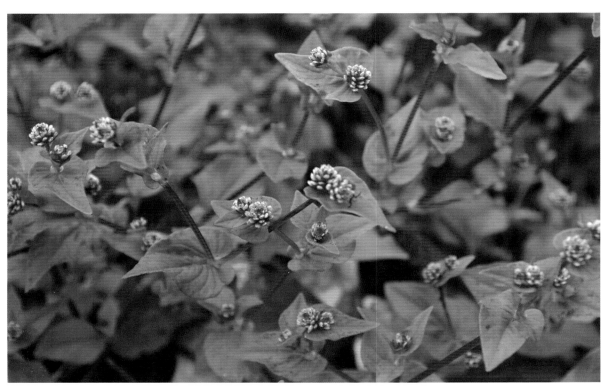

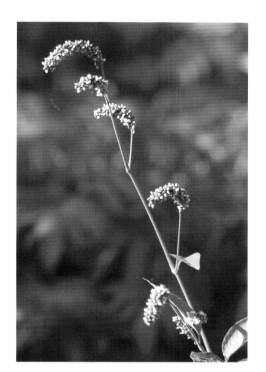

【药用部位】果实（入药称"水红花子"）。

【性状】株高 2~3m。茎直立，多分枝，密生长毛。叶有长柄；叶片卵形或宽卵形，长 10~20cm，宽 6~12cm，顶端渐尖，基部近圆形，全缘，两面疏生长毛；托叶鞘筒状，下部膜质，褐色，上部草质，绿色。花序圆锥状；苞片宽卵形；花淡红色；花被 5 深裂，裂片椭圆形；雄蕊 7，长于花被；花柱 2。瘦果近圆形，扁平，黑色，有光泽。花期 6~9 月，果期 8~10 月。

【分布】分布于秦岭北坡，生于山坡路旁、河滩。

【主要化学成分】黄酮类化合物。

【功能与主治】散血消症，消积止痛。用于症瘕痞块，瘿瘤肿痛，食积不消，胃脘胀痛。

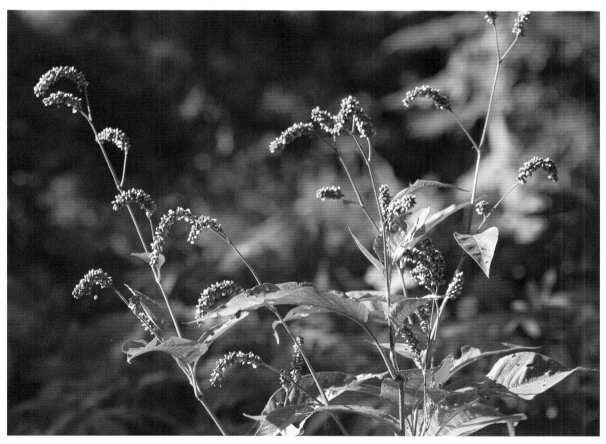

Polygonum perfoliatum L.
蓼科 Polygonaceae 蓼属一年生草本

【药用部位】全草。

【性状】茎有棱角，红褐色，有倒生钩刺。叶柄长 3~
8cm，有疏的倒生钩刺，盾状着生；叶片三角形，顶端略
尖，基部截形或近心形，上面无毛，下面沿叶脉疏生钩
刺；托叶鞘草质，近圆形，抱茎。花序穗状，顶生或腋
生；苞片圆形；花白色或淡红色；花被 5 深裂，裂片在
果时增大，肉质，变为深蓝色；雄蕊 8；花柱 3。瘦果球
形，黑色，有光泽。花期 6~8 月，果期 7~10 月。

【分布】秦岭南坡，海拔 700~1300m 的沟岸、路旁。

【主要化学成分】靛苷，水蓼素，对香豆酸，阿魏酸，香
草酸，原儿茶酸，咖啡酸。

【功能与主治】利水消肿，清热解毒，止咳。用于肾炎水
肿，百日咳，泻痢，湿疹，疖肿，毒蛇咬伤。

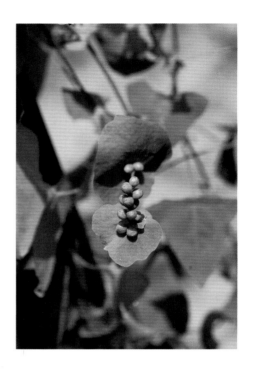

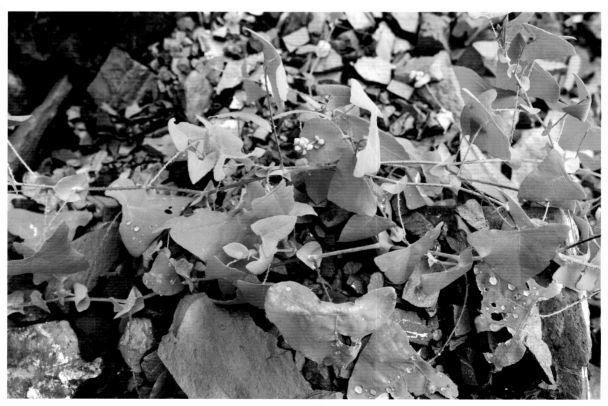

蓼科

Polygonum runcinatum Buch.-Ham. ex D. Don var. *sinense* Hemsl.

蓼科 Polygonaceae 蓼属多年生草本

赤胫散

161

【药用部位】全草。

【性状】株高 30~50cm。根状茎细弱。茎直立或斜上，有纵沟。叶有柄；叶片卵形或三角状卵形，长 5~8cm，宽 3~5cm，顶端渐尖，基部近截形，且常有 2 个小圆裂片；叶柄通常基部两侧各有 1 个垂片；托叶鞘筒状，膜质。花序头状，小形，通常数个生于枝条顶端；总花梗生腺毛；花白色或淡红色，有短花梗；花被 5 深裂；裂片矩圆形；雄蕊 8，与花被等长。瘦果卵形，有 3 棱，黑色，有小点，无光泽。花期 4~8 月，果期 6~10 月。

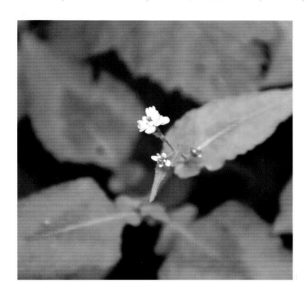

【分布】秦岭南北坡均有分布，生于海拔 800~2200m 的山谷林下或路旁湿草地。

【主要化学成分】鞣花酸，棕榈酸，棉籽油酸，亚麻仁油酸，植醇。

【功能与主治】清热解毒，活血止痛，解毒消肿。用于急性胃肠炎，吐血咯血，痔疮出血，月经不调，跌打损伤；外用治乳腺炎，痈疖肿毒。

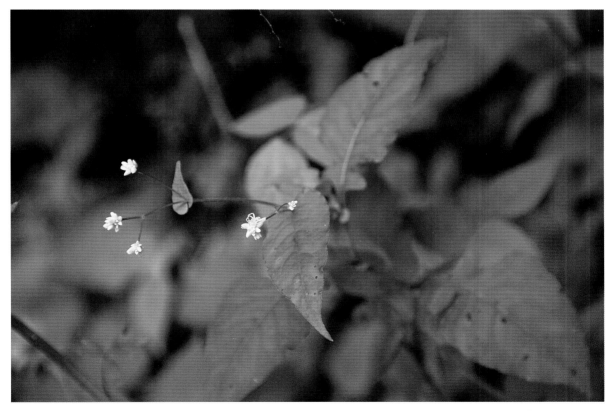

珠芽蓼

Polygonum viviparum L. 蝎子七

蓼科 Polygonaceae 蓼属多年生草本

【药用部位】根状茎。

【性状】株高 10~40cm。根状茎肥厚，紫褐色。茎直立，不分枝，生于根状茎上。基生叶有长柄；叶矩圆形或披针形，革质，顶端急尖，边缘微向下反卷；茎生叶有短柄或近无柄，披针形，较小；托叶鞘筒状，膜质。花序穗状，顶生，中下部生珠芽；苞片宽卵形，膜质；花淡红色；花被 5 深裂，裂片宽椭圆形；雄蕊通常 8；花柱 3，基部合生。瘦果卵形，有 3 棱，深褐色，有光泽。花期 5~7 月，果期 7~9 月。

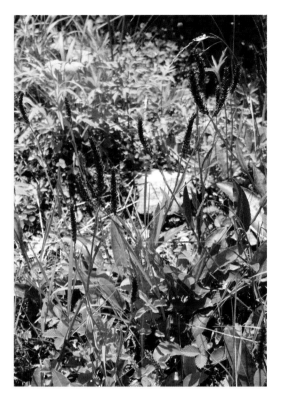

【分布】秦岭南北坡均有分布，生于海拔 1300~3000m 的沟边或林下湿地。

【主要化学成分】挥发油，黄酮，酚类化合物。

【功能与主治】利尿，清热解毒，消肿止血，散寒止痢，抗肿瘤。

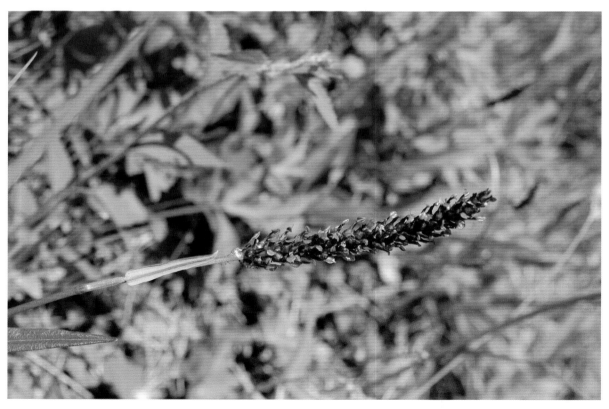

【药用部位】根状茎。

【性状】根状茎粗壮，弯曲。茎直立，高 8~30cm，不分枝，2~3 条自根状茎发出。基生叶长圆形或披针形，顶端急尖，基部近心形，上面绿色，下面灰绿色，边缘叶脉增厚，外卷；茎生叶较小，狭披针形或线形；托叶鞘筒状，膜质，下部绿色，上部褐色，顶端偏斜，开裂。总状花序呈

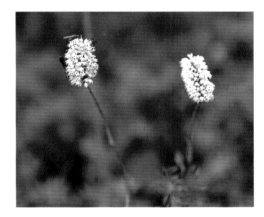

短穗状，顶生；苞片膜质，卵形，每苞内具 2~3 花；花被 5 深裂，淡红色或白色；雄蕊 8，花药黑紫色；花柱 3，基部合生，柱头头状。瘦果卵形，具 3 棱，黄褐色，包于宿存花被内。花期 7~8 月，果期 9~10 月。

【分布】秦岭南北坡均有分布，生于海拔 2500~3500m 的山坡草地和高山草甸。

【主要化学成分】绿原酸，没食子酸。

【功能与主治】杀菌，收敛，止血。主治菌痢。

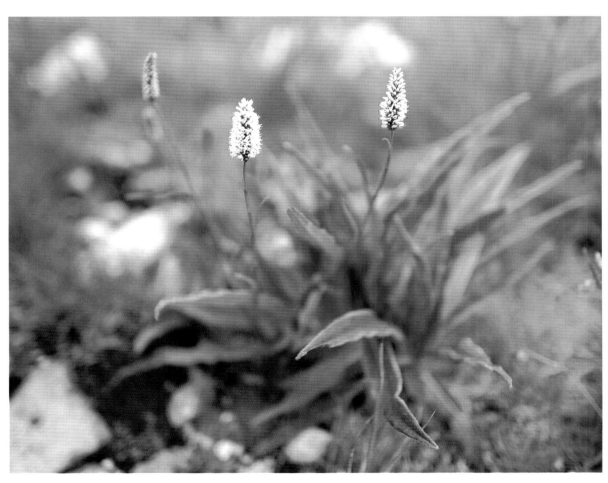

蓼科

164 | **中华抱茎蓼**

Polygonum amplexicaule D. Don var. *sinense*
Forb. et Hemsl. ex Stew.
蓼科 Polygonaceae 翼蓼属多年生草本

【药用部位】根状茎。

【性状】根状茎粗壮，横走，紫褐色，长可达 15cm。茎直立，粗壮，分枝，高 20~60cm。基生叶卵形或卵形，长 4~10cm，宽 2~5cm，顶端长渐尖，基部心形，叶柄比叶片长或近等长；茎生叶长卵形，较小具短柄，上部叶近无柄或抱茎；托叶鞘筒状，膜质，褐色，开裂至基部，无缘毛。总状花序呈穗状，稀疏，顶生或腋生；苞片卵圆形，膜质，褐色，具 2~3 花；花梗细弱，比苞片长；花被深红色，5 深裂，花被片狭椭圆形，长 3~4mm，宽 1.5~2mm。雄蕊 8；花柱 3，离生，柱头头状。瘦果椭圆形，两端尖，稍突出花被之外。花期 8~9 月，果期 9~10 月。

【分布】秦岭南北坡均有分布，生于海拔 1300~1500m 的阴湿山沟或草丛。

【主要化学成分】挥发油。

【功能与主治】清热解毒，活血止痛。用于胃痛，跌打损伤，骨折，劳伤腰痛，风湿疼痛；外用可止血。

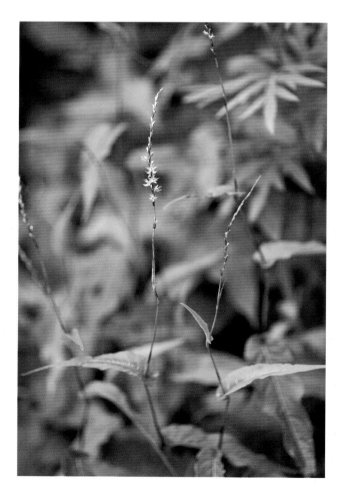
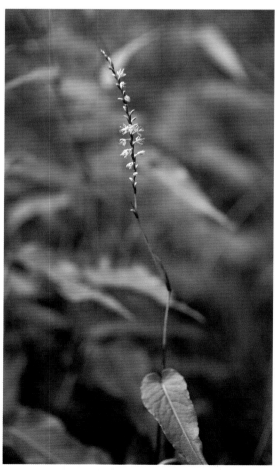

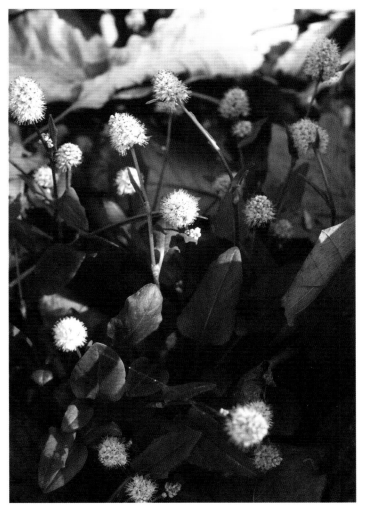

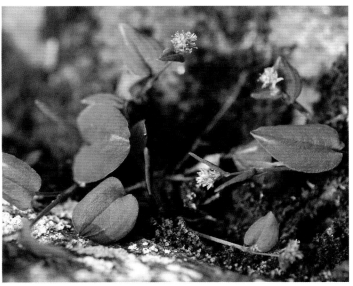

【药用部位】根状茎。

【性状】根状茎粗壮，通常呈念珠状，黑褐色，茎直立或斜上，细弱，上部分枝或不分枝，通常数条自根状茎发，高10~40cm，基生叶卵形或长卵形，顶端渐尖或急尖，基部心形，全缘，疏生短缘毛；茎生叶卵形，较小，具短柄，最上部的叶无柄，抱茎；托叶鞘膜质，筒状，褐色，顶端偏斜，开裂。总状花序呈穗状，紧密，顶生或腋生，长1~2cm；苞片膜质，长卵形，顶端渐尖，每苞内具2~4花；花梗细弱，比苞片短；花被5深裂，白色或淡红色，花被片倒卵形或椭圆形；雄蕊8，比花被长；花柱3，基部合生，柱头头状。瘦果宽椭圆形，具3锐棱，长3.5~4mm，黄褐色，有光泽，稍长于宿存花被。花期6~7月，果期7~10月。

【分布】秦岭南北坡均有分布，生于海拔1200~2500m的林下或沟旁。

【主要化学成分】大黄素，大黄酸，大黄酚。

【功能与主治】收敛止血，止痛生肌。用于跌打损伤，外伤出血，便血，崩漏，痢疾，脱肛。

蓼科

翼蓼

Pteroxygonum giraldii Damm. et Diels 荞麦七，白药子

蓼科 Polygonaceae 翼蓼属多年生草本

【药用部位】块根。

【性状】茎蔓延，不分枝，长达 2m。叶通常 2~4 簇生，有细长柄；叶片三角形或三角状卵形，长 4~6cm，顶端狭尖，基部宽心形；托叶鞘膜质，顶端尖。花序总状，腋生，有长总花梗，通常长于叶；苞片膜质，狭披针形；花梗有关节，在果期增大；花白色或淡绿色；花被 5 深裂，裂片矩圆形，在果期稍增大；雄蕊通常 8，与花被近等长。瘦果卵形，有 3 个膜质翅，基部有 3 个角状物，黑褐色，伸出于宿存花被之外。花期 6~8 月，果期 7~9 月。

【分布】秦岭南北坡均有分布，生于海拔 600~1800m 的山坡路旁、沟岸或灌丛中。

【主要化学成分】翼蓼苷。

【功能与主治】能凉血，止血，祛湿解毒。用于痢疾，崩漏，腰腿痛，疮疖，疯狗咬伤。

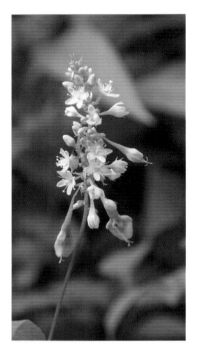

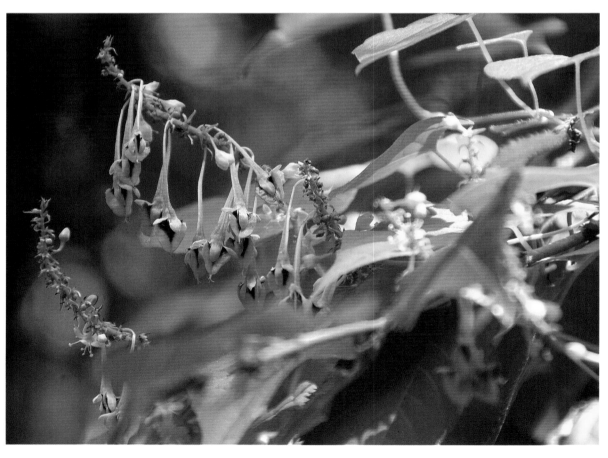

【药用部位】根状茎。

【性状】根状茎粗壮，横走。茎直立，高 1~2m，粗壮，空心，具明显的纵棱，具小突起，散生红色或紫红斑点。叶宽卵形或卵状椭圆形，近革质，边缘全缘，疏生小突起，两面无毛，沿叶脉具小突起；叶柄具小突起；托叶鞘膜质，偏斜，褐色，具纵脉，常破裂，早落。花单性，雌雄异株，花序圆锥状，腋生；苞片漏斗状，每苞内具 2~4 花；花梗中下部具关节；花被 5 深裂，淡绿色，雄花花被片具绿色中脉，无翅；雌花花被片外面 3 片背部具翅，果时增大，翅扩展下延，花柱 3。瘦果卵形，具 3 棱，黑褐色，包于宿存花被内。花期 8~9 月，果期 9~10 月。

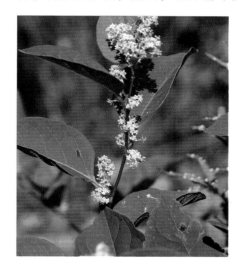

【分布】秦岭南北坡均有分布，生于海拔 700~1500m 的山坡路旁与河岸。

【主要化学成分】虎杖苷，黄酮。

【功能与主治】清热解毒，利胆退黄，祛风利湿，散瘀定痛，止咳化痰。用于关节痹痛，湿热黄疸，经闭，产后瘀血不下，癥瘕，咳嗽痰多，水火烫伤，跌打损伤，痈肿疮毒。

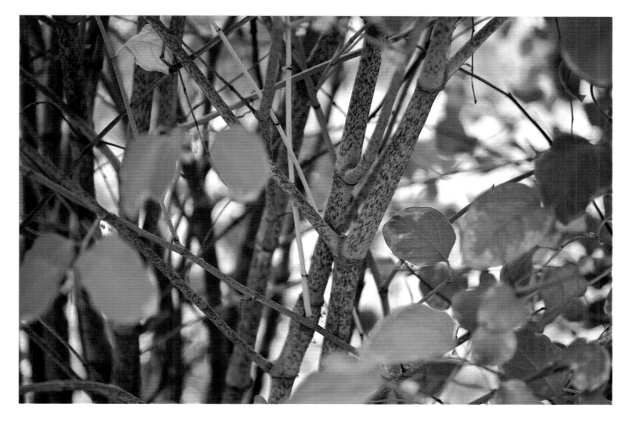

【药用部位】根、根状茎。

【性状】株高 1~1.5m。根状茎粗壮。茎直立，上部分枝，有纵沟，疏生短柔毛。基生叶有长柄，叶片近圆形，掌状浅裂，长和宽近相等，顶端急尖，基部心形，上面无毛，下面生柔毛；托叶鞘筒状，膜质，开裂，通常生柔毛。花序大圆锥状；花梗细弱，中下部有关节；花淡绿色；花被片 6，长约 2mm，成 2 轮；雄蕊通常 9；花柱 3，柱头头状。瘦果有 3 棱，沿棱生翅，顶端微凹，基部心形，红色。花期 5~6 月，果期 8~9 月。

【分布】秦岭南北坡均有分布，生于海拔 1200~2900m 的林下及山沟内，多栽培。

【主要化学成分】大黄酚，大黄酸，芦荟大黄素，大黄素，蜈蚣苔素，黄素甲醚，番泻苷，鞣质。

【功能与主治】泻热通肠，凉血解毒，逐瘀通经。用于实热便秘，积滞腹痛，泻痢不爽，湿热黄疸，血热吐衄，目赤，咽肿，肠痈腹痛，痈肿疔疮，瘀血经闭，跌打损伤；外治水火烫伤，上消化道出血。酒大黄善清上焦血分热毒。用于目赤咽肿，齿龈肿痛。熟大黄泻下力缓，泻火解毒。用于火毒疮疡。大黄炭凉血化瘀止血。用于血热有瘀出血症。

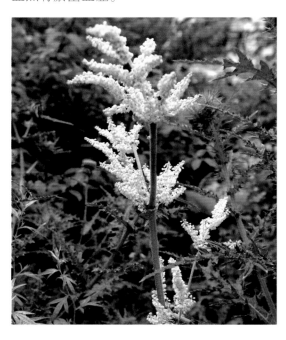

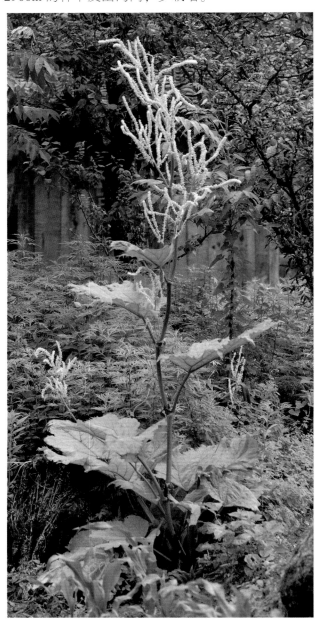

【药用部位】全草。

【性状】株高 30~80cm。茎直立，细弱，通常不分枝。基生叶有长柄；叶片矩圆形，顶端急尖或圆钝，基部箭形，全缘；茎上部的叶较小，披针形，无柄；托叶鞘膜质，斜形。花序圆锥状，顶生；花单性，雌雄异株；花被片 6，椭圆形，成 2 轮；雄花内轮花被片长约 3mm，外轮花被片较小，直立，雄蕊 6；雌花内轮花被片在果时增大，圆形，全缘，基部心形，外轮花被片较小，反折；柱头 3，画笔状。瘦果椭圆形，有 3 棱，暗褐色，有光泽。花期 5~7 月，果期 6~8 月。

【分布】秦岭南北坡均有分布，生于低山至海拔 3100m 的高山潮湿山沟、林缘和草地。

【主要化学成分】大黄酚，大黄素甲醚，大黄素，大黄酚蒽酮，大黄素甲醚蒽酮，大黄素蒽酮，芦荟大黄素，酸模素。

【功能与主治】凉血，解毒，通便，杀虫。用于内出血，痢疾，便秘，内痔出血；外用治疥癣，疔疮，神经性皮炎，湿疹。

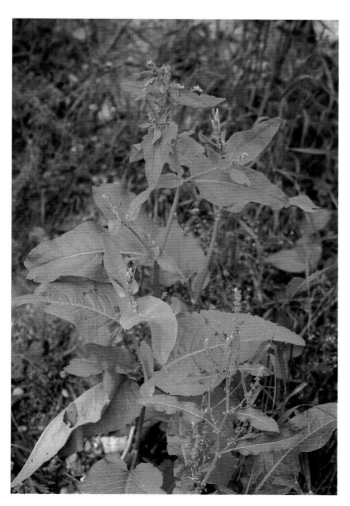
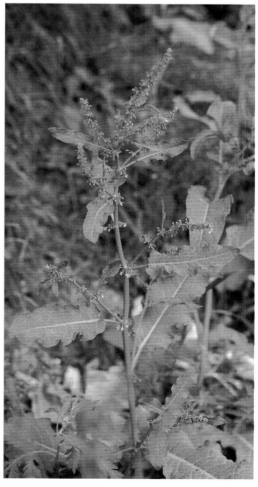

【药用部位】根、叶。

【性状】高 30~80cm。茎直立，多分枝，枝斜上。叶有长柄；叶片矩圆形或宽披针形，顶端圆钝，基部圆形；托叶鞘膜质，筒状。花序顶生，大型，花簇呈轮状排列，通常有叶；花两性，黄绿色；花梗基部有关节；花被片 6，成 2 轮，在果时内轮花被片增大，长卵形，有明显网纹，边缘通常有不整齐的针刺状齿，全部有瘤状突起；雄蕊 6；柱头 3，画笔状。瘦果卵形，有 3 锐棱，褐色，光亮。花期 5~6 月，果期 6~7 月。

【分布】秦岭南北坡均有分布，生于海拔 350~1000m 的路旁湿地、渠崖及水边。

【主要化学成分】大黄酚，大黄素，芦荟大黄素，大黄素甲醚，植物甾醇，植物甾醇酯。

【功能与主治】清热解毒，杀虫止痒。主治乳痈，疮疡肿毒，疥癣。

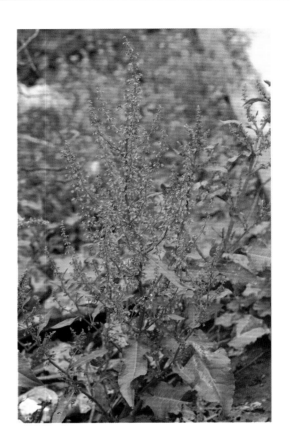

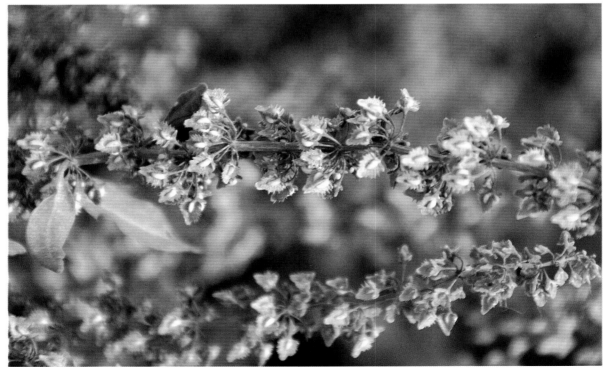

【药用部位】 根、叶。

【性状】 株高 1~1.5m。茎直立，粗壮，不分枝或分枝，有沟槽。基生叶有粗柄；叶片矩圆状披针形，全缘或边缘波状；上部叶小而狭，近无柄；托叶鞘筒状，膜质。花序为大型圆锥花序，顶生或腋生；花两性；花被片 6，成 2 轮，在果时内轮花被片增大，宽心形，有网纹，全缘，一部分或全部有瘤状突起；雄蕊 6；柱头 3，画笔状。瘦果卵形，有 3 锐棱，褐色，光亮。花期 5~6 月，果期 6~7 月。

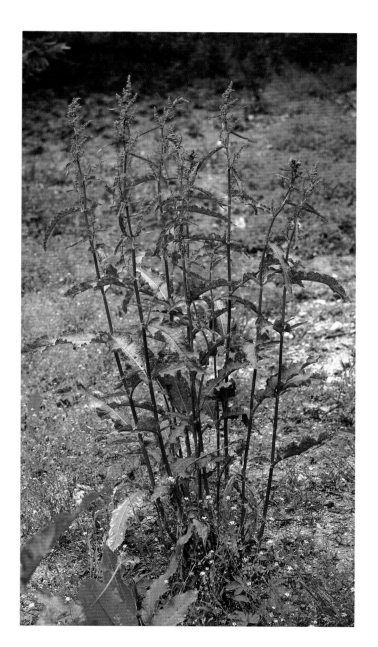

【分布】 秦岭南北坡均有分布，生于海拔 1000~2000m 的山坡路旁及荒芜湿地。

【主要化学成分】 蒽酚，大黄酚，大黄素，大黄素甲醚，芦荟大黄素。

【功能与主治】 凉血止血，清热解毒，通便杀虫。用于痢疾，泄泻，肝炎，跌打损伤，大便秘结，痈疮疥癣。

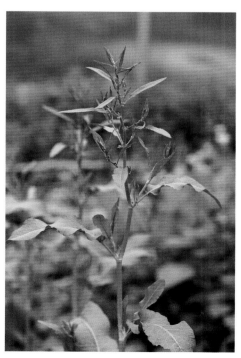

【药用部位】全草。

【性状】通常匍匐，肉质，无毛；茎带紫色。叶楔状矩圆形或倒卵形，长 10~25mm，宽 5~15mm。花 3~5 朵生于枝顶端，直径 3~4mm，无梗；苞片 4~5，膜质；萼片 2；花瓣 5，黄色；子房半下位，1 室，柱头 4~6 裂。蒴果圆锥形，盖裂；种子多数，肾状卵形，直径不到 1mm，黑色，有小疣状突起。花期 5~8 月，果期 6~9 月。

【分布】广泛分布于秦岭南北坡，性喜肥沃土壤，耐旱亦耐涝，生命力强，生于菜园、农田、路旁，为田间常见杂草。

【主要化学成分】去甲肾上腺素，钾盐，多巴，多巴胺，甜菜素，异甜菜素。

【功能与主治】清热解毒，凉血止血。用于热毒血痢，痈肿疔疮，湿疹，丹毒，蛇虫咬伤，便血，痔血，崩漏下血。

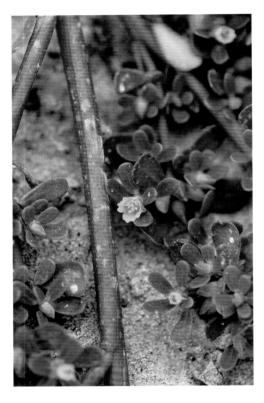

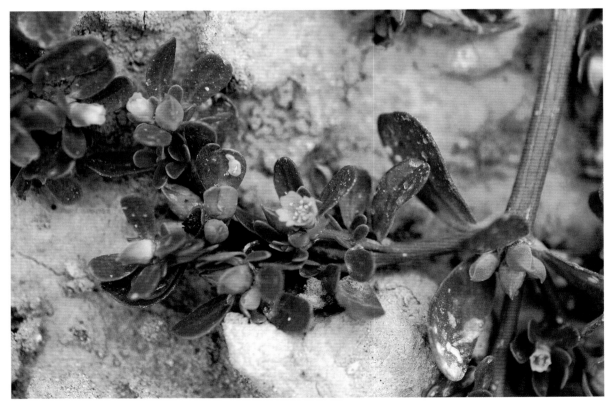

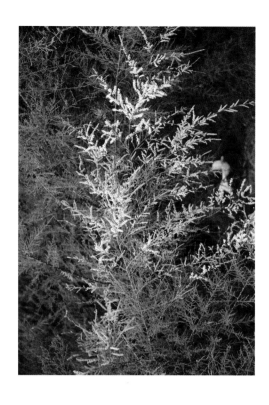

【药用部位】嫩枝叶。

【性状】高 4~5m；枝细长，常下垂，红紫色、暗紫色或淡棕色，嫩枝纤细，下垂。叶钻形或卵状披针形，长 1~3mm，先端急尖或略钝，下面有隆起的脊。总状花序生于绿色幼枝，组成顶生大圆锥花序，通常下弯；花五出，密生，粉红色；苞片绿色，条状钻形，短于花梗和萼的总长；萼片卵形；花瓣矩圆形，宿存；雄蕊生在花盘裂片之间，花盘 5 裂；柱头 3，棍棒状。蒴果长 3.5mm。花期 4~9 月。

【分布】秦岭南北坡均有栽培。

【主要化学成分】树脂，槲皮素，鞣质。

【功能与主治】疏风，解表，透疹，解毒。用于风热感冒，麻疹初起，疹出不透，风湿痹痛，皮肤瘙痒。

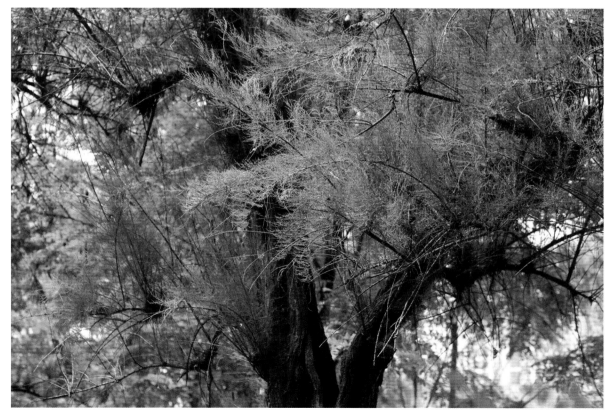

【药用部位】全草、根及果皮。

【性状】茎具卷须，幼枝有柔毛，后变无毛。鸟足状复叶；小叶 5，椭圆形至狭卵形，长 2.5~7cm，边缘有疏锯齿，两面中脉具毛，中间小叶较大，侧生小叶较小。聚伞花序腋生或假腋生，具长柄；花小、黄绿色，具短柄，外生粉状微毛或近无毛；花瓣 4，顶端无小角或有极轻微小角；雄蕊 4 与花瓣对生。浆果卵形，长约 7mm。成熟时黑色。花期 3~8 月，果期 8~11 月。

【分布】秦岭南北坡均分布，生于低山路旁、沟边及灌丛中。

【主要化学成分】阿拉伯聚糖，黏液质，甾醇，黄酮。根含生物碱、鞣质。果皮中含乌蔹苷。

【功能与主治】清热利湿，解毒消肿。用于咽喉肿痛，疖肿，痛疽，疔疮，痢疾，尿血，白浊，跌打损伤，毒蛇咬伤。

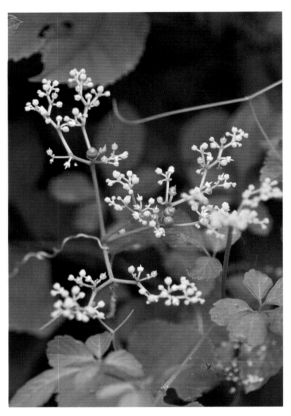

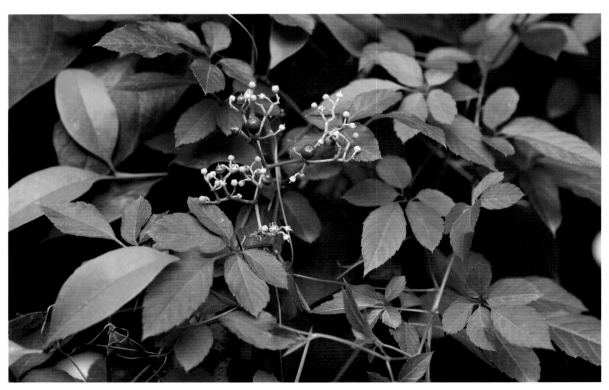

Parthenocissus tricuspidata (S. et Z.) Planch. 爬山虎，爬墙虎
葡萄科 Vitaceae 地锦属木质藤本

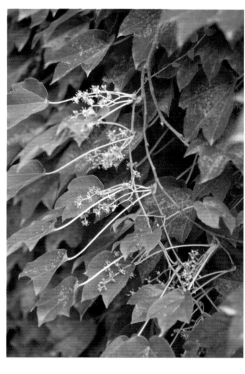

【药用部位】叶、藤茎、根。

【性状】枝条粗壮；卷须短，多分枝，枝端有吸盘。叶宽卵形，通常 3 裂，基部心形，叶缘有粗锯齿，表面无毛，下面脉上有柔毛；幼苗或下部枝上的叶较小，常分成 3 小叶，或为 3 全裂；叶柄长 8~20cm。聚伞花序通常生于短枝顶端的两叶之间；花 5 数；萼全缘；花瓣顶端反折；雄蕊与花瓣对生；花盘贴生于子房，不明显；子房两室，每室有 2 胚珠。浆果蓝色。花果期 5~10 月。

【分布】秦岭南北坡均有分布，野生或栽培，常生于山坡、沟边湿处或崖壁上。

【主要化学成分】叶含矢车菊素。

【功能与主治】祛风止痛，活血通络。用于风湿痹痛，中风半身不遂，偏正头痛，产后血瘀，腹生结块，跌打损伤，痈肿疮毒，溃疡不敛。

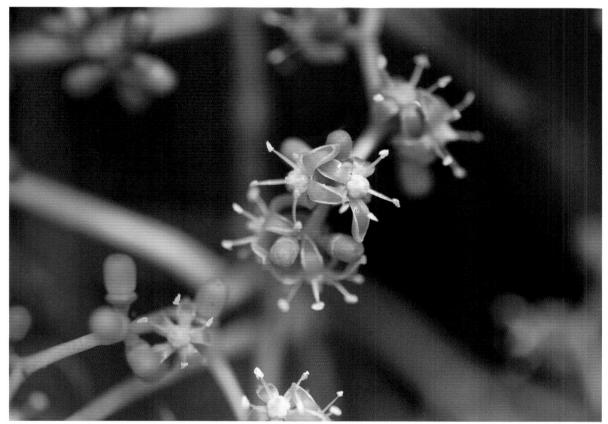

【药用部位】果实。

【性状】茎由基部分枝，平卧，淡褐色，长可达 1m；全体被绢丝状柔毛。双数羽状复叶互生，长 1.5~5cm；小叶 6~14，对生，矩圆形，顶端锐尖或钝，基部稍偏斜，近圆形，全缘。花小，黄色，单生叶腋；花梗短；萼片 5，宿存；花瓣 5；雄蕊 10，生花盘基部，基部有鳞片状腺体。果为 5 个分果瓣组成，每果瓣具长短棘刺各 1 对；背面有短硬毛及瘤状突起。花期 5~8 月，果期 6~9 月。

【分布】秦岭南北坡浅山及平原地带均有分布，生于海拔 350~1100m 的路旁、河岸、荒丘、沙地、田边及田间。

【主要化学成分】甾体皂苷，蒺藜苷，紫云英贰苷，哈尔满碱。

【功能与主治】平肝解郁，活血祛风，明目，止痒。用于头痛眩晕，胸胁胀痛，乳闭乳痈，目赤翳障，风疹瘙痒。

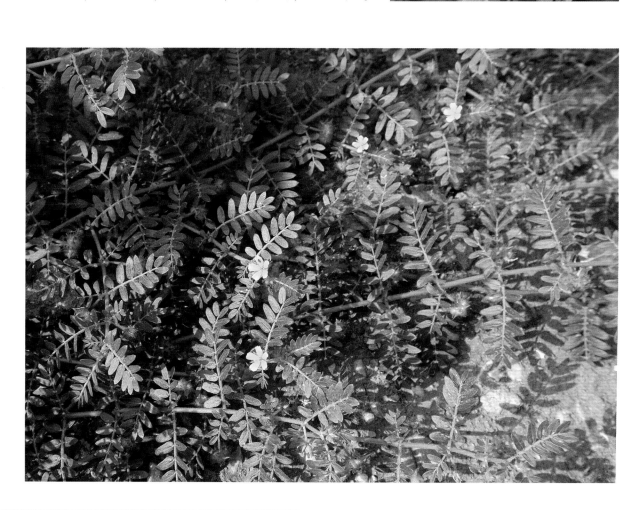

【药用部位】全株。

【性状】小枝常有 4~6 锐棱，皮孔明显。叶大形，革质，矩圆状宽卵形或近圆形，长 9~16cm，宽 6~11cm，先端常短尖尾；叶柄粗壮，长达 3cm。聚伞状圆锥花序顶生，下部分枝较上部的长；花梗粗壮有棱；花黄绿色，直径约 5mm，5 数。果序长达 20cm，果梗粗短；蒴果黄色，近球形，直径达 1.2cm；种子每室 2 粒，有红色假种皮。花期 5~6 月，果期 8~10 月。

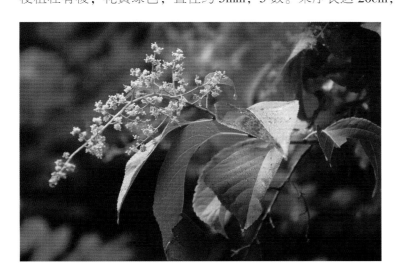

【分布】秦岭南北坡均有分布，生于海拔 600~1500m 的荒坡及灌丛中。

【主要化学成分】苦皮藤酯，苦皮藤素。

【功能与主治】清热解毒，杀虫消肿，舒筋活络，调经透疹。

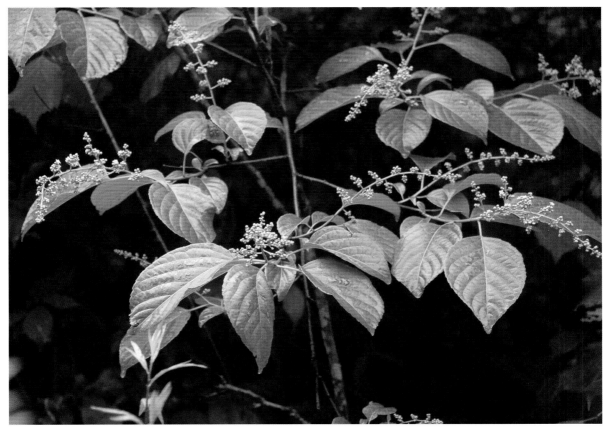

南蛇藤

Celastrus orbiculatus Thunb.

卫矛科 Celastraceae 南蛇藤属落叶攀缘灌木

【药用部位】根、藤茎、叶及果实。

【性状】小枝有多数皮孔。叶宽椭圆形、倒卵形或近圆形，长 6~10cm，宽 5~7cm；柄长达 2cm。聚伞花序顶生或腋生，5~7 花，花梗短；花杂性，黄绿色；雄花：萼片 5，花瓣 5，雄蕊 5，着生杯状花盘边缘，退化雌蕊柱状；雌花：雄蕊不育，子房基部包在杯状花盘中，但不与之合生，子房 3 室，花柱细长，柱头 3 裂，裂端再 2 浅裂。蒴果黄色，球形，直径约 1cm，3 裂；种子每室 2 粒，有红色肉质假种皮。花期 5~6 月，果期 7~10 月。

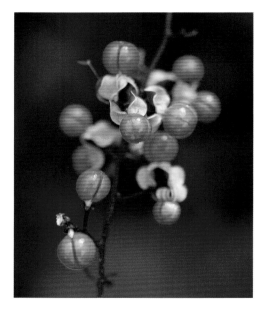

【分布】秦岭北坡有分布，生于海拔 1200~1700m 的山坡丛林。

【主要化学成分】黄酮类化合物，萜类化合物，脂类化合物。

【功能与主治】根和藤茎祛风活血，消肿止痛。用于风湿关节炎，跌打损伤，腰腿痛，经闭。果能安神镇静。用于神经衰弱，心悸，失眠，健忘。

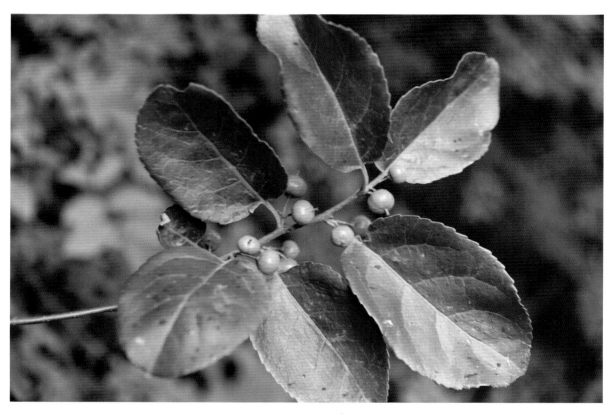

Celastrus rosthornianus Loes.

卫矛科 Celastraceae 南蛇藤属落叶攀缘灌木

短梗南蛇藤

【药用部位】根皮或树皮。

【性状】株高达 7m；小枝有较大而突起的密集皮孔。叶矩圆状窄椭圆形或倒卵状披针形。花雌雄异株；雄花序顶生及腋生，顶生花序长达 5cm，花序轴分枝短，腋生花序仅 1~3 花；雌花序全为腋生，3~7 花；花黄绿色，雄花具杯状花盘，雄蕊着生于花盘边缘上，退化雌蕊短柱状；雌花有

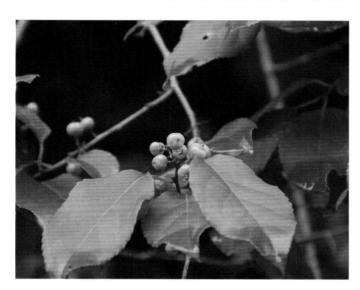

退化雄蕊，子房与杯状花盘离生，花柱细长，柱头 3 裂，每裂 2 叉分枝。蒴果近球状；种子 3~6 粒，有橙红色假种皮。花期 4~5 月，果期 8~10 月。

【分布】秦岭南坡有分布，生于海拔 500~850m 的荒山坡路旁或灌木丛。

【主要化学成分】三萜类化合物，黄酮。

【功能与主治】祛风除湿，活血止痛，解毒消肿。用于风湿痹痛，跌打损伤，疝气痛，疮疡肿毒，带状疱疹，湿疹，毒蛇咬伤。

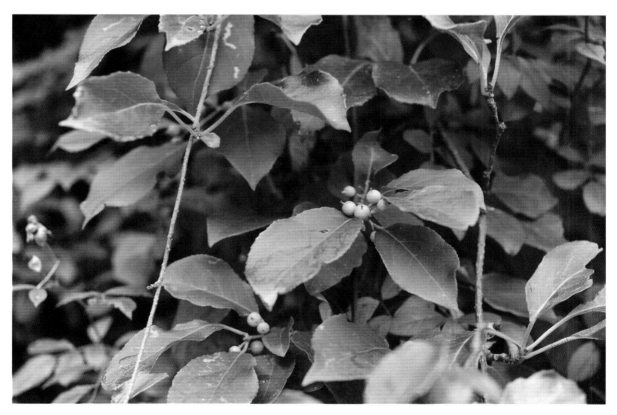

【药用部位】带栓翅的枝条（入药称"鬼箭羽"）。

【性状】高达 3m；小枝四棱形，棱上常生有扁条状木栓翅，翅宽达 1cm。叶对生，窄倒卵形或椭圆形，长 2~6cm，宽 1.5~3.5cm；叶柄极短或近无柄。聚伞花序有 3~9 花，总花梗长 1~1.5cm；花淡绿色，4 数，花盘肥厚方形，雄蕊具短花丝。蒴果 1~4 深裂，裂瓣长卵形，棕色带紫；种子每裂瓣 1~2，紫棕色，有橙红色假种皮。花期 4~5 月，果期 6~9 月。

【分布】秦岭南北坡普遍分布，生于海拔 1800m 以下的山坡或山谷丛林中。

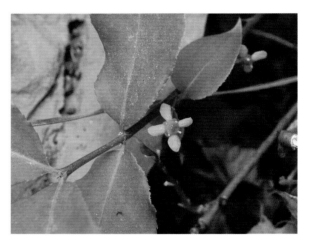

【主要化学成分】豆甾醇，卫矛醇，香橙素，儿茶素。

【功能与主治】破血通经，解毒消肿，杀虫。用于症瘕结块，心腹疼痛，经闭，痛经，崩中漏下，产后瘀滞腹痛，恶露不下，疝气，历节痹痛，疮肿，跌打伤痛，虫积腹痛，烫火伤，毒蛇咬伤。

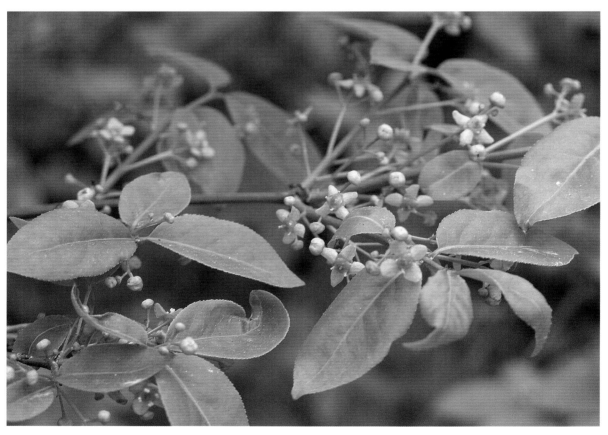

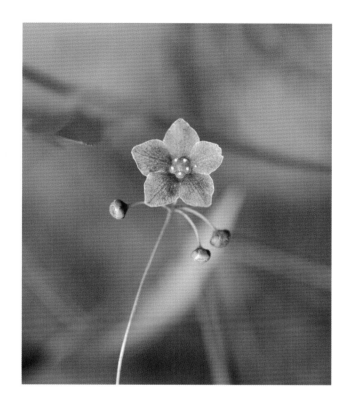

【药用部位】茎。

【性状】株高 1~2m；芽绿色，长锥形，长达 8mm。叶对生，披针形至条状披针形，长 6~11cm，宽 8~15mm，先端长渐尖，边缘具细密浅锯齿，侧脉先端稍折曲波状。聚伞花序 3 出或 2 回 3 出，总花梗、花梗均细长；花紫红色，或带绿色，4 数或 5 数；雄蕊无花丝，花药 1 室。蒴果紫红色，具 4~5 窄长翅，翅长 5~10mm；种子棕红色，有橙色假种皮。花期 4~5 月，果期 8~9 月。

【分布】秦岭南北坡均有分布，常生于海拔 1700~2200m 的山坡林下或灌丛中。

【功能与主治】祛风解毒。用于皮肤痒疮、漆疮。

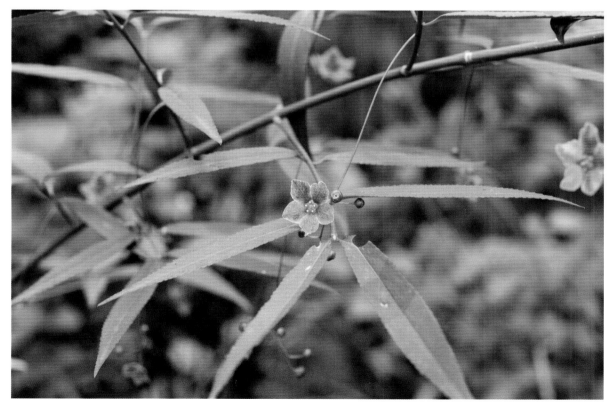

【药用部位】茎。

【性状】株高达 5m；枝四棱，棱上常有长条状木栓质厚翅。叶对生，长椭圆形或椭圆状倒披针形，长 6~11cm，先端渐尖。聚伞花序 1~2 回分枝，有 7~15 花，总花梗长 1~1.5cm；花淡绿色，直径约 8mm，4 数，花药具细长花丝。蒴果粉红色，近倒心形，4 浅裂，直径约 1cm；种子有红色假种皮。花期 7 月，果期 9~10 月。

【分布】秦岭南北坡均有分布，常生于海拔 1300~2700m 的山梁、山坡、山谷的林缘或路旁。

【主要化学成分】亚油酸，软木三萜酮，棕榈酸甘油酯。

【功能与主治】有助于血液流通，具有消肿之功效。

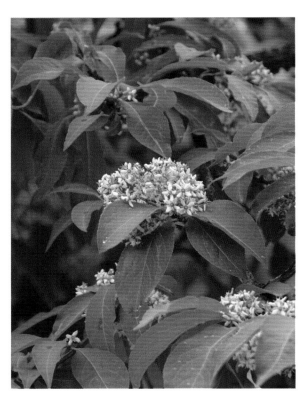

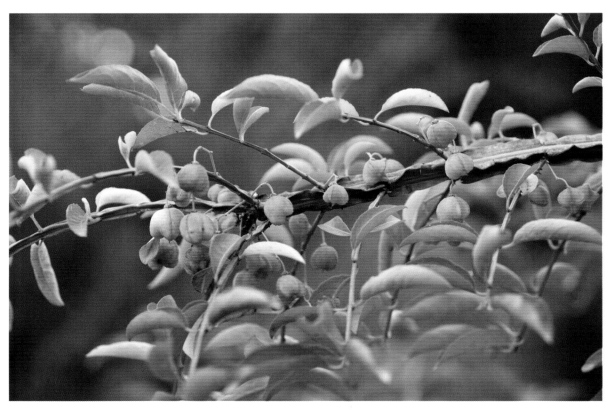

【药用部位】全草。

【性状】多枝草本；茎柔弱，常平卧，节上生不定根，被疏柔毛。三小叶复叶，互生；小叶无柄，倒心形，被柔毛；叶柄细长，被柔毛。花 1 朵至数朵组成腋生的伞形花序，总花梗与叶柄等长；花黄色；萼片 5，矩圆形，顶端急尖，被柔毛；花瓣 5，倒卵形；雄蕊 10，5 长 5 短，花丝基部合生成筒；子房 5 室，柱头 5 裂。蒴果近圆柱形，有 5 棱，被短柔毛。花果期 2~9 月。

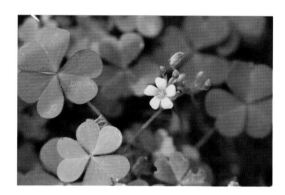

【分布】秦岭南北坡均有分布，生于山沟、路边、沟渠和荒芜草地。

【主要化学成分】草酸盐，柠檬酸，酒石酸，苹果酸。

【功能与主治】解热利尿，消肿散淤。用于感冒发热，肠炎，尿路感染，尿路结石，神经衰弱；外用治跌打损伤，毒蛇咬伤，痈肿疮疖，脚癣，湿疹，烧烫伤。

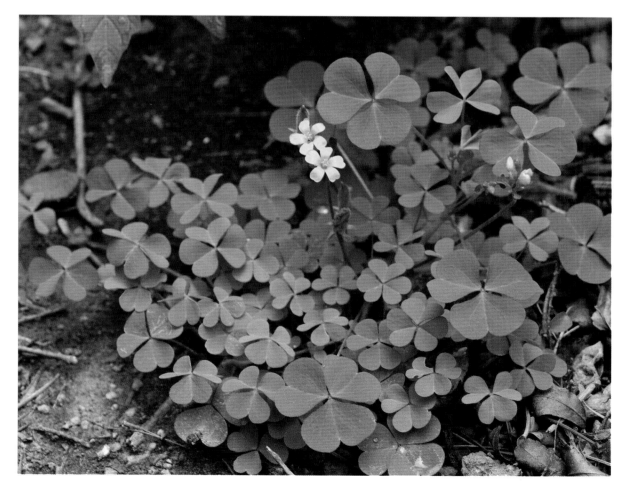

红花酢浆草

Oxalis corymbosa DC.

酢浆草科 Oxalidaceae 酢浆草属多年生草本

【药用部位】全草。

【性状】多年生直立无茎草本，高达 35cm；地下部分有多数小鳞茎，鳞片褐色，有 3 纵棱。三小叶复叶，均基生；小叶阔倒卵形，先端凹缺，被毛，两面有棕红色瘤状小腺点，被毛。伞房花序基生与叶等长或稍长，有 5~10 朵花；花淡紫红色；萼片 5，顶端有 2 红色长形小腺体；花瓣 5；雄蕊 10，5 长 5 短，花丝下部合生成筒，上部有毛；子房长椭圆形，花柱 5，分离。蒴果短条形，角果状，有毛。花果期 3~12 月。

【分布】秦岭南北坡均有分布，常作为地被植物栽培，生于低海拔的山地、路旁、荒地或水田中。

【主要化学成分】β-谷甾醇，胡萝卜苷，草酸，酒石酸，苹果酸，柠檬酸。

【功能与主治】清热解毒，散瘀消肿，调经。用于肾盂肾炎，痢疾，水泻，咽炎，牙痛，淋浊，月经不调，白带；外用治毒蛇咬伤，跌打损伤，痈疮，烧烫伤。

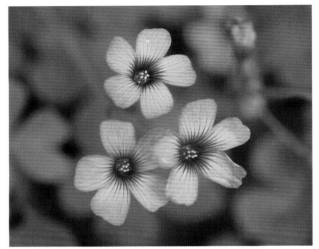

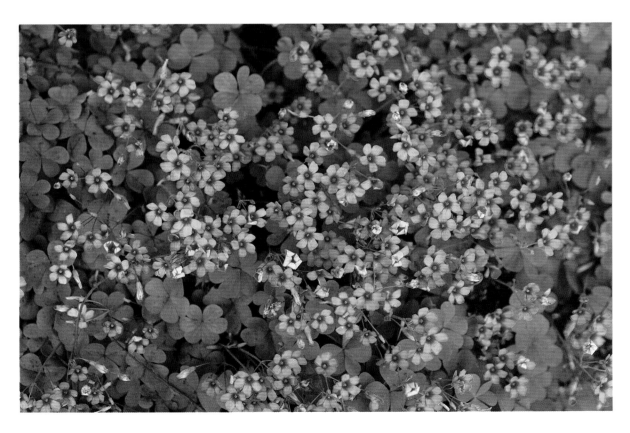

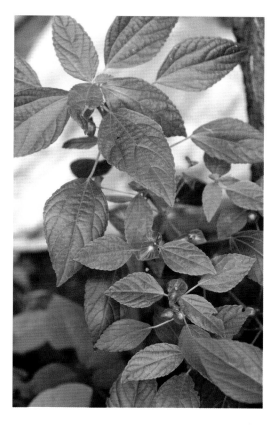

【药用部位】地上部分。

【性状】株高 30~50cm。叶互生，薄纸质，椭圆形、椭圆状披针形或卵状菱形，基部有 3 出脉，两面被稀疏柔毛或无毛。花单性，雌雄同序，无花瓣；穗状花序腋生；雌花萼片 3，子房 3 室，被疏毛，生于花序下端的叶状苞片内，苞片开展时肾形，长约 1cm，合时如蚌，边缘有锯齿；雄花多数生于花序上端，花萼 4 裂，裂片镊合状；雄蕊 8，花药长圆筒形，弯曲；无退化子房及花盘。蒴果小，钝三棱状，直径 3~4mm。花果期 4~10 月。

【分布】秦岭南北坡均产，多生于低山或平原地带。

【主要化学成分】生物碱（铁苋菜碱），黄酮苷，酚类。

【功能与主治】清热解毒，利湿，收敛止血。用于肠炎，痢疾，吐血，衄血，便血，尿血，崩漏，痈疖疮疡，皮肤湿疹。

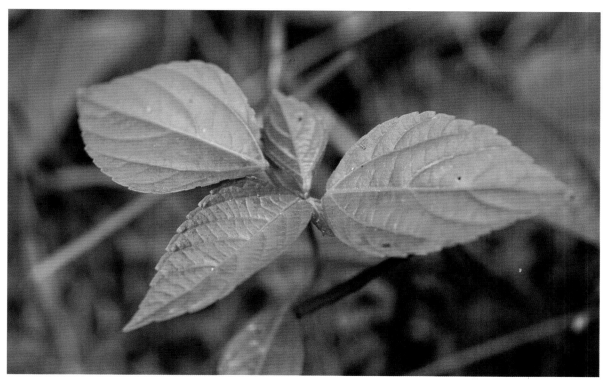

大戟科

地锦草

Euphorbia humifusa Willd. ex Schlecht.

大戟科 Euphorbiaceae 大戟属一年生草本

【药用部位】全草。

【性状】茎纤细，匍匐，近基部分枝，带红紫色，无毛。叶通常对生，矩圆形，顶端钝圆，基部偏斜，边缘有细锯齿，两面无毛或有时具疏生疏毛。杯状花序单生于叶腋；总苞倒圆锥形，浅红色，顶端 4 裂，裂片长三角形；腺体 4，横矩圆形，具白色花瓣状附属物。子房 3 室；花柱 3，2 裂。蒴果三棱状球形，无毛；种子卵形，黑褐色，外被白色蜡粉，长约 1.2mm，宽约 0.7mm。花果期 5~10 月。

【分布】秦岭南北坡均产，生于海拔 500~1600m 的荒地或农田中。

【主要化学成分】没食子酸，没食子甲脂，槲皮苷，槲皮素，肌醇，鞣酸。

【功能与主治】清热解毒，利湿退黄，活血止血。用于痢疾，泄泻，黄疸，咯血，吐血，尿血，便血，崩漏，乳汁不下，跌打肿痛，热毒疮疡。

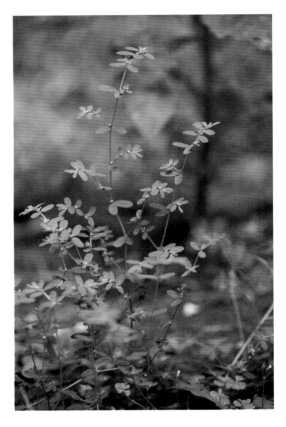

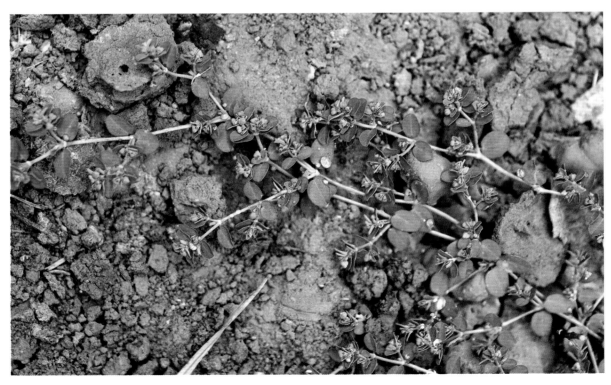

【药用部位】 根。

【性状】 根圆柱状，分枝或不分枝。茎单生或自基部多分枝，每个分枝上部又 4~5 分枝，高 40~80cm。叶互生，常为椭圆形，少为披针形或披针状椭圆形，变异较大，边缘全缘；主脉明显，侧脉羽状，不明显；总苞叶 4~7 枚，长椭圆形；苞叶 2 枚，近圆形。花序单生于二歧分枝顶端，无柄；总苞杯状，边缘 4 裂，裂片半圆形，边缘具不明显的缘毛；腺体 4，半圆形或肾状圆形，淡褐色。

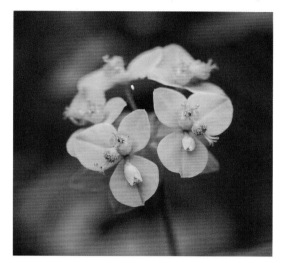

雄花多数；雌花 1 枚，具较长的子房柄；花柱 3，分离；柱头 2 裂。蒴果球状，被稀疏的瘤状突起，成熟时分裂为 3 个分果爿；种子长球状，腹面具浅色条纹；种阜近盾状，无柄。花期 5~8 月，果期 6~9 月。

【分布】 秦岭南北坡均产，生于山坡、路旁、荒地、草丛、林缘及疏林下。

【主要化学成分】 大戟苷，生物碱，大戟色素体。

【功能与主治】 逐水通便，消肿散结。用于水肿，并有通经、利尿之效。

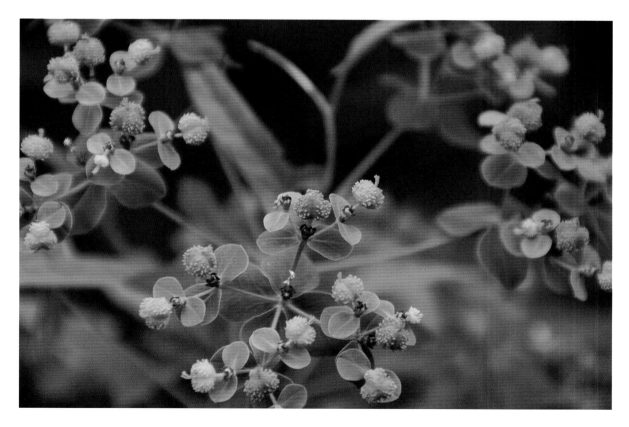

【药用部位】全草。

【性状】株高 15~40cm，有白色乳汁。茎直立，有纵条纹，下部带淡紫色。短枝或营养枝上的叶密生，条形；长枝或生花的茎上的叶互生，倒披针形或条状披针形，顶端图钝微凹或具凸尖。总花序多歧聚伞状，顶生，通常 5 伞梗呈伞状，每伞梗再 2~3 回分叉；苞片对生，宽心形，顶端短骤凸。杯状花序；总苞顶端 4 裂；腺体 4，位于裂片之间，新月形而两端呈短角状。蒴果无毛；种子长约 2mm，灰褐色或有棕色斑点。花果期 4~10 月。

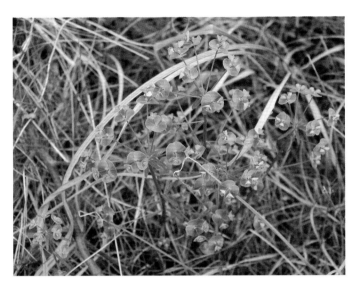

【分布】分布于秦岭北坡平原地带及低山区，生于路旁、杂草丛、山坡、林下、河沟边、荒山、沙丘及草地。

【主要化学成分】黄酮类。

【功能与主治】利尿消肿，拔毒止痒。用于四肢浮肿，小便淋痛不利，疟疾；外用于瘰疬，疮癣瘙痒。有毒。

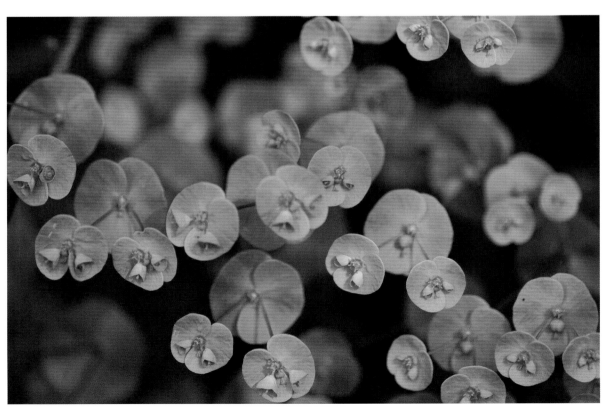

【药用部位】根。

【性状】株高 25~40cm，有乳汁；根长，稍弯曲，部分呈链球状，有时呈长椭圆形，外皮棕褐色。

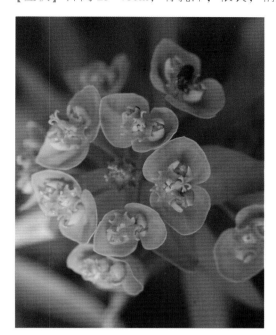

茎无毛。叶互生，近无柄，条状披针形或披针形，全缘，无毛。顶生总花序有 5~9 伞梗，每伞梗再二叉状分枝；苞片三角状宽卵形，全缘；杯状花序总苞钟状，先端 4 裂，腺体 4，生于裂片之间的外缘，呈新月形，黄色；花单性，无花被；雄花只有 1 雄蕊；子房 3 室，花柱 3，柱头 2 裂。蒴果近球形。花期 4~6 月，果期 6~8 月。

【分布】分布于秦岭北坡平原地带及低山区，多生于草坡、农田地埂。

【主要化学成分】大戟醇，甘遂酸。

【功能与主治】泻水逐饮，消肿散结。用于水肿，腹水，留饮结胸，癫痫，咳喘，大小便不通。（毒性大，易致癌，宜慎用。）

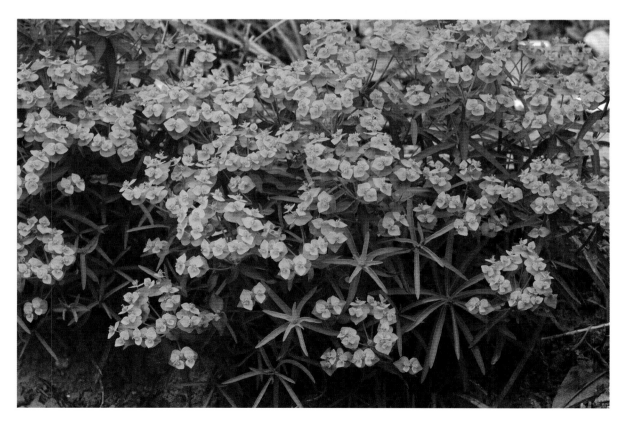

【药用部位】全草。

【性状】株高 10~30cm。茎基部紫红色，上部淡绿色，分枝多而斜升。叶互生，倒卵形或匙形，无柄或由于突然狭窄而成短柄，边缘在中部以上有细锯齿；茎顶端具 5 片轮生叶状苞，与下部叶相似，但较大。多歧聚伞花序顶生，有 5 伞梗，每伞梗又生出 3 小伞梗，每小伞梗又第三回分为 2 叉；杯状花序钟形，总苞顶端 4 浅裂，裂间腺体 4，肾形；子房 3 室；花柱 3。蒴果无毛；种子卵形，长约 2mm，表面有凸起的网纹。花果期 4~10 月。

【分布】秦岭南北坡均有分布，生长于平原及低山区的山沟、路旁、荒野和山坡。

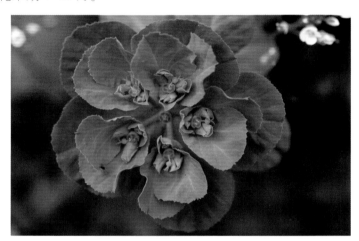

【主要化学成分】槲皮素，三萜，泽漆皂苷。

【功能与主治】清热，祛痰，利尿消肿，杀虫。用于水肿，肝硬化腹水，细菌性痢疾；外用治淋巴结结核，结核性瘘管，神经性皮炎。

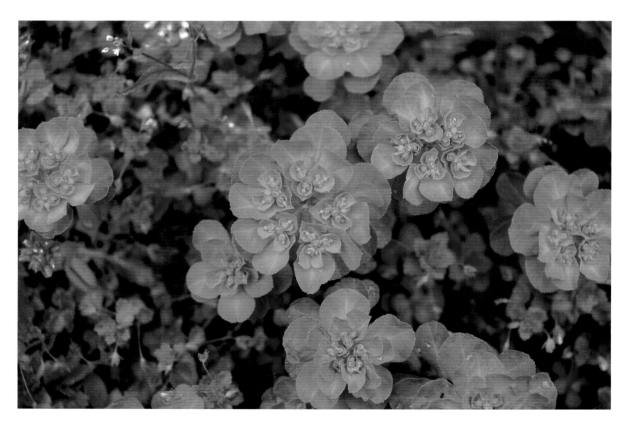

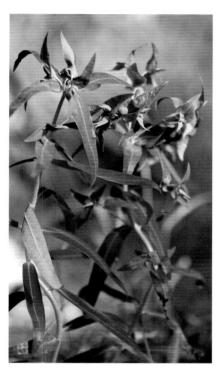

【药用部位】种子、茎、叶及乳汁。

【性状】株高达 1m。茎直立，粗壮，无毛，多分枝。茎下部的叶密生，条状披针形，无柄，全缘，上部的叶交互对生，卵状披针形，顶端锐尖，基部心形而多少抱茎。总花序顶生，2~4 伞梗，呈伞状，基部有 2~4 叶轮生，每伞梗再叉状分枝，有 2 三角状卵形苞片；花序总苞杯状，顶端 4~5 裂；腺体新月形，两端具短而钝的角。蒴果近球形，无毛；种子矩圆状球形，表面有黑褐相间的斑纹。花期 4~7 月，果期 6~9 月。

【分布】秦岭南坡有栽培。

【主要化学成分】七叶内酯。

【功能与主治】逐水消肿，破症杀虫，导泻，镇静，镇痛，抗炎，抗菌，抗肿瘤。种子能利尿，泻下，通经；外用治癣疮类。白色乳汁用于治疗蛇咬伤等。

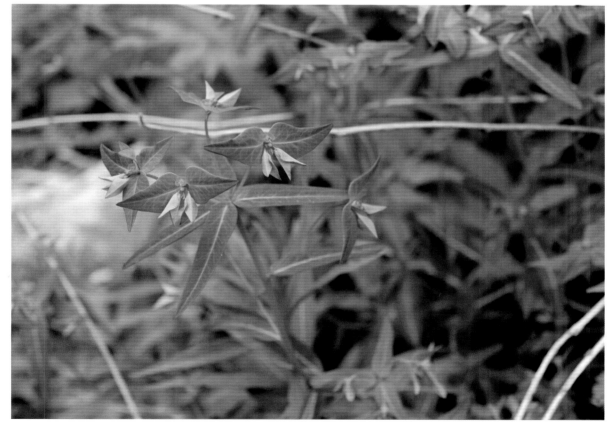

【药用部位】根、茎、叶。（有毒慎用）

【性状】根粗线形，长达 10cm，直径 3~5mm。茎直立，上部多分枝。高 50~100cm。叶互生，长圆形至椭圆形，变异较大；侧脉 6~10 对；总苞叶 3~5 枚，同茎生叶；苞叶 2~3 枚，常为卵形，无柄花序单生于二歧分枝顶端；总苞钟状，边缘 4 裂，裂片三角状卵形，全缘，被毛；腺体 4，圆肾形，淡黑褐色。雄花多枚，明显伸出总苞外；雌花 1枚，花柱 3，分离；柱头 2 裂。蒴果球状，成熟时分裂为 3 个分果爿。种子卵圆状，灰色或淡褐色，腹面具沟纹；种阜具极短的柄。花期 4~7 月，果期 6~9 月。

【分布】秦岭南北坡均有分布，生于海拔 800~2800m 的山坡、山沟或灌丛、草地。

【主要化学成分】二萜酯类，三萜，甾醇，黄酮，鞣质，酚性成分。

【功能与主治】根能消疲，逐水，攻积；茎叶能止血，止痛。

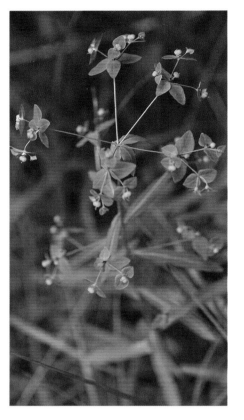

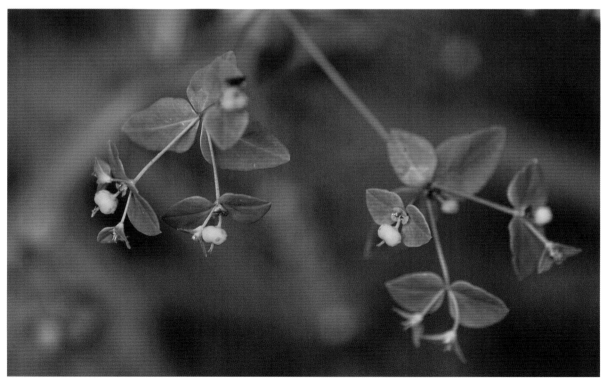

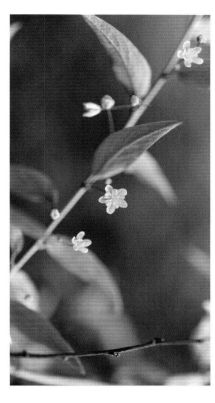

【药用部位】根。

【性状】株高达 3m；茎上部和小枝条具棱。叶片膜质至薄纸质、卵形、近圆形、椭圆形或披针形；在叶面扁平，在叶背微凸起；托叶小，卵状三角形，边缘被睫毛。花小，雌雄同株，单生或 2–4 朵簇生于叶腋；萼片、花瓣和雄蕊均为 5；雄花：花梗丝状；萼片卵形或宽卵形，膜质，具有脉纹；花瓣白色，匙形，膜质；花盘腺体 5，分离；雄蕊离生，花丝丝状，花药卵圆形。雌花：花瓣倒卵形；萼片与雄花的相同；花盘环状，10 裂至中部，裂片长圆形；子房近球形，3 室，每室有胚珠 2 颗，花柱 3，2 深裂。蒴果圆球形或扁球形，基部有宿存的萼片。花期 2–8 月，果期 6–10 月。

【分布】秦岭南北坡均分布，生于海拔 500–1800m 的山坡阴处。

【主要化学成分】无羁萜，三萜酸，挥发油。

【功能与主治】理气止痛。用于脘腹胀痛，食欲不振，寒疝腹痛，下痢腹痛。

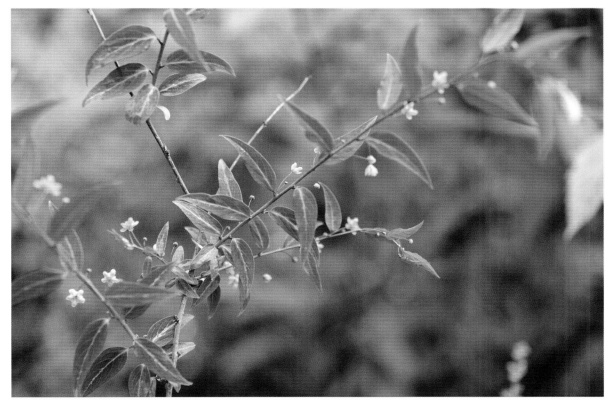

金丝桃科

金丝桃

Hypericum monogynum L.

金丝桃科 Hypericaceae 金丝桃属落叶灌木

【药用部位】根、果实。

【性状】株高 0.5~1.3m，丛状或通常有疏生的开张枝条。茎红色。叶对生，无柄或具短柄；叶片倒披针形或椭圆形至长圆形，通常具细小尖突，坚纸质，叶片腺体小而点状。花序具 1~15 花，自茎端第 1 节生出，疏松的近伞房状；苞片线状披针形，早落；萼片宽或狭椭圆形至披针形或倒披针形，边缘全缘，有或多或少的腺体；花瓣金黄色至柠檬黄色，无红晕，三角状倒卵形，有侧生的小尖突；雄蕊 5 束，每束有雄蕊 25~35 枚；子房卵珠形至近球形。蒴果；种子深红褐色，圆柱形，有狭的龙骨状突起，有浅的线状网纹至线状蜂窝纹。花期 5~8 月，果期 8~9 月。

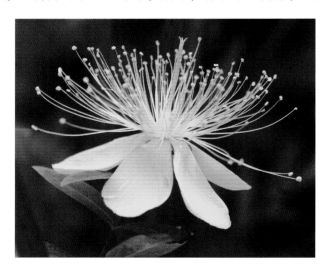

【分布】秦岭南坡有分布，生于海拔 900~1500m 的山坡草地或路旁。

【主要化学成分】槲皮素，槲皮苷，金丝桃苷，芦丁，表儿茶素，莽草酸，齐墩果酸。

【功能与主治】清热解毒，散瘀止痛，祛风湿。用于肝炎，肝脾肿大，急性咽喉炎，结膜炎，疮疖肿毒，蛇咬、蜂螫伤，跌打损伤，风寒性腰痛。

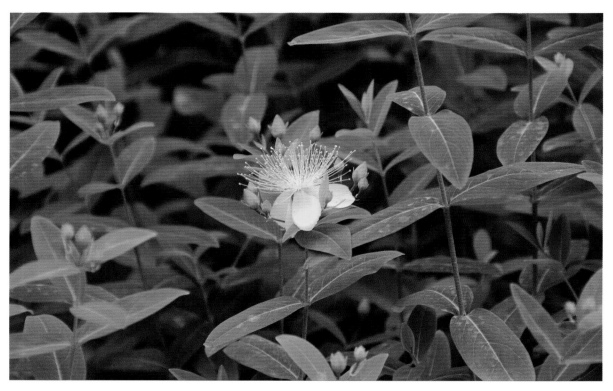

【药用部位】全草。

【性状】株高达 1m；小枝红色或暗褐色。叶对生，卵形、长卵形或卵状披针形，长 2.5~5cm，宽 1.5~3cm，全缘，顶端通常圆钝或尖，基部渐狭或圆形，有极短的叶柄，上面绿色，下面淡粉绿色，散布稀疏的油点。花单生于枝端，或成聚伞花序，花直径 4~5cm；萼片 5，卵形；花瓣 5，近圆形，金黄色；雄蕊多数，连合成 5 束；花柱 5，与雄蕊等长或较短，分离。蒴果卵形，有宿存的萼。花果期 4~10 月。

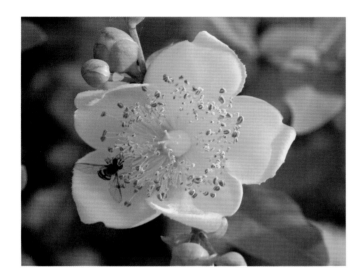

【分布】秦岭南坡有分布，生于海拔 600~1800m 的山坡林下或灌丛中。西安市区有栽培。

【主要化学成分】黄酮。

【功能与主治】清热利湿解毒，疏肝通络，祛瘀止痛。用于湿热淋病，肝炎，感冒，扁桃体炎，疝气偏坠，筋骨疼痛，跌打损伤，催乳利尿。

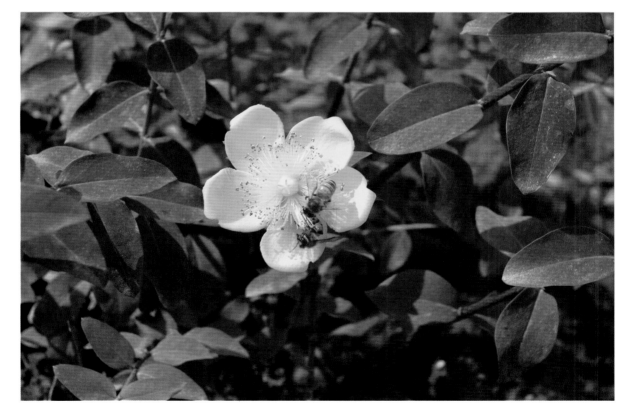

【药用部位】全草。

【性状】株高 80~100cm；茎有四棱。叶对生，宽披针形，长 5~9cm，宽 1.2~3cm，顶端渐尖，基部抱茎，无柄。花数朵成顶生的聚伞花序；花大、黄色，直径 2.8cm；萼片 5，卵圆形；雄蕊 5 束；花柱长，在中部以上 5 裂。蒴果圆锥形，长约 2cm。花期 7 月，果期 9 月。

【分布】秦岭南北坡广泛分布，生于海拔 500~2500m 的山坡草丛或林下。

【主要化学成分】山柰酚，槲皮素。

【功能与主治】用于吐血，子宫出血，外伤出血，疮疖痈肿，风湿，痢疾，月经不调。

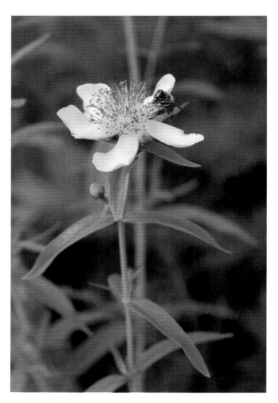

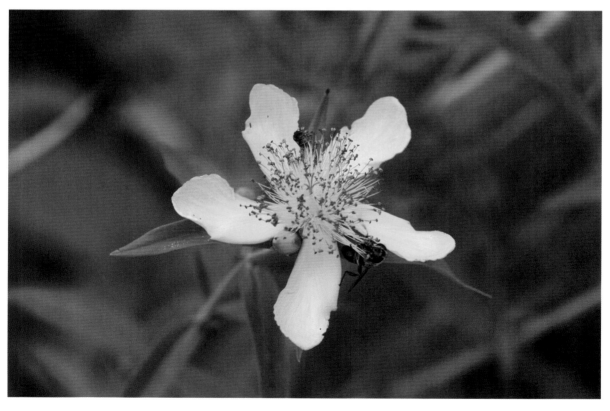

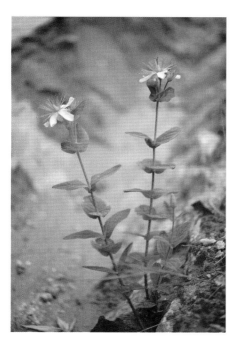

【药用部位】全草。

【性状】株高 0.3~0.5m，茎直立，圆柱形，少分枝。叶对生，卵形，基部心形，抱茎，长 4~5cm，宽 2~2.5cm，下面叶脉隆起。花顶生，成聚伞花序，直径长约 2cm，黄色；萼片 5，矩圆形，长约 1cm；雄蕊 5 束，每束有雄蕊约 15 枚，与花瓣等长或略起出花瓣，花药近球形，无腺点；子房卵珠形，5 室，光滑；花柱 5，长约 6mm，自中部以上分离。蒴果卵珠形，长约 1.8cm，宽 1.2cm，散布有纵线纹，成熟后先端 5 裂。花期 6 月，果期 9 月。

【分布】秦岭南北坡均分布，生于海拔 500~2500m 的山坡草丛或林下。

【功能与主治】活血调经，止血止痛，利水消肿，祛风湿。

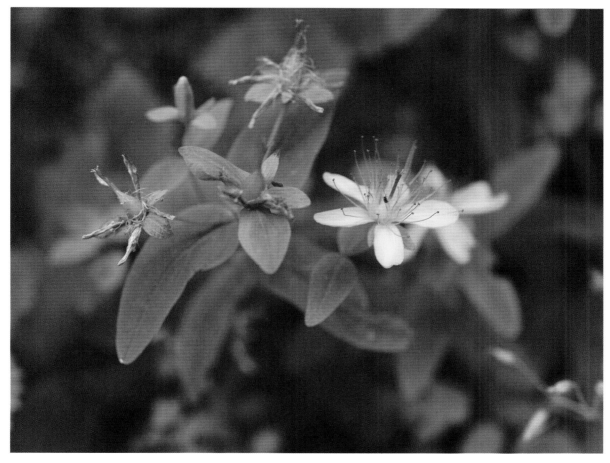

【药用部位】全草。

【性状】高 20~60cm，茎直立，多分枝；茎或枝两侧各有凸起纵脉 1 条。叶较密，椭圆形至条形，长 1~2cm，宽 0.3~0.7cm，基部抱茎，全缘，上面满布透明腺点。花较大，成聚伞花序；花萼边缘都有黑色腺点；花瓣黄色，长圆形或长圆状椭圆形，两侧不相等，边缘及上部常有黑色腺点。雄蕊多数，3 束，每束有雄蕊约 15 枚，花丝长短不一，长达 8mm，花药黄色，具黑腺点。子房卵珠形，长 3mm，花柱 3，自基部极少开，长 4.5mm。蒴果长圆状卵珠形，长约 5mm，宽 3mm，具背生腺条及侧生黄褐色囊状腺体。花期 7~8月，果期 9~10 月。

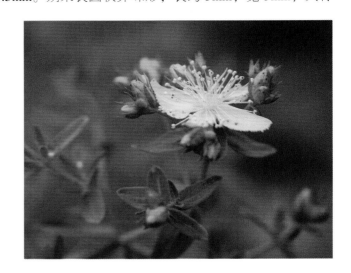

【分布】秦岭南北坡广泛分布，生于海拔 1000~2500m 的山坡林下或草地。

【主要化学成分】双蒽酮化合物金丝桃素，金丝桃苷，槲皮苷，槲皮素鞣质。

【功能与主治】清热解毒，收敛止血，利湿。用于咯血，吐血，肠风下血，外伤出血，风湿骨痛，口鼻生疮，肿毒，汤火伤。金丝桃素可用于治疗抑郁症。

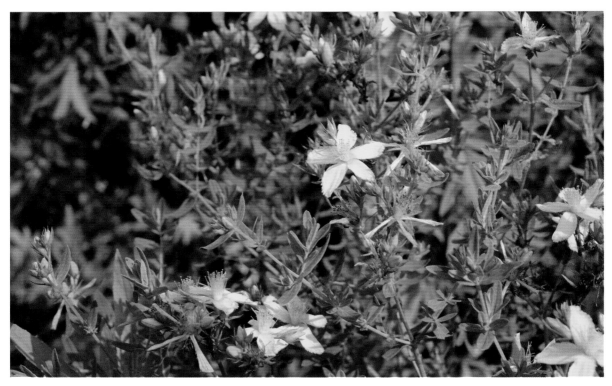

【药用部位】全草。

【性状】地下茎短；地上茎细弱，无毛，不分枝，1~3 条。叶片肾形，少心形或宽卵形，基部湾缺有时很狭而深，边缘有钝齿，两面散生细短柔毛，基生叶具长而细弱的柄；托叶草质，矩圆形、卵形或半卵形，全缘或有疏锯齿。花两侧对称；萼片 5 片，条形，顶端钝或圆，基部附器不显著，顶端钝；花瓣 5 片，黄色，下面 1 瓣近基部有紫色条纹，距长 2.5~3mm。果长 4~7mm，无毛。花果期 5~9 月。

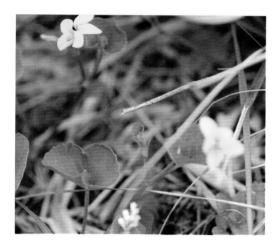

【分布】分布于秦岭高山地带，生于海拔 2200~3000m 的冷杉林或落叶松林下。

【功能与主治】活血散瘀，止血。用于跌打损伤，吐血，急性肺炎，肺出血。

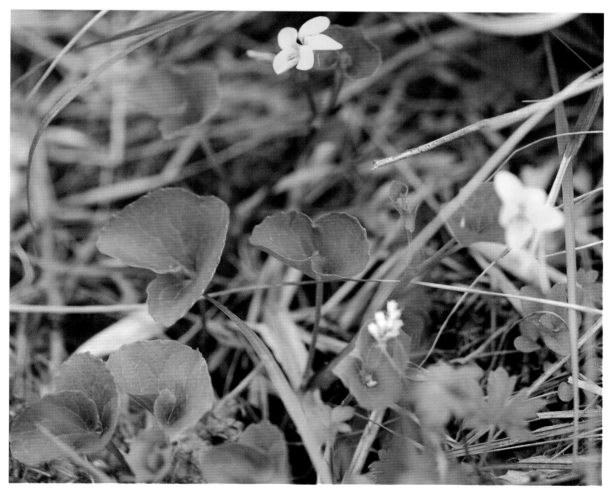

【药用部位】全草。

【性状】地下茎短，无匍匐枝。叶基生，矩圆状披针形或卵状披针形，基部近截形或浅心形而稍下延于叶柄上部，顶端钝，或下部叶三角状卵形，基部浅心形；托叶草质，离生部分全缘。花两侧对称，具长梗；萼片 5 片，卵状披针形，基部附器短，矩形；花瓣 5 片，淡紫色，距管状，常向顶部渐细，直或稍下弯。果椭圆形，长约 1.5mm，无毛。花果期 4~6 月。

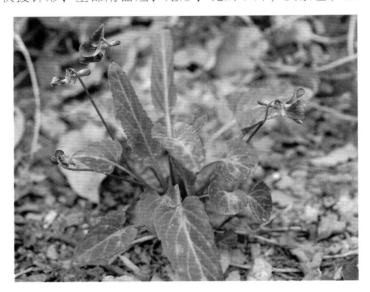

【分布】秦岭南北坡均分布，生于海拔 400~1300m 的山坡路旁或草地上。

【主要化学成分】有机酸，黄酮，酚类，皂苷，植物甾醇，鞣质等。

【功能与主治】清热解毒，凉血消肿，清热利湿。用于疔疮，痈肿，瘰疬，黄疸，痢疾，腹泻，目赤，喉痹，毒蛇咬伤。

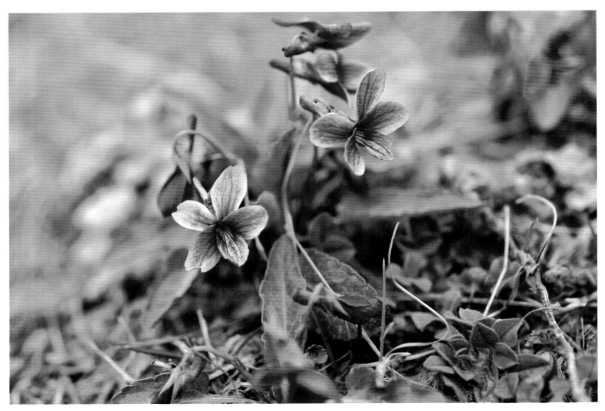

【药用部位】全草。

【性状】根粗壮，带灰白色；地下茎短，粗或较粗；通常无地上茎。叶基生，叶片披针形或卵状披针形，顶端钝圆，基部截形或有时近心形，稍下延，

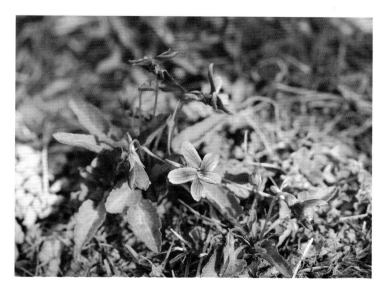

边缘有细圆齿；托叶边缘白色。花大，两侧对称，连距长 1.5~2cm；萼片 5 片，披针形或卵状披针形，基部附器稍长；花瓣 5 片，淡紫色，距长 5~7mm；子房无毛。花果期 3~6 月。

【分布】秦岭南北坡均分布，生于海拔 700~1400m 的山坡路旁或草地上。

【主要化学成分】黄酮，皂苷，鞣质。

【功能与主治】清热解毒，凉血消肿，除脓消炎。捣烂外敷可排脓、消炎、生肌。

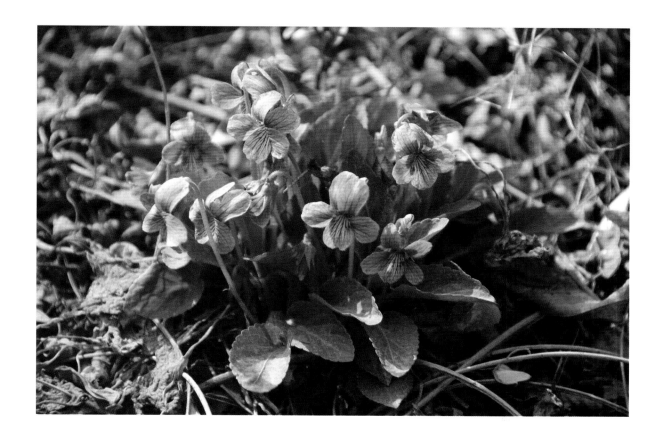

鸡腿菫菜

Viola acuminata Ledeb.

菫菜科 Violaceae 菫菜属多年生草本

【药用部位】全草。

【性状】具地上茎；茎直立，有白柔毛，常分枝。茎生叶心形，边缘有钝锯齿，顶端渐尖，两面密生锈色腺点，上面和下面脉上有疏短柔毛；托叶草质，卵形，边缘有撕裂状长齿，顶尾尖，有白柔毛和锈色腺点。花两侧对称，具长梗；萼片 5 片，条形或条状披针形，基部附器截形，不显著；花瓣 5 片，白色或淡紫色，距长约 1mm，囊状。果椭圆形。花果期 5~9 月。

【分布】秦岭南北坡广泛分布，生于海拔700~1800m 的山坡林下。

【功能与主治】清热解毒，排脓消肿。

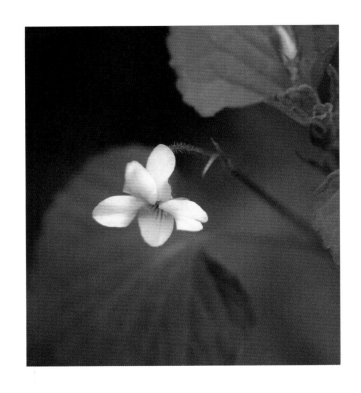

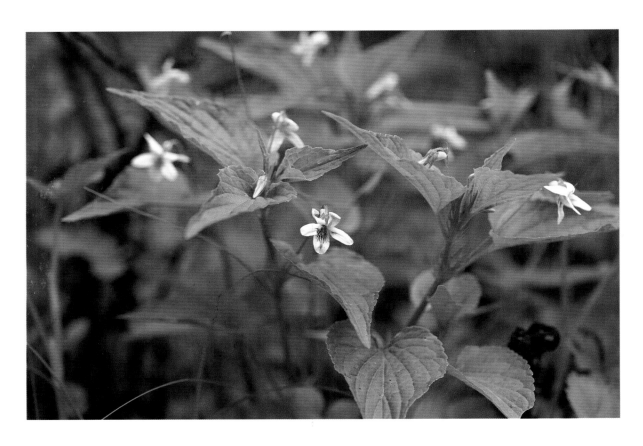

【药用部位】根、果实、茎、叶。

【性状】株高 1.5~2.5m，小枝四棱形或成 4 狭翅，具显著突起的圆形皮孔；芽鳞膜质，紫红色。叶对生，纸质至薄革质，椭圆形或阔椭圆形，全缘，基出 3 脉，弧形伸至顶端，在叶面微凹，叶背突起；基部具垫状突起物。总状花序生于二年生的枝条上，序轴被腺状微柔毛。雄花序先叶开放，多花密集；雄蕊 10，花药长圆形；不育雌蕊存在。雌花序与叶同出；苞片紫色；花瓣肉质，较小，龙骨状；雄蕊较短，心皮 5，侧向压扁，柱头上部外弯，紫红色。果球形，果期花瓣肉质

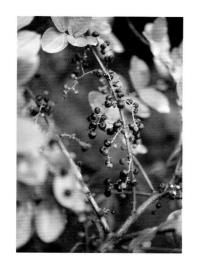

增大包于果外，成熟时由红色变紫黑色；种子卵状长圆形。花期 3~4 月，果期 5~6 月。

【分布】分布于秦岭南坡，生于海拔 400~1300m 的山坡灌丛及沟边。

【主要化学成分】果实含有毒成分马桑内酯、吐汀内酯，茎含鞣质、没食子酸及山奈醇。

【功能与主治】祛风除湿，镇痛，杀虫。用于淋巴结结核，跌打损伤，狂犬咬伤，风湿关节痛；叶外用治烧烫伤，头癣，湿疹，疮疡肿毒。有剧毒。嫩叶及未成熟果实最毒。有毒成分刺激呼吸中枢、血管运动中枢及迷走神经中枢，增强脊髓反射，引起各种临床症状。

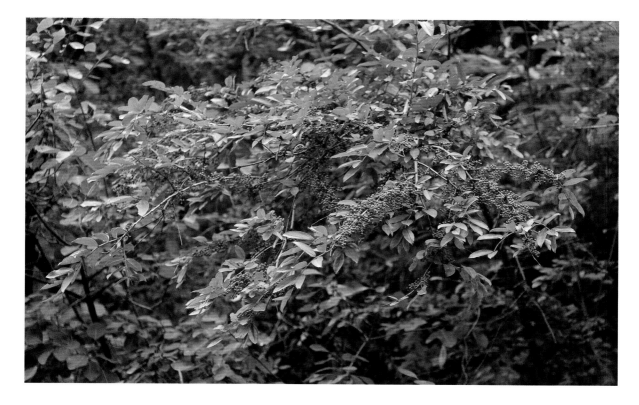

【药用部位】根（入药为"天花粉"）；果实、果皮和种子为传统的中药"栝楼"、"栝楼皮"和"栝楼子（瓜蒌仁）"。

【性状】块根圆柱状，灰黄色；茎攀缘。卷须分 2~5 叉；叶片轮廓近圆形，常 3~7 浅裂或中裂，稀深裂或不分裂而仅有不等大的粗齿。雌雄异株；雄花几朵生于长 10~20cm 的总花梗上部呈总状花序或稀单生，苞片倒卵形或宽卵形，边缘有齿，花托筒状，花萼裂片披针形，全缘，花冠白色，雄蕊 3，花丝短，有毛，花药靠合，药室 S 形折曲；雌花单生，子房卵形，花柱 3 裂。果实近球形，黄褐色，具多数种子；种子压扁状。花期 5~8 月，果期 8~10 月。

【分布】秦岭南北坡均分布，生于海拔 550~2100m 的山坡、田埂溪边。

【主要化学成分】根含皂苷、蛋白质（天花粉蛋白）、多种氨基酸，果实含三萜皂苷、有机酸、树脂、皂素。

【功能与主治】根（天花粉）能生津止渴，降火排脓，解毒消肿，补虚安中，肺燥咳血。用于津伤口渴，糖尿病，疮疡疖肿。果实能润肺止咳，清热化痰，散结滑肠。用于肺热咳嗽，痰喘烦渴，大便燥结。

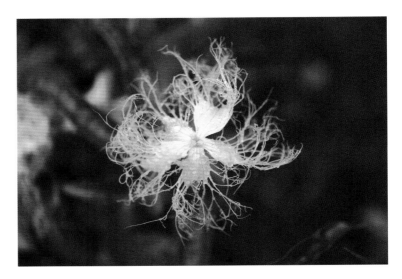

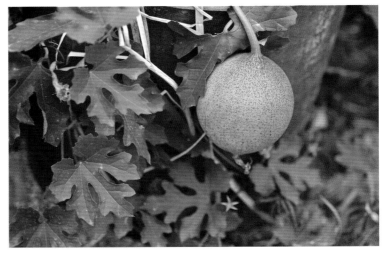

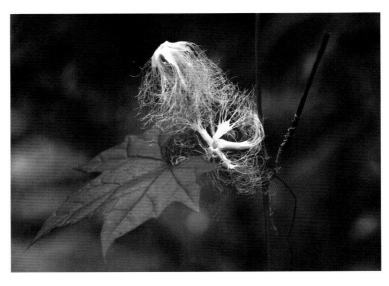

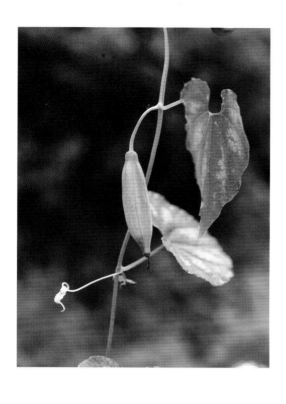

【药用部位】根、叶。

【性状】全株密生柔毛状硬毛；茎草质攀缘状。卷须分 2 叉；叶柄长 3~10cm；叶片质稍硬，宽卵状心形或近圆心形，上面粗糙且有毛，下面密生短柔毛状硬毛，边缘有具小尖头的锯齿。雌雄异株；雄花生于总状花序上，花托短钟状，密生短柔毛，花萼裂片卵状披针形，花冠黄色，裂片卵状矩圆形，雄蕊 5；雌花单生，花梗长 1~3cm，子房卵形，密生柔毛。果实红色，卵圆形，基部近圆形，顶端钝；种子倒卵形。花期 5~7 月，果期 6~8 月。

【分布】秦岭南北坡均分布，生于海拔 800~1400m 的山坡林下或草丛中。

【功能与主治】清热解毒，消食化滞。用于痢疾，肠炎，消化不良，脘腹胀闷，毒蛇咬伤。

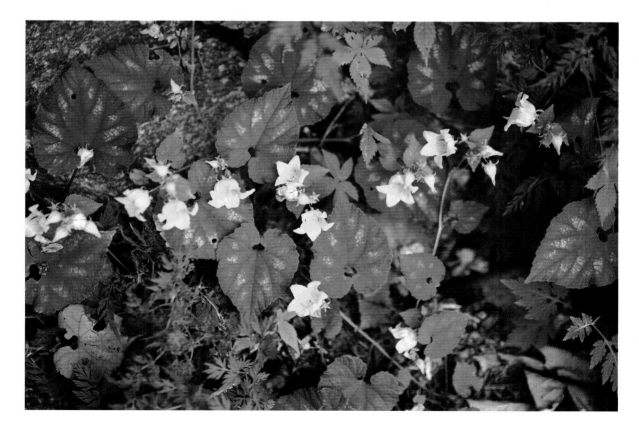

葫芦科

206

绞股蓝 | *Gynostemma pentaphyllum* (Thunb.) Makino
葫芦科 Cucurbitaceae 绞股蓝属多年生攀缘草本

【药用部位】全草。

【性状】茎柔弱，有短柔毛或无毛。卷须分 2 叉或稀不分叉；叶鸟足状 5~7 小叶；小叶片卵状矩圆形或矩圆状披针形，中间者较长，有柔毛和疏短刚毛或近无毛，边缘有锯齿。雌雄异株；雌雄花序均圆锥状，总花梗细；花小，花梗短；苞片钻形；花萼裂片三角形；花冠裂片披针形；雄蕊 5，花丝极短，花药卵形；子房球形，2~3 室，花柱 3，柱头 2 裂。果实球形，熟时变黑色，有1~3 种子；种子宽卵形，两面有小疣状凸起。花期 3~11月，果期 4~12 月。

【分布】秦岭南北坡均分布，生于海拔 600~1900m 的山坡、溪边或林下。

【主要化学成分】绞股蓝皂苷，绞股蓝糖苷，水溶性氨基酸，黄酮类。

【功能与主治】益气健脾，化痰止咳，清热解毒。用于体虚乏力，虚劳失精，白细胞减少症，高脂血症，病毒性肝炎，慢性胃肠炎，慢性气管炎。

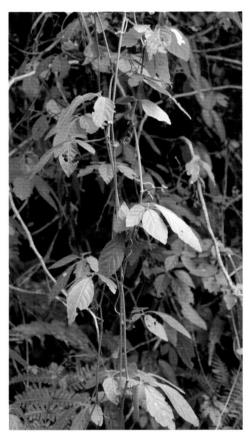

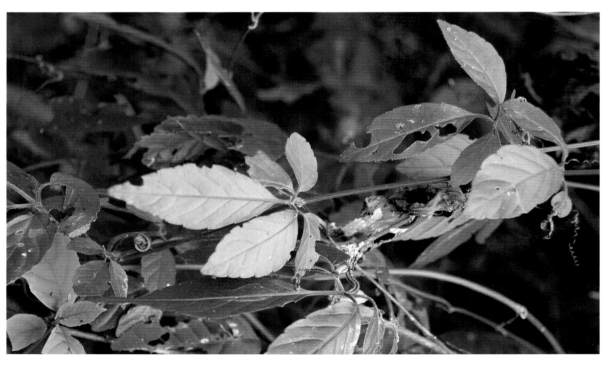

【药用部位】树皮（药用为"合欢皮"），花和花蕾（药用为"合欢米"）。

【性状】高可达 16m。二回羽状复叶具羽片 4~12 对；小叶 10~30 对，矩圆形至条形，两侧极偏斜，长 6~12mm，宽 1~4mm，先端急尖，基部圆楔形；托叶条状披针形，早落。花序头状，多数，

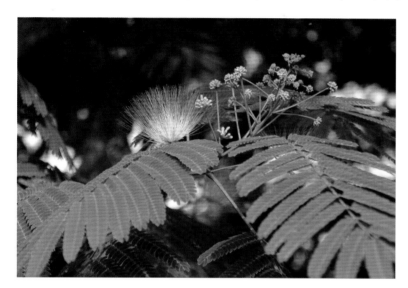

呈伞房状排列，腋生或顶生。花淡红色，连雄蕊长 25~40mm，具短花梗；萼与花冠疏生短柔毛。荚果条形，扁平，幼时有毛。花期 6~7 月，果期 8~10 月。

【分布】秦岭南北坡均分布，生于海拔 700~1700m 的山坡。

【主要化学成分】皂苷，鞣质。

【功能与主治】安神，活血，消痈。用于神经衰弱，失眠健忘，胸闷不舒，肺脓肿，痈肿。

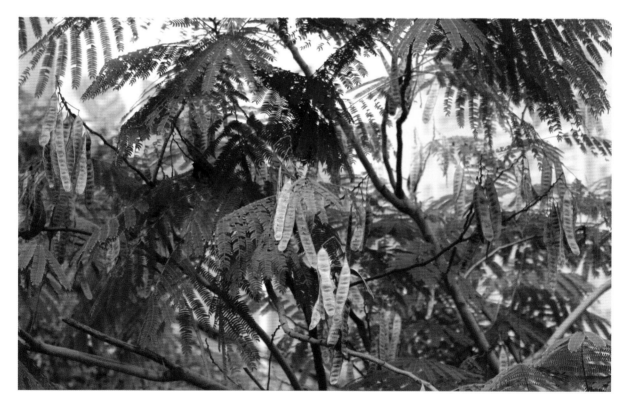

紫荆

Cercis chinensis Bunge

豆科 Fabaceae 紫荆属落叶乔木或灌木

【药用部位】树皮（入药为紫荆皮），木材、根和花也入药。

【性状】高达 3~15m，经栽培后，通常为灌木。叶互生，近圆形，长 6~14cm，宽 5~14cm，先端急尖或骤尖，基部深心形，两面无毛。花先于叶开放，4~10 朵簇生于老枝上；小苞片 2 个，阔卵形；花玫瑰红色，长 1.5~1.8cm；花梗细，长 6~15mm。荚果条形，扁平，沿腹缝线有狭翅；种子 2~8 粒，扁，近圆形。花期 4 月，果期 8~10 月。

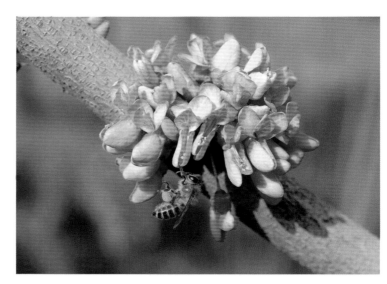

【分布】秦岭南北坡均分布，多系栽培，生于海拔 480~1300m 的山坡、溪旁、宅旁、灌丛中。

【主要化学成分】鞣质。

【功能与主治】清热凉血，祛风解毒，活血通经，消肿止痛。用于风湿骨痛，跌打损伤，风寒湿痹，闭经，蛇虫咬伤，血气不和，狂犬咬伤。

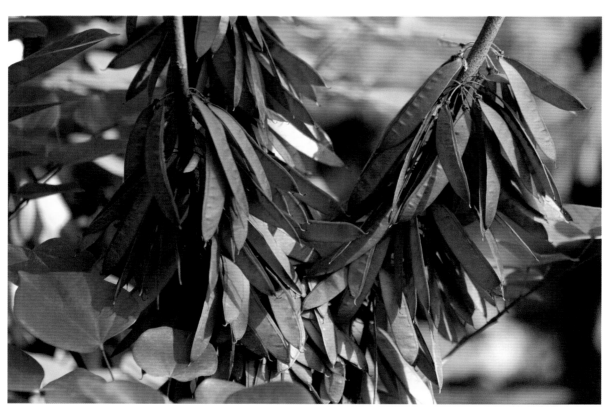

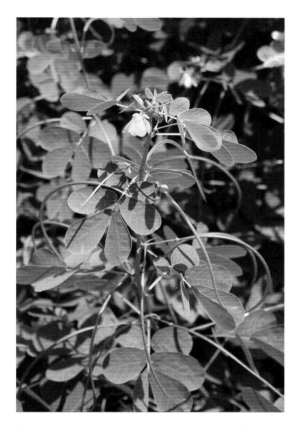

【药用部位】种子（入药为"决明子"）。

【性状】高 1~2m。羽状复叶具小叶 6 枚；叶柄无腺体，在叶轴上两小叶之间有 1 个腺体；小叶倒卵形至倒卵状矩圆形，长 1.5~6.5cm，幼时两面疏生长柔毛。花通常 2 朵生于叶腋；总花梗极短；萼片 5，分离；花冠黄色，花瓣倒卵形，最下面的两个花瓣稍长；发育雄蕊 70。荚果条形，长达 15cm，直径 3~4mm；种子多数，近菱形，淡褐色，有光泽。花果期 7~10 月。

【分布】秦岭南北坡均分布，野生或栽培，生于海拔 400~1600m 的山坡、旷野及河滩沙地上。

【主要化学成分】种子含大黄酚、大黄素甲醚、决明素、决明子苷、决明蒽酮。

【功能与主治】清热明目，润肠通便。用于目赤涩痛，羞明多泪，头痛眩晕，目暗不明，大便秘结。

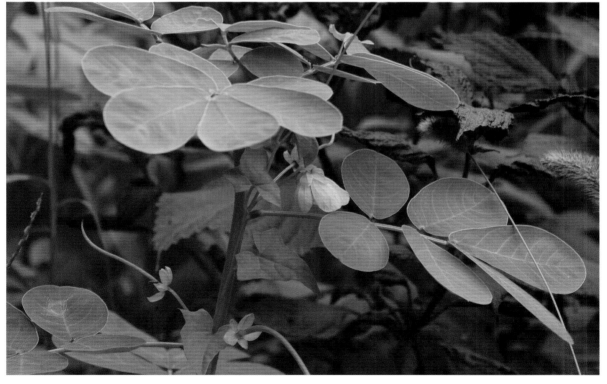

Gleditsia sinensis Lam. 皂角

豆科 Fabaceae 皂荚属落叶乔木

【药用部位】果实。

【性状】高达 15m；刺粗壮，通常有分枝，长可达 16cm，圆柱形。羽状复叶簇生，具小叶 6~14 枚；小叶长卵形，长椭圆形至卵状披针形，长 3~8cm，宽 1.5~3.5cm，先端钝或渐尖，基部斜圆形或斜楔形，边缘有细锯齿，无毛。花杂性，排成总状花序，腋生；萼钟状，有 4 枚披针形裂片；花瓣 4，白色；雄蕊 6~8；子房条形，沿缝线有毛。荚果条形，不扭转，微厚，黑棕色，被白色粉霜。花期 4~5 月，果期 5~10 月。

【分布】分布于秦岭南北坡山麓地带，亦有栽培，生于海拔 400~1300m 的路边、溪旁、宅旁。

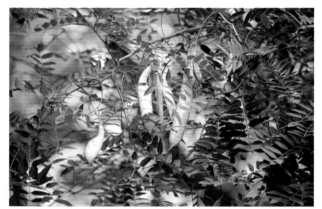

【主要化学成分】三萜皂苷，鞣质。

【功能与主治】祛风痰，除湿毒，杀虫。用于中风口眼歪斜，头风头痛，咳嗽痰喘，肠风便血，下痢噤口，痈肿便毒，疮癣疥癞。

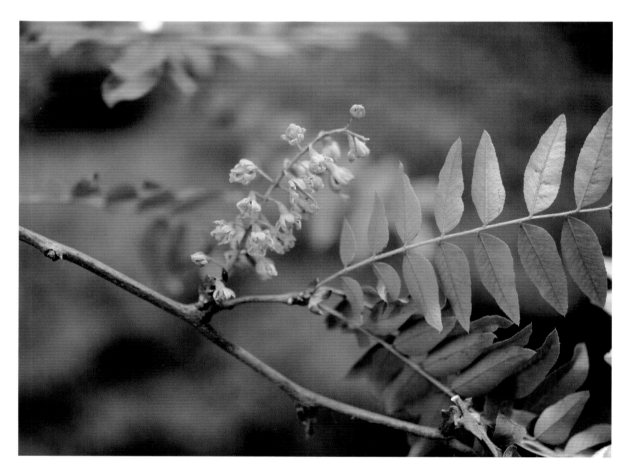

【药用部位】根、茎及果。

【性状】树皮暗红色；枝、叶轴和花序均被柔毛和钩刺。二回羽状复叶；羽片 3~10 对，对生，具柄，基部有刺 1 对；小叶 8~12 对，膜质，长圆形，两端近圆钝；托叶小，早落。总状花序顶生，直立，具多花；总花梗多刺；花梗在花萼下具关节，故花易脱落；萼片 5，长圆形，被短柔毛；

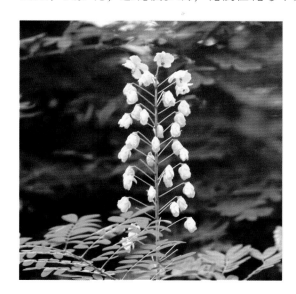

花瓣黄色，膜质，圆形或倒卵形，盛开时反卷，基部具短柄；雄蕊与花瓣近等长，花丝基部扁平，下部被绵毛。荚果长圆状舌形，脆革质，有光泽，沿腹缝线膨胀成狭翅，成熟时沿腹缝线开裂，先端具尖喙；种子 6~9 颗，椭圆状，种皮棕色。花果期 4~10 月。

【分布】分布于秦岭南坡，生于海拔 300~800m 的山谷、川地路边、村旁、山坡上。

【主要化学成分】黄酮苷，鞣质。

【功能与主治】发表散寒，活血通经，解毒杀虫。用于筋骨疼痛，跌打损伤。

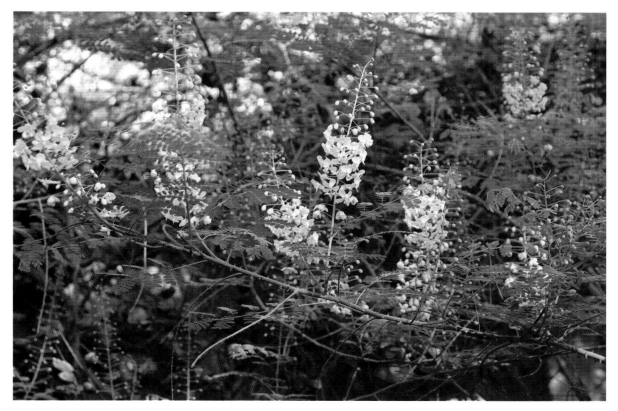

【药用部位】根、种子及全草。

【性状】株高 1~3m；幼枝有疏毛，后变无毛。羽状复叶长 20~25cm；小叶 25~29，披针形至条状披针形，稀椭圆形，长 3~4cm，宽 1.2~2cm，先端渐尖，基部圆形，下面密生平贴柔毛。总状花序顶生，长 15~20cm；萼钟状，有疏短柔毛或近无毛；花冠淡黄色，旗瓣匙形，翼瓣无耳。荚果长 5~8cm，于种子间微缢缩，呈不明显的串珠状，疏生短柔毛，有种子 1~5 粒。花期 6~8 月，果期 7~10 月。

【分布】秦岭南北均分布，生于海拔 600~1600m 的山坡、山谷、地埂、草丛或沙地。

【主要化学成分】根含苦参碱、司巴丁。

【功能与主治】清热利湿，抗菌消炎，健胃驱虫。用于皮肤瘙痒，神经衰弱，消化不良，便秘。

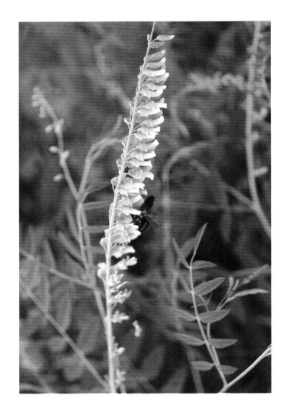

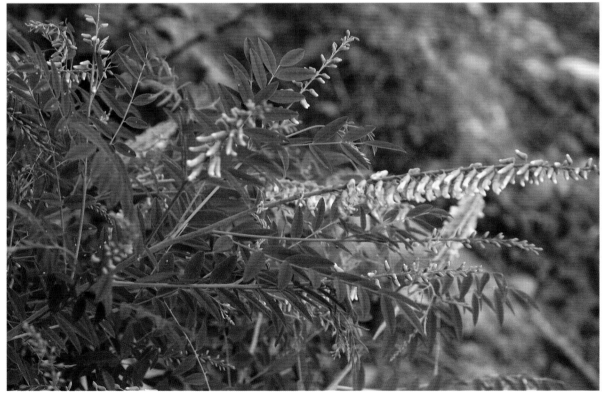

【药用部位】花或花蕾（入药为槐米）、荚果（入药为槐角）、叶、根。

【性状】株高 15~25m。羽状复叶长 15~25cm；叶轴有毛，基部膨大；小叶 9~15，卵状矩圆形，长 2.5~7.5cm，宽 1.5~3cm，先端渐尖而具细突尖，基部阔楔形，下面灰白色，疏生短柔毛。圆锥花序顶生；萼钟状，具 5 小齿，疏被毛；花冠乳白色，旗瓣阔心形，具短爪，有紫脉；雄蕊 10，不等长。荚果肉质，串珠状，无毛，不裂；种子 1~6 个，肾形。花期 7~8 月，果期 8~10 月。

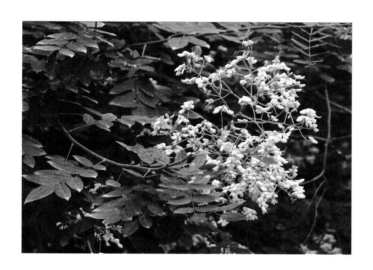

【分布】秦岭南北均分布，多栽培，生于海拔 350~1800m 的山谷路旁及村边。

【主要化学成分】芦丁，槲皮素，槐二醇。

【功能与主治】凉血，止血降压，清热解毒。用于便血，痔血，血痢，崩漏，吐血，衄血，肝热目赤，头痛眩晕。

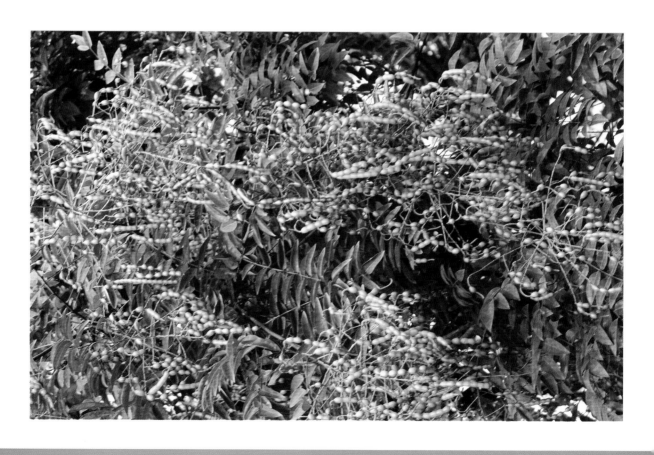

【药用部位】全草。

【性状】茎高可达 3m，全草有香气。叶具 3 小叶；小叶椭圆形，长 1.5~2.5cm，宽 0.3~0.6cm，先端圆，具短尖头，边缘具锯齿；托叶三角形，基部宽，有时分裂。花排列成总状花序，腋生；花萼钟状 1，萼齿三角形；花冠黄色，旗瓣与翼瓣近等长。荚果卵圆形，稍有毛，网脉明显，有种子 1 粒；种子矩形，褐色。花期 5~9 月，果期 6~10 月。

【分布】秦岭北坡野生或栽培。生于山坡、河岸、路旁、砂质草地及林缘。

【主要化学成分】香豆素，氢化香豆素。

【功能与主治】化湿，和中。用于暑湿胸闷，头痛头昏，恶心泛呕，舌腻。

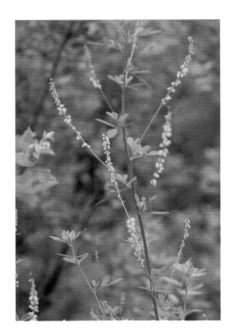

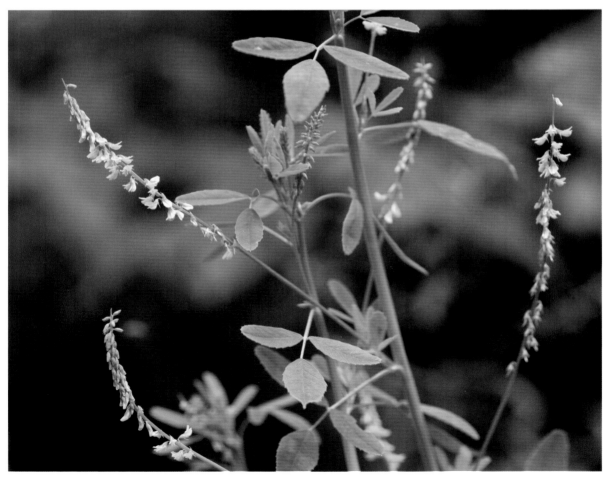

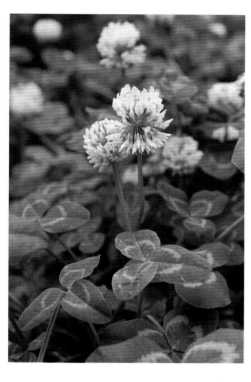

【药用部位】全草。

【性状】茎匍匐，无毛。叶具 3 小叶；小叶倒卵形至近倒心形，长 1.2~2cm，先端圆或凹陷，基部楔形，边缘具细锯齿，上面无毛，下面微有毛；几无小叶柄；托叶椭圆形，抱茎。花序呈头状，有长总花梗；萼筒状，萼齿三角形，较萼筒短，均有微毛；花冠白色或淡红色。荚果倒卵状矩形，包被于膜质、膨大、长约 1cm 的萼内，含种子 2~4 粒；种子褐色，近圆形。花果期 4~10 月。

【分布】秦岭南北坡均分布，多野生于草甸、河岸及路旁。现多栽培。

【主要化学成分】车轴花素，芒柄花根素。

【功能与主治】清热，凉血，宁心。用于癫痫，痔疮出血。

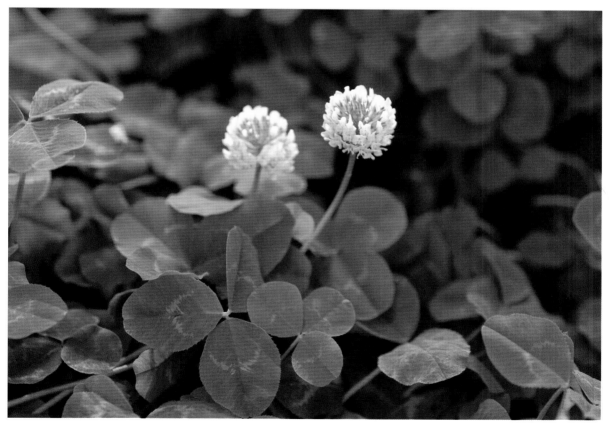

百脉根

豆科

Lotus corniculatus Linn.

豆科 Fabaceae 百脉根属多年生草本

【药用部位】根。

【性状】茎高 10~60cm。小叶 5 个，其中 2 小叶生于叶柄基部，余 3 小叶生于叶柄顶端，小叶卵形或倒卵形，先端尖，基部圆楔形，全缘，无毛或幼时有疏长柔毛；叶柄长 3~15mm，小叶近无柄。花 3~4 朵排列成伞形花序，具叶状总苞；花萼宽钟形，萼齿三角形，无毛；花冠黄色，长在 1cm 以上，旗瓣阔卵圆形，基部有爪，不成楔形。荚果长圆柱形，膨胀，鲜时紫绿色，干后灰绿色，含多数种子；种子绿色，肾形。花期 5~9 月，果期 7~10 月。

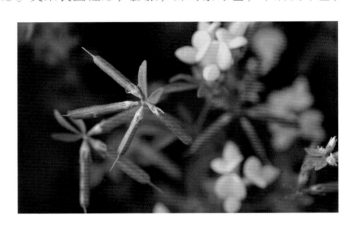

【分布】秦岭南北坡均分布，生于海拔 800~2500m 的山坡或山谷草丛或田间。

【主要化学成分】百脉根素，百脉根素苷，棉花皮素苷。

【功能与主治】补虚，清热，止渴虚劳。用于阴虚发热，口渴。

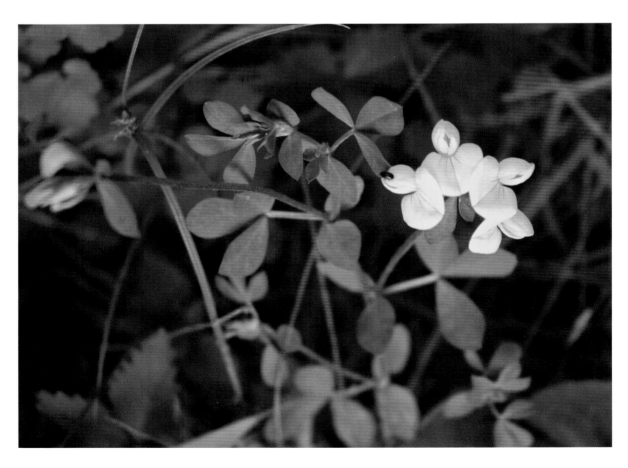

【药用部位】全草。

【性状】株高 80~200cm，枝条密生白色丁字毛。羽状复叶；小叶 7~11 个，倒卵形或倒卵状矩圆形，长 1.5~4cm，宽 1~2cm，先端圆形，有短尖，基部宽楔形，全缘，上面疏生丁字毛，下面的

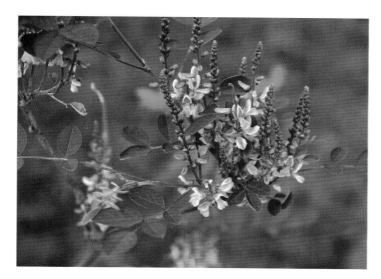

毛较密；叶柄密生丁字毛；小叶柄长约 1mm，亦密生丁字毛。总状花序腋生；总花梗较叶柄短；花冠淡红色，长约 5mm，外面有白色丁字毛。荚果条形，棕褐色，有丁字毛；种子褐色，长圆形。花期 5~7 月，果期 9~11 月。

【分布】秦岭南北坡普遍分布，生于海拔 600~2000m 的山坡草丛、灌木丛、溪旁路边。

【功能与主治】清热解毒，消肿止痛。

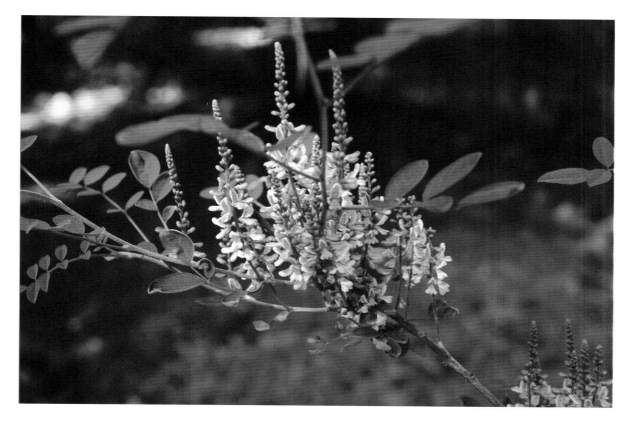

补骨脂

Psoralea corylifolia Linn. 破故纸
豆科 Fabaceae 补骨脂属一年生直立草本

【药用部位】种子。

【性状】高 60~150cm，全体有白色柔毛和黑褐色腺点。单叶或有时有 1 枚长约 1cm 的侧生小叶，叶片宽卵形，长 4.5~9cm，宽 3~6cm，先端钝或圆，基部圆形或心形，边缘有粗而不规则的锯齿。花密集成近头状的总状花序，腋生；花小；萼钟状，萼齿 5，上面 2 萼齿连合；花冠淡紫色或白色；雄蕊 10，合生成 1 组。荚果卵形，不开裂，果皮黑色，与种子粘贴；种子 1，有香气。花果期 7~10 月。

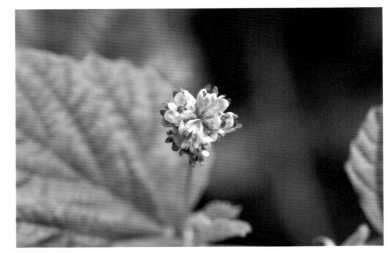

【分布】秦岭地区有栽培。

【主要化学成分】挥发油，树脂，香豆素（补骨脂素、异补骨脂素、白芷素等）。

【功能与主治】补肾壮阳，固精缩尿。用于肾虚腰痛，小便频数，小儿遗尿，肾漏，温脾止泻，纳气平喘。并可治牛皮癣、白癜风等皮肤病。

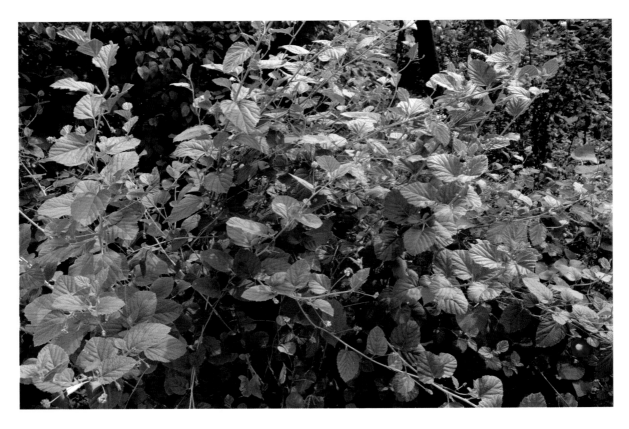

【药用部位】根、茎皮、花、种子。

【性状】茎左旋，枝较粗壮；冬芽卵形。奇数羽状复叶；托叶线形，早落；小叶 3~6 对，纸质，卵状椭圆形至卵状披针形，上部小叶较大，基部 1 对最小；小托叶刺毛状，宿存。总状花序发自去年短枝的腋芽或顶芽，花序轴被白色柔毛；苞片披针形，早落；花萼杯状，密被细绢毛，上方

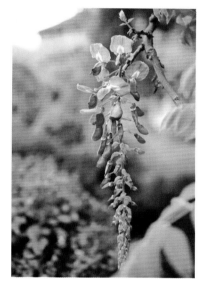

2 齿甚钝，下方 3 齿卵状三角形；花冠紫色，旗瓣圆形，花开后反折，基部有 2 胼胝体，翼瓣长圆形，龙骨瓣较翼瓣短，阔镰形；子房线形，密被绒毛，花柱上弯，胚珠 6~8 粒。荚果倒披针形，密被绒毛，悬垂枝上不脱落，有种子 1~3 粒，圆形，扁平。花期 4~5 月，果期 5~8 月。

【分布】秦岭南北坡均分布，生于海拔 500~1000m 的山谷沟坡、山坡灌丛。

【主要化学成分】香树脂醇，β-谷甾醇，三十烷醇，原甾醇，山奈酚。

【功能与主治】根治咳嗽，消水肿，利小便。茎皮及花能解毒驱虫，止吐泻。种子主治恶疮蜗疥。

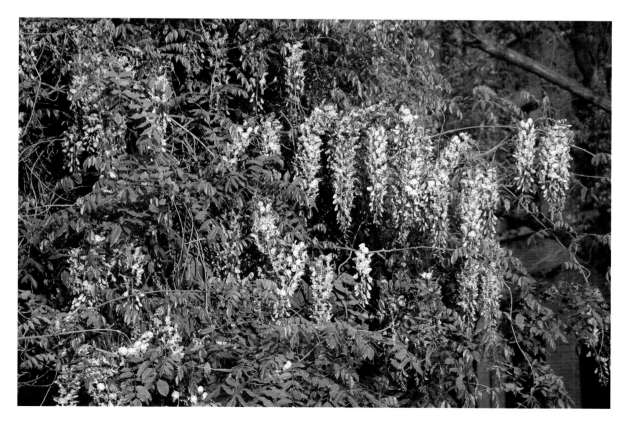

【药用部位】根皮、花。

【性状】株高 1~2m。小枝有棱，无毛。托叶三角形，硬化成针刺状；叶轴脱落或宿存变成针刺状；小叶 4，羽状排列，上面 1 对小叶通常较大，倒卵形或矩圆状倒卵形，长 1~3.5cm，宽 5~15mm，先端圆或微凹，有针尖，无毛。花单生，长 2.8~3.1cm；花梗长约 1cm，中部有关节；花萼钟状，长 12~14mm，基部偏斜；花冠黄色带红色，旗瓣狭长倒卵形。荚果长 3~3.5cm，宽约 5mm，无毛，稍扁。花期 4~5月，果期 7 月。

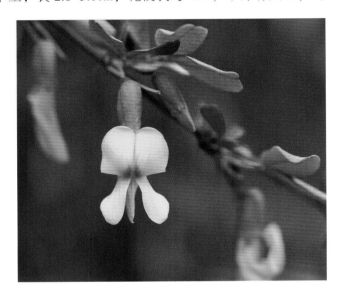

【分布】秦岭南北均坡分布，生于海拔 950~1800m 的山坡、山沟、路旁和灌丛中。

【主要化学成分】黄酮，二苯乙烯低聚体类化合物，三萜类化合物，甾醇类化合物，有机酸。

【功能与主治】祛风活血，舒筋，除湿利尿，止咳化痰。

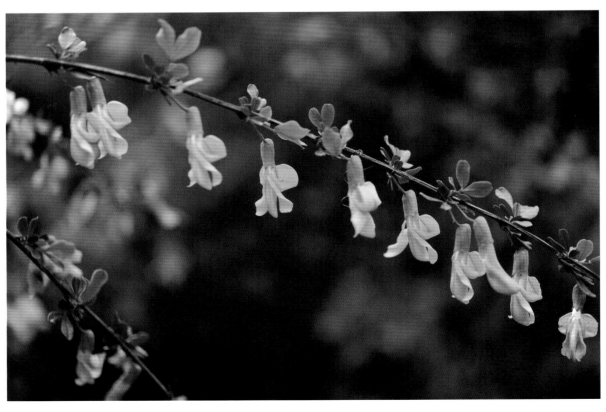

【药用部位】全草及根。

【性状】根圆锥状。茎缩短，在根颈丛生。托叶三角形；小叶 11~21，椭圆形、卵形或长椭圆形，长 6~22mm，宽 3~8mm；托叶、萼、花梗均有长柔毛。伞形花序有 4~6 朵花；花萼钟状，上 2 萼齿较大；花冠紫色，旗瓣卵形，长约 13mm，翼瓣长约 10mm，龙骨瓣短，长 5~6mm；子房圆筒状，花柱内卷。荚果圆筒状，无假隔膜；种子肾形，具凹点，有光泽。花期 4~5 月，果期 6~7 月。

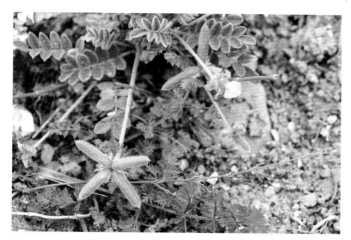

【分布】秦岭南北坡均分布，生于海拔 350~2000m 的沟岸、荒坡及路旁草丛中。

【主要化学成分】大豆皂醇 B，大豆皂醇 E，β-谷甾醇，黄酮类化合物，脂肪酸脂。

【功能与主治】清热解毒，散瘀消肿。用于化脓性炎症，痈肿，疔疮（常与蒲公英配用），高热烦躁，黄疸，肠炎，痢疾。

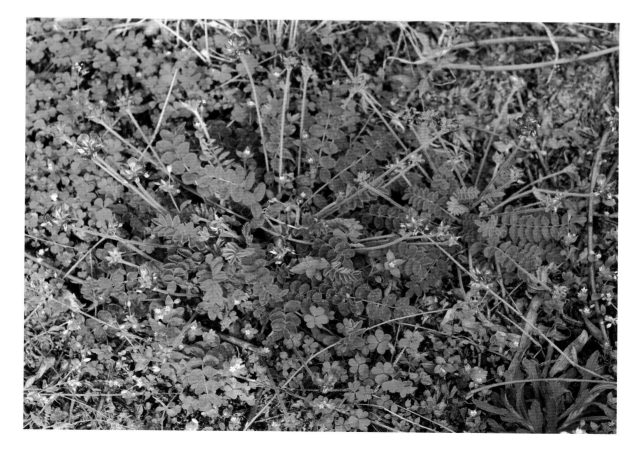

豆科

紫云英

Astragalus sinicus L.

豆科 Fabaceae 黄耆属二年生草本

【药用部位】种子及全草。

【性状】茎直立或匍匐，多分枝，高 10~30cm，无毛。羽状复叶；小叶 7~13，宽椭圆形或倒卵形，长 5~20mm，宽 4~12mm，先端凹或圆形，基部楔圆形，两面有白色长毛。总状花序近伞形，总花梗长达 15cm；花萼钟状，萼齿三角形，有长毛；花冠紫色或白色；子房无毛，有短柄。荚果条状矩圆形，微弯，黑色，无毛。花期 2~6 月，果期 3~7 月。

【分布】秦岭南坡有分布，生于海拔 300~3000m 的山坡、路旁、林下及河边。

【主要化学成分】葫芦巴碱，紫云英苷，胆碱。

【功能与主治】祛风明目，健脾益气，解毒止痛，补骨涩精。用于急性结膜炎，神经痛，带状疱疹。

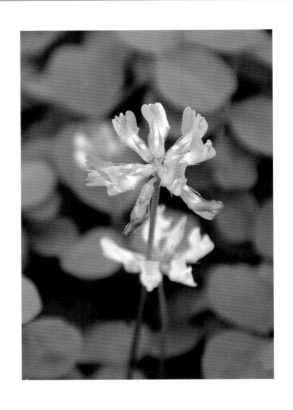

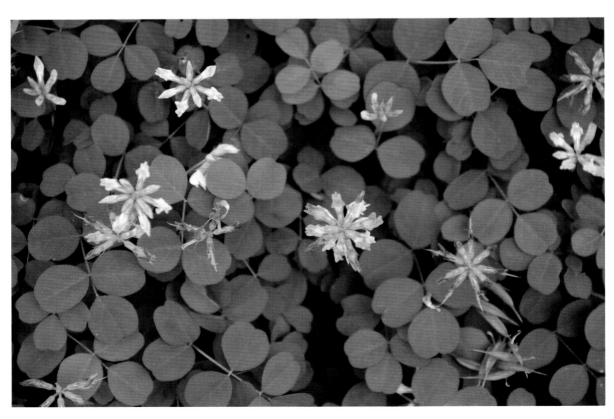

【药用部位】根。

【性状】株高 1~2m；幼枝有毛。3 小叶，卵形、卵状椭圆形或椭圆状披针形，长 1.5~9cm，宽 1~5cm，先端急尖、圆钝或微凹，有小尖，基部楔形，下面密生短柔毛。总状花序腋生、单生或数个排成圆锥状；总花梗密生短柔毛；花萼钟状，萼齿与萼筒近等长或较长，密生短柔毛；花梗短，有毛；花冠紫红色，长 1~1.2cm。荚果卵形、矩圆形、倒卵形或披针形，稍偏斜，有短尖，有锈色短柔毛。花期 7~9 月，果期 9~10 月。

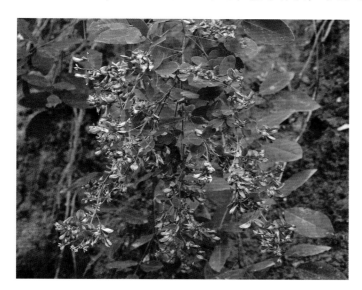

【分布】秦岭南北均分布，生于海拔 1700m 以下的山坡、山谷的灌丛或路旁。

【主要化学成分】生物碱，黄酮，萜类，甾醇，有机酸。

【功能与主治】清热凉血，消肿止痛。用于肺热咯血，肺脓肿，疖疮痈肿，便血，风湿关节痛，跌打肿痛。

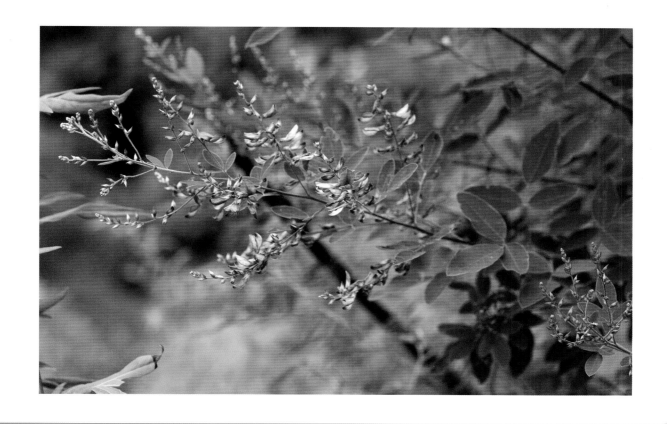

【药用部位】根及全草。

【性状】茎直立，高 30~100cm，分枝有白色短柔毛。小叶 3，矩圆形，先端截形，微凹，有短尖，基部楔形，上面无毛，下面密生白色柔毛，侧生小叶较小；托叶条形。总状花序腋生，有 2~4 朵花；无瓣花簇生于叶腋；小苞片 2 枚，狭卵形，生于萼筒下；花萼浅杯状，萼齿 5，披针形，有白色短柔毛；花冠白色至淡红色，旗瓣长约 7mm，翼瓣与旗瓣近等长，龙骨瓣稍长于旗瓣。花期 7~8 月，果期 9~10 月。

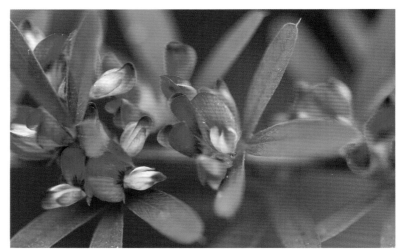

【分布】秦岭南北坡普遍分布，生于海拔 1700m 以下的山坡、山梁、路边和山沟岸旁或农田边。

【主要化学成分】槲皮素，山柰酚，异牡荆素，异荭草素。

【功能与主治】益肝明目，活血清热，利尿解毒。用于糖尿病，小儿血尿，失眠，沁儿疳积。

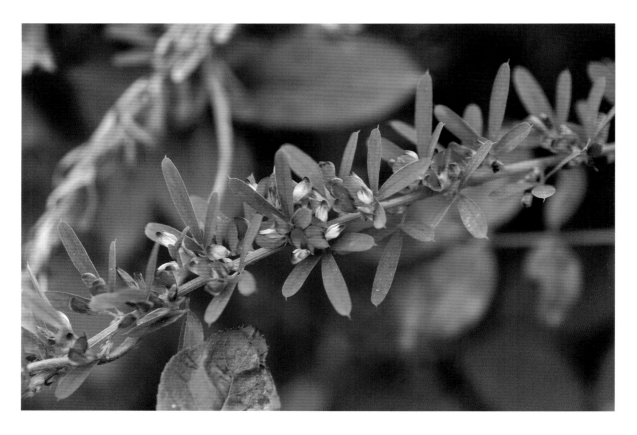

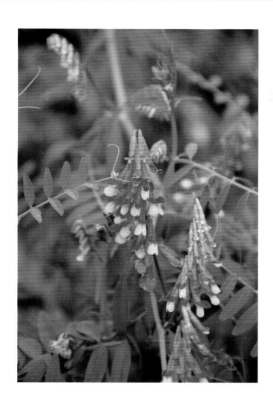

【药用部位】全草。

【性状】株高 40~150cm。羽状复叶，有卷须；小叶 8~24，狭椭圆形或狭披针形，先端突尖，基部圆形，上面无毛，下面有短柔毛；叶轴有淡黄色柔毛；托叶披针形或戟形。总状花序腋生，有花 7~15 朵；萼斜钟形，萼齿 5，上面 2 齿较长，有疏短柔毛；花冠紫色或蓝色；子房具长柄，花柱顶端四周被黄色腺毛。荚果矩圆形，褐色，膨胀，两端急尖，具柄；种子 3~5 粒，黑色。花果期 5~9 月。

【分布】秦岭南北坡普遍分布，生于海拔 400~1800m 草坡、山谷、路旁。

【功能与主治】活血平胃，明耳目，疗疮。民间用于治鼻衄和疮肿。

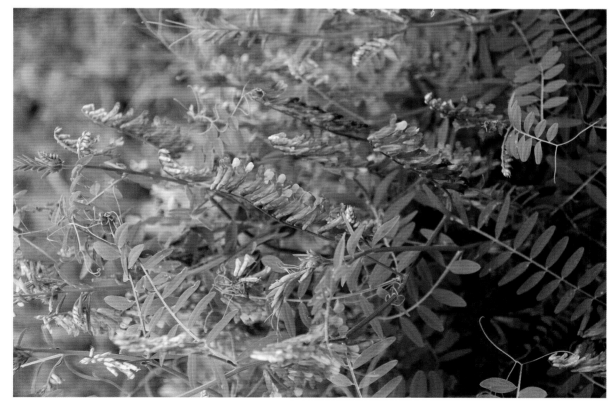

豆科
野豌豆

Vicia sepium L.

豆科 Fabaceae 野豌豆属多年生草本

【药用部位】叶、花、果实。

【性状】株高 30~100cm。茎有疏柔毛。羽状复叶，顶端有卷须；小叶 8~14，卵状矩圆形或卵状披针形，先端急尖，有短尖头，基部圆形，两面有稀疏短柔毛；托叶戟形，边缘有 4 个粗齿。总状花序腋生，花常 2~6 朵密生，总花梗短；花梗有黄色疏毛；花萼钟状 1，萼齿 5，尖锐，有黄色疏柔毛；花冠红色或紫色；子房具短柄，花柱顶端背部有 1 丛淡黄色髯毛。荚果棕褐色，矩圆形，两端尖，基部具短柄；种子 2~4，扁圆球形，黑色。花期 6 月，果期 7~8 月。

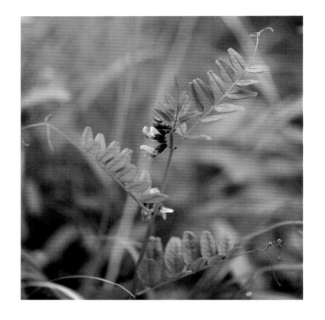

【分布】秦岭南北坡均分布，生于海拔 1000~2200m 的草坡、荒地中。

【主要化学成分】黄酮类化合物，酪氨酸，脂肪酸类。

【功能与主治】清热，消炎解毒，消肿。

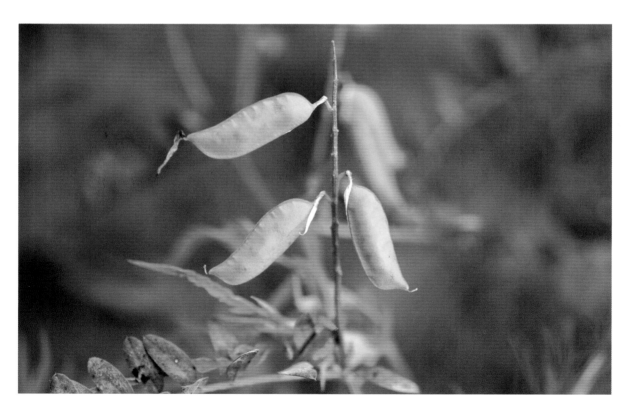

【药用部位】根、花。

【性状】藤本，长可达 8m；块根肥厚；各部有黄色长硬毛。小叶 3，顶生小叶菱状卵形，长 5.5~19cm，宽 4.5~18cm，两面有毛，侧生小叶宽卵形，有时有裂片，基部斜形；托叶盾形，小托叶针状。总状花序腋生，花密；小苞片卵形或披针形；萼钟形，萼齿 5，披针形，上面 2 齿合生，下面 1 齿较长，内外面均有黄色柔毛；花冠紫红色。荚果条形，扁平，密生黄色长硬毛。花期 7~9 月，果期 10~11 月。

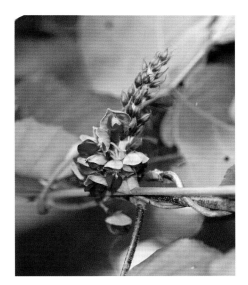

【分布】秦岭南北坡广泛分布，生于海拔 700~1500m 的山坡、路旁、沟岸或疏林中。

【主要化学成分】葛根含异黄酮类化合物葛根素和三萜类葛皂醇。

【功能与主治】解肌退热，生津，透疹，升阳止泻。用于外感发热头痛，项背强痛，口渴，消渴，麻疹不透，热痢，泄泻，高血压颈项强痛。葛根能滋身健体，抗衰老，降压，降糖，降脂，增加皮肤弹性，润肤。葛花可解酒，除胃热。

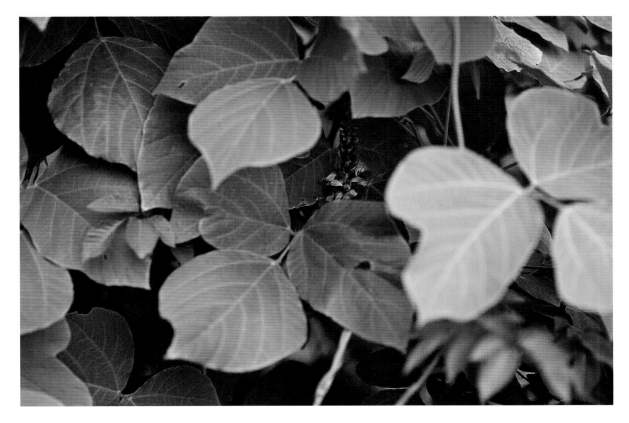

【药用部位】根皮。

【性状】株高 15~50cm；主根粗壮，韧皮部肉质，浅黄色，长达 10cm。茎多数丛生，直立或倾斜，具纵棱槽。单叶互生，叶片纸质，线形至线状披针形，先端渐尖，基部楔形，全缘，反卷，主脉上面凹陷，背面隆起，侧脉不明显，近无柄。总状花序呈扁侧状生于小枝顶端，细弱，长 5~7cm，通常略俯垂，少花，稀疏；苞片 3，披针形，先端渐尖，早落；萼片 5，宿存，外面 3 枚线状披针形，急尖，里面 2 枚花瓣状，倒卵形或长圆形，先端圆形，具短尖头，沿中脉绿色，周围膜质，带紫堇色，基部具爪；花瓣 3，紫色，侧瓣斜长圆形，长约 4mm，基部与龙骨瓣合生，基部内侧具柔毛，龙骨瓣较侧瓣长，具流苏状附属物；雄蕊 8，花丝 3/4 以下合生成鞘，具缘毛，3/4 以上两侧各 3 枚合生，花药无柄，中间 2 枚分离，花丝丝状，具狭翅，花药长卵形；子房扁圆形，花柱弯曲，顶端呈喇叭形，柱头内藏。蒴果圆形。花果期 5~9 月。

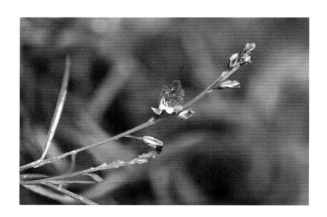

【分布】秦岭南北均分布，生于海拔 400~1000m 的山坡草地或路旁。

【主要化学成分】远志皂苷，𠮷酮，生物碱，远志素，树脂。

【功能与主治】益智安神，散郁化痰。用于神经衰弱，心悸，健忘，失眠，梦遗，咳嗽多痰，支气管炎，腹泻，膀胱炎，痈疽疮肿，癫痫惊狂，痉挛抽搐，痈疽疮毒。并有强壮、刺激子宫收缩等作用。

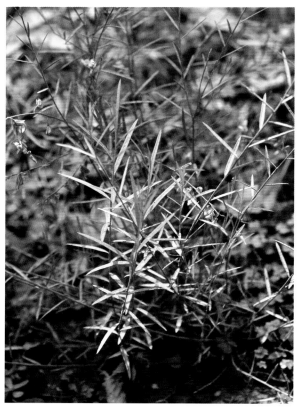

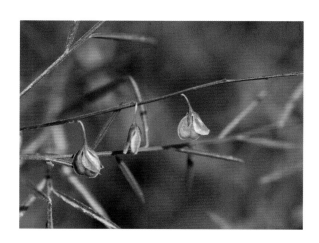

【药用部位】全草及根。

【性状】株高 15~20cm；茎、枝直立或外倾，具纵棱，被卷曲短柔毛。单叶互生，叶片厚纸质或亚革质。卵形或卵状披针形，全缘，主脉上面凹陷，背面隆起，侧脉 3~5 对，两面凸起，并被短柔毛。总状花序与叶对生，或腋外生。花基部具 1 披针形早落的苞片；萼片 5，宿存，基部具爪；花瓣 3，白色至紫色，基部合生；雄蕊 8，全部合生成鞘，鞘 1/2 以下与花瓣贴生，花药无柄，顶孔开裂；子房倒卵形，具翅，花柱弯曲，柱头 2，间隔排列。蒴果圆形，边缘具有横脉的阔翅。种子 2 粒，卵形，密被白色短柔毛，种阜 2 裂下延。花期 4~5 月，果期 5~8 月。

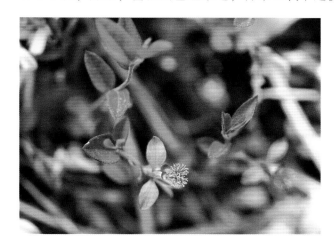

【分布】秦岭南北坡均分布，生于海拔 300~1000m 的山坡、路旁或草丛。

【主要化学成分】根含三萜皂苷、树脂、脂肪油、远志醇和远志醇的四乙酸脂，地上部分含瓜子金皂苷、山柰酚等。

【功能与主治】活血散瘀，祛痰镇咳，解毒止痛。用于咽炎，扁桃体炎，口腔炎，咳嗽，小儿肺炎，小儿疳积，泌尿系结石，乳腺炎，骨髓炎；外用治毒蛇咬伤，疔疮疖肿。

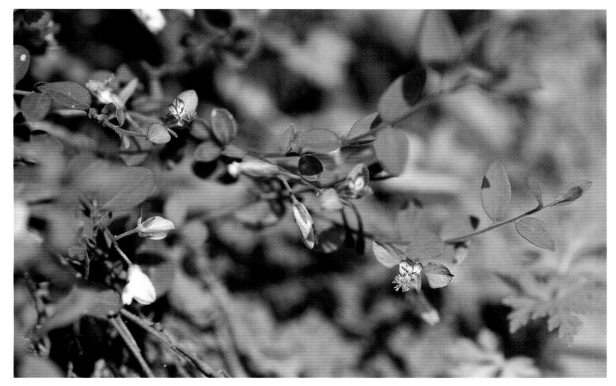

【药用部位】树皮。

【性状】树皮白色。叶卵状三角形、三角形、菱状三角形或卵状菱形，长 3~9cm，先端渐尖，有时呈短尾状，基部截形至楔形，有时近心形或近圆形，边缘有或多或少重锯齿，无毛；叶柄长 1~2.5cm。果序单生，圆柱状；果苞长 3~7mm，中裂片三角形，侧裂片通常开展至向下弯；翅果狭椭圆形，膜质翅与果等宽或较果稍宽。花期 4~5 月，果期 9~10 月。

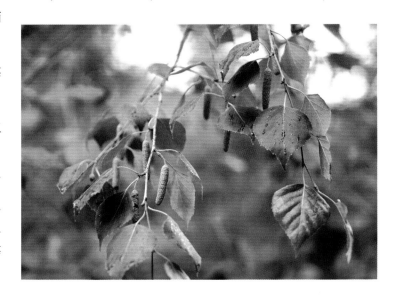

【分布】秦岭南北坡均分布，生于海拔 1000~2300m 的山坡或山梁。

【主要化学成分】白桦脂酸，白桦三萜类。

【功能与主治】清热解毒，止咳。用于急、慢性痢疾，咳嗽气喘，乳痈。树皮可提桦油，可治外伤各种斑疹。并有抗癌、镇咳祛痰、增强免疫等作用。

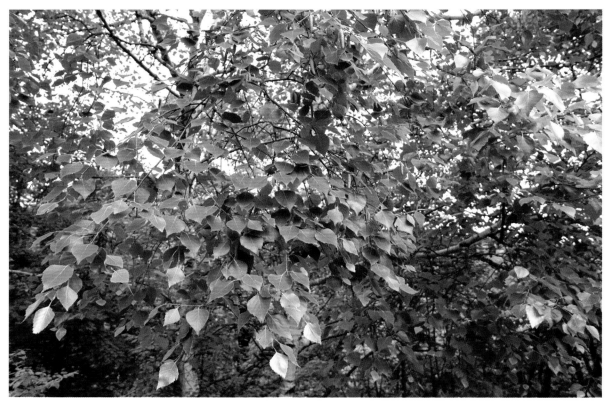

Corylus ferox Wall. var. *thibetica* (Batal.) Franch.
桦木科 Betulaceae 榛属落叶乔木

【药用部位】种子。

【性状】树皮灰黑色；小枝褐色，疏生柔毛，有时有密生刺毛状腺体；芽鳞几无毛。叶通常宽倒卵形，稀矩圆形，长 5~12cm，上面幼时有毛，下面沿脉有丝状毛，侧脉 8~14 对；叶柄长 1.5~2.5cm。果 3~6 个簇生；总苞褐色，外面密生刺毛状腺体，针刺状裂片近无毛或仅在近基部有长柔毛；坚果扁球形，上端被短柔毛，长 1~1.5cm，直径约 1cm。花期 5 月，果期 9~10 月。

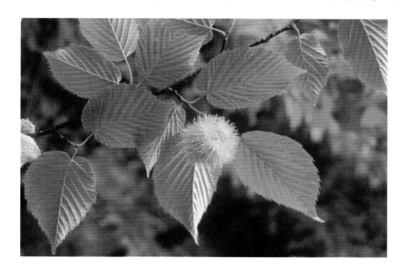

【分布】秦岭南北坡均分布，生于海拔 1500~2500m 的山坡杂木林内。

【主要化学成分】淀粉。

【功能与主治】主治皮肤瘙痒，肠炎腹泻。种子可入药，能调中，开胃，明目。

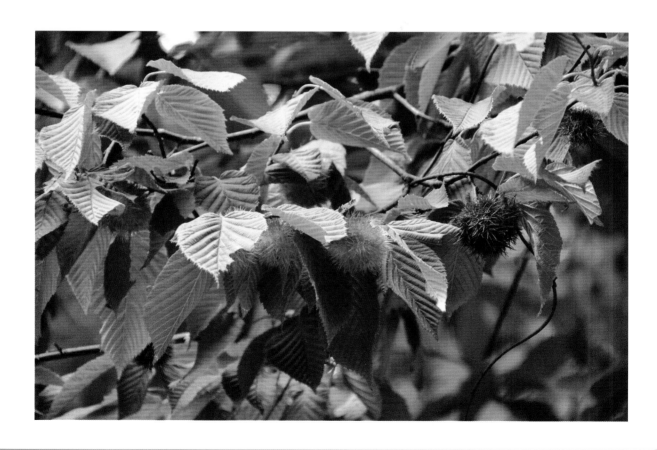

【药用部位】种子、树皮、根、叶、花及果壳。

【性状】树高 15~20m；幼枝被灰褐色绒毛；无顶芽。叶成 2 列，长椭圆形至长椭圆状披针形，长 9~18cm，宽 4~7cm，边缘有锯齿，齿端芒状，下面有灰白色短绒毛，侧脉 10~18 对。雄花序穗状，直立；雌花生于枝条上部的雄花序基部，2~3 朵生于总苞内。壳斗球形，连刺直径 4~6.5cm；苞片针形，有紧贴星状柔毛；坚果当年成熟，2~3 个，侧生的 2 个半球形。花期 4~6 月，果期 8~10 月。

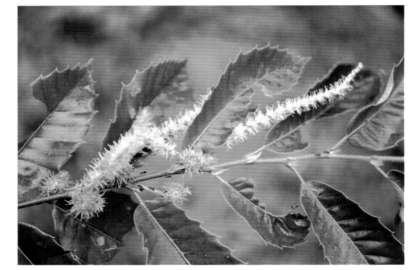

【分布】秦岭南北坡均分布，生于海拔 1500~2500m 的山坡杂木林内。

【主要化学成分】鞣质，有机酸，酚类，单糖，双糖，胡萝卜素，硫胺素，核黄素。

【功能与主治】种子能滋补强壮，益气健胃；树皮治疮毒；根治偏肾气；叶可收敛，外用治漆疮；果壳治反胃及消渴。

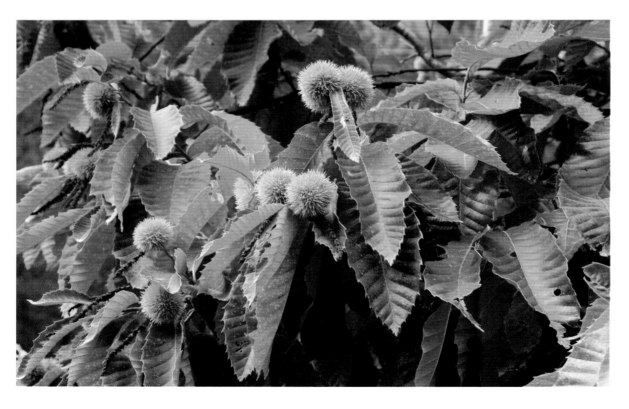

【药用部位】叶、树皮、种子。

【性状】高达 25m；小枝粗壮，有灰黄色星状柔毛。叶倒卵形至倒卵状楔形，长 10~20cm，宽 6~13cm，先端钝，基部耳形，有时楔形，边缘有 4~10 对波状裂片，幼时有毛，老时仅下面有灰色柔毛和星状毛，侧脉 4~10 对；叶柄极短，长 2~5mm。壳斗杯形，包围坚果 1/2；苞片狭披针形，反卷，红棕色；坚果卵形至宽卵形。花期 4~5 月，果期 9~10 月。

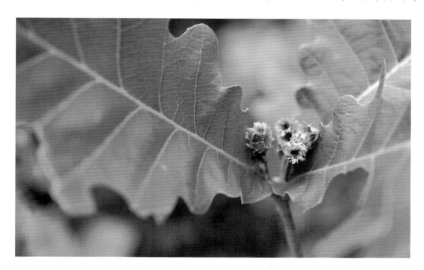

【分布】秦岭南北坡均分布，生于海拔 300~1500m 的山坡。

【主要化学成分】鞣质，淀粉。

【功能与主治】槲叶治吐血，衄血，血痢，血痔，淋病。槲皮治恶疮，瘰疬，痢疾，肠风下血。

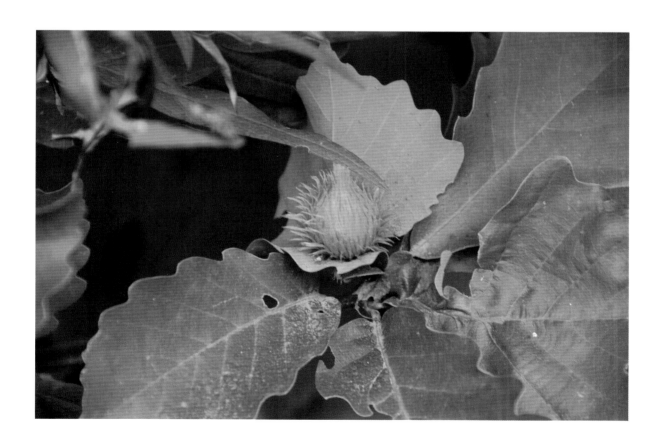

【药用部位】树皮、根皮、叶、果。

【性状】株高 4~6m；树皮灰色，枝条暗褐色，髓部实心。单数羽状复叶互生，叶柄较叶轴短；小叶 7~23，无柄，薄革质。花单性，雌雄同株；穗状花序直立，伞房状排列于小枝顶端；两性花序通常生于中央顶端，雌花序在下，雄花序在上，开花后脱落，生于两性花序下方周围者为雄花序。果序卵状椭圆形至长椭圆状圆柱形，长椭圆形；小坚果扁平，有 2 狭翅。5~6 月开花，7~8 月果成熟。

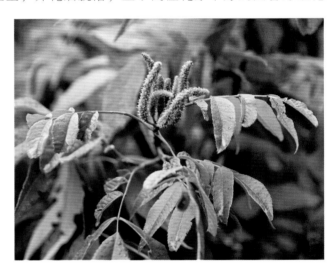

【分布】秦岭南坡均分布，生于海拔 2000m 以下的山坡及杂木林中。

【主要化学成分】鞣质，芳香油。

【功能与主治】果能活血行气，顺气祛风，消肿止痛，杀虫止痒。用于内伤胸胀，腹痛，跌打损伤，筋骨疼痛，痈肿，湿疮，疥癣。

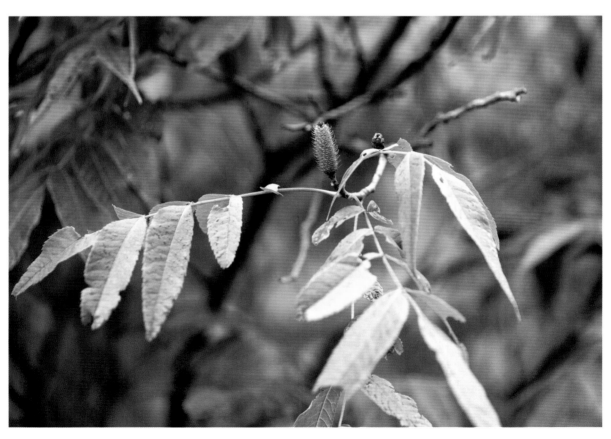

【药用部位】果实。

【性状】株高 20~25m；髓部片状。单数羽状复叶长 25~30cm；小叶 5~11，椭圆状卵形至长椭圆形；小叶柄极短或无。花单性，雌雄同株；雄蕊葇荑花序下垂，雄蕊 6~30 枚；雌花序簇状，直立，

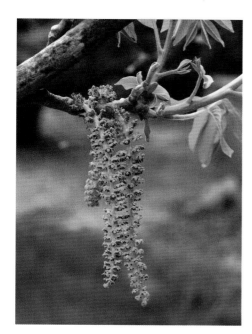

通常有雌花 1~3 枚。果序短，俯垂，有果实 1~3；果实球形，外果皮肉质，不规则开裂，内果皮骨质，表面凹凸或皱折，有 2 条纵棱，先端有短尖头，隔膜较薄，内果皮壁内有不规则空隙或无空隙而仅有皱褶。花期 4~5 月，果期 10 月。

【分布】秦岭南北坡均分布，生于海拔 2000m 以下的山坡、路旁、地畔河边。

【主要化学成分】外果皮含胡桃醌、鞣质、没食子酸，果实含黄酮、苷类、槲皮素、山柰酚，种子含脂肪油、蛋白质、糖类。

【功能与主治】补肾，固精强腰，温肺定喘，润肠通便。用于肾虚耳鸣，咳嗽气喘，遗精，阳痿，腰痛，中耳炎，便秘。

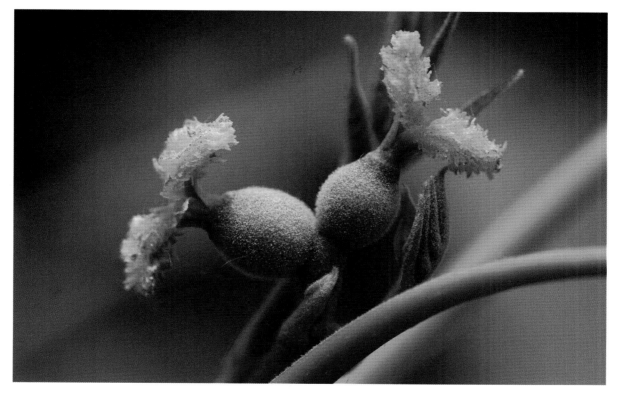

野核桃

Juglans cathayensis Dode

胡桃科 Juglandaceae 胡桃属落叶乔木

【药用部位】果实、根、茎皮。

【性状】株高 25m；髓部薄片状；顶芽裸露，有黄褐色毛。单数羽状复叶长 40~50cm；小叶 9~17，无柄，卵形或卵状长椭圆形，有明显细密锯齿，上面有星状毛，下面密生短柔毛及星状毛。花单性，雌雄同株；雄茱荑花序下垂；雌花序穗状，直立，通常有 5~10 雌花，密生腺毛。果序长，常生 6~10 果实，下垂；果实卵形，有腺毛；果核球形，有 6~8 条纵棱，各棱间有不规则皱褶。花期 4~5 月，果期 8~10 月。

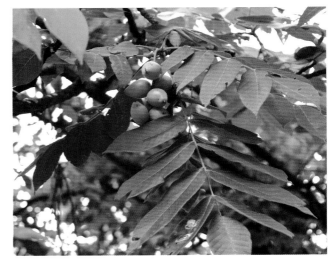

【分布】秦岭南北坡均分布，生于海拔 800~2000m 的山坡，或山谷的杂木林内。

【主要化学成分】种子富含维生素 C、维生素 B$_6$、维生素 E 等多种维生素，不饱和脂肪酸，以及锌、锰、铬等多种矿质元素。

【功能与主治】用于虚痨咳嗽，下肢酸痛，腰腿痛。果、根和茎皮主治骨折，身弱体虚，腰痛，治虚寒咳嗽，下肢酸痛，油驱绦虫，治皮肤疥癣，冻疮，腋臭。

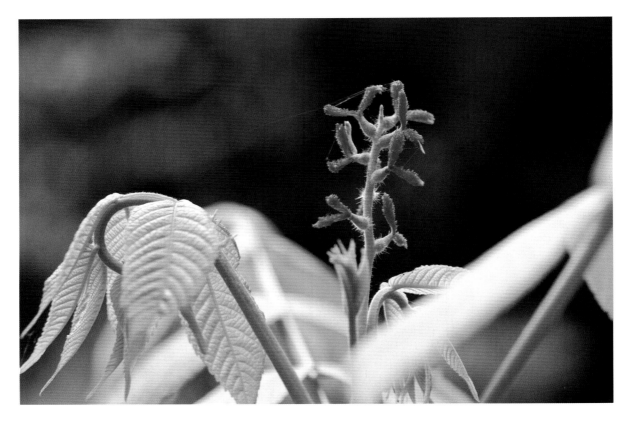

【药用部位】根、叶、花、种子。

【性状】茎直立，高 1~3m，有纵沟，密生短柔毛，皮层富纤维。叶互生或下部的对生，掌状全裂，裂片 3~11，披针形至条状披针形，上面有糙毛，下面密被灰白色毡毛，边缘具粗锯齿；叶柄被短绵毛。花单性，雌雄异株；雄花排列成长而疏散的圆锥花序，花被片和雄蕊各 5；雌花丛生

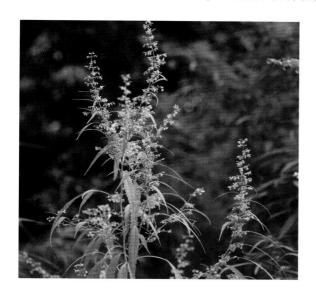

叶腋，绿色，每朵花外具 1 卵形苞片，花被退化，膜质，紧包子房。瘦果扁卵形，为宿存的黄褐色苞片所包裹。花期 5~6 月，果期 7 月。

【分布】秦岭各地均有栽培。

【主要化学成分】种子含胡芦巴碱、异亮氨酸甜菜碱、麻仁球朊酶、亚麻酸、亚油酸。

【功能与主治】种子入药称"火麻仁"，可润肠通便。用于血虚津亏，肠燥便秘。花称"麻勃"，用于恶风，经闭，健忘。果壳和苞片称"麻蕡"，治劳伤，破积，散脓；有毒，多服令人发狂。叶含麻醉性树脂，可以配制麻醉剂。

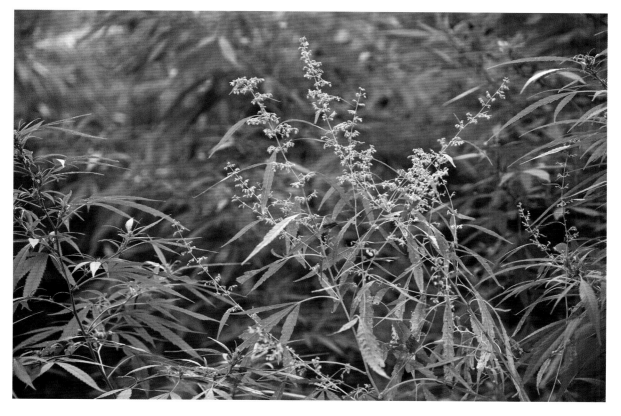

葎草
大麻科

Humulus scandens (Lour.) Merr.

大麻科 Cannabaceae 葎草属缠绕草本

【药用部位】全草。

【性状】茎枝和叶柄有倒刺。叶纸质，对生，叶片近肾状五角形，掌状深裂，裂片 5~7，边缘有粗锯齿，两面有粗糙刺毛，下面有黄色小腺点。花单性，雌雄异株；雄花小，淡黄绿色，排列成圆锥花序，花被片和雄蕊各 5；雌花排列成近圆形的穗状花序，每 2 朵花外具 1 卵形、有白刺毛和黄色小腺点的苞片，花被退化为 1 全缘的膜质片。瘦果淡黄色，扁圆形。花期 5~7 月，果期 8~10 月。

【分布】秦岭南北坡普遍分布，生于海拔 500~1500m 的山坡、路旁荒地及住宅附近。

【主要化学成分】木犀草素，挥发油，鞣质，树脂。果含葎草酮及蛇麻酮。

【功能与主治】清热解毒，利尿消肿。用于肺结核潮热，肠胃炎，痢疾，感冒发热，小便不利，肾盂肾炎，急性肾炎，膀胱炎，泌尿系结石；外用治痈疖肿毒，湿疹，毒蛇咬伤。

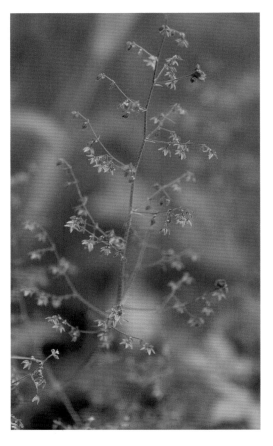

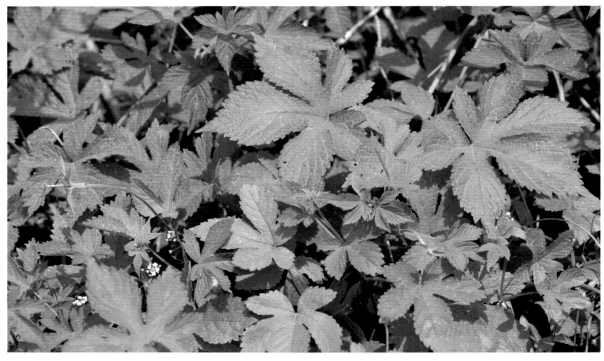

【药用部位】果实、根、叶。

【性状】株高达 4m，常具刺；幼枝密被银白色鳞片。叶纸质，椭圆形至倒卵状披针形，表面有时有银白鳞片，上面灰白色，被鳞片，侧脉 5~7 对；叶柄银白色。花先叶开放，黄白色，芳香，2~7 朵丛生新枝基部；花梗长 3~6mm；花被筒漏斗形，上部 4 裂，裂片卵状三角形；雄蕊 4；花柱直立，疏生白色星状柔毛。核果球形，被银白色鳞片，成熟时红色。花期 4~5 月，果期 7~8 月。

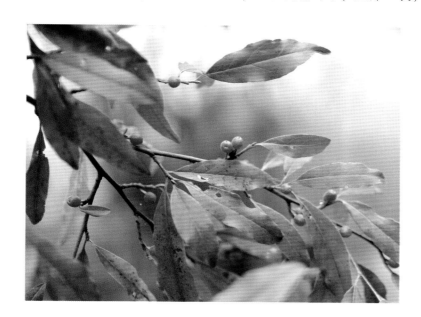

【分布】秦岭南北坡普遍分布，多生于干燥的荒坡、山沟及河边沙地。

【主要化学成分】β-谷甾醇，槲皮素，芦丁。

【功能与主治】清热利湿，止血。用于咳嗽，泄泻，痢疾，淋病，崩带。

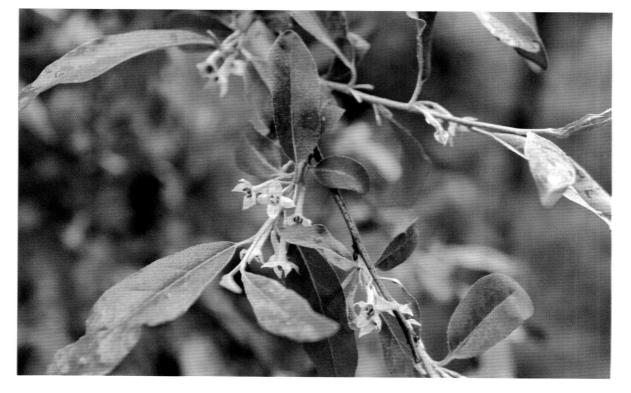

桑科

240 构树 *Broussonetia papyrifera* (Linn.) L'Hér. ex Vent.

桑科 Moraceae 构属落叶乔木

【药用部位】果实（入药为"楮实子"）、根、根皮、茎皮、叶。

【性状】株高达 16m，有乳汁。叶宽卵形至矩圆状卵形，长 7~20cm，宽 6~15cm，不分裂或不规则的 3~5 裂，深裂，边缘有粗锯齿，上面有糙毛，下面密生柔毛，三出脉。花单性，雌雄异株；雄花序葇荑状；雌花序头状；雄花花被片和雄蕊各 4；雌花苞片棒状，先端有毛，花被管状，花柱侧生，丝状。聚花果球形，肉质，红色。花期 4~5 月，果期 6~7 月。

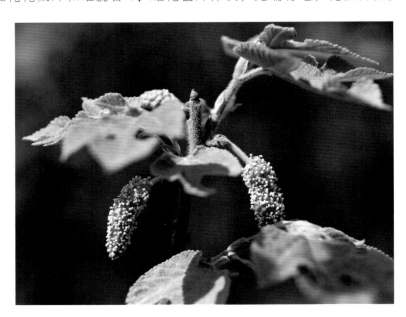

【分布】秦岭南北坡普遍分布，生于海拔 500~1500m 的山坡、山谷、平原或村庄附近。

【主要化学成分】果实含皂苷、维生素 B 及油脂。

【功能与主治】补肾清肝，明目，利尿。用于腰膝酸软，虚劳骨蒸，砂晕目昏，目生翳膜，水肿胀满。

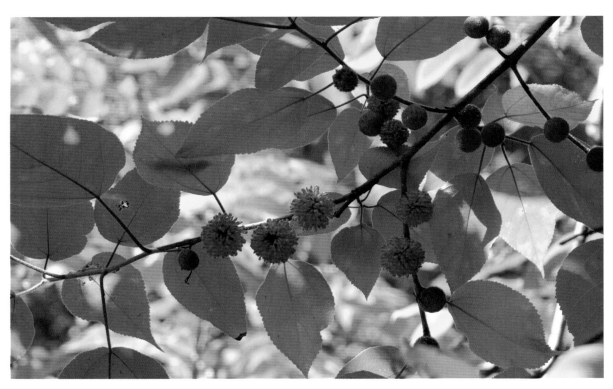

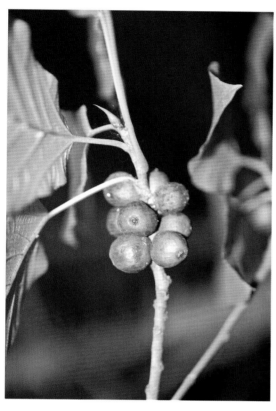

【药用部位】根、果实。

【性状】株高 2~15m；幼枝常被黏质锈色硬毛。针互生，倒卵状矩圆形、倒卵形、矩圆形或琴形，并有 3 裂，长 7~18cm，宽 3~8cm，先端长渐尖或急尖，基部圆形或近心形，全缘或边缘具少数锯齿，两面粗糙，有基生三出脉，侧脉 5~7 对；叶柄长 1.5~4cm。花序托单生或成对着生在当年的枝上部，无梗，球形。雄花和瘿花同生于 1 花序托中，雌花生于另 1 花序托中；花被片均为 5，雄花有 3 雄蕊。花期 4~5 月，果期 5~7 月。

【分布】秦岭南坡及太白山，生于海拔 500~1800m 的山坡路旁及沟边灌木丛中。

【功能与主治】根能退热。可治牙痛，也治久痢。

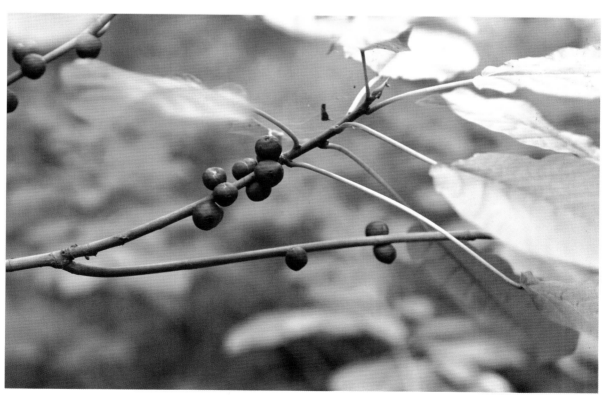

无花果

Ficus carica Linn.

桑科 Moraceae 榕属落叶灌木或小乔木

【药用部位】果实。

【性状】株高达 12m。叶互生，厚膜质，宽卵形或矩圆形，掌状 3~5 裂，少有不裂，先端钝，基部心形，边缘波状或有粗齿，上面粗糙，下面生短毛；叶柄长 4~14cm；托叶三角状卵形，早落。花序托有短梗，单生于叶腋，梨形，成熟时黑紫色，直径约 2.5cm；基部有苞片 3；雄花生瘿花序托内面的上半部，雄蕊 3；瘿花花柱短；雌花生在另 1 花序托中，有长梗，花被片 5，花柱侧生或近顶生，柱头 2 裂。花果期 5~7 月。

【分布】秦岭南北坡广泛栽培，生于庭院、坎边、屋旁阴湿处。

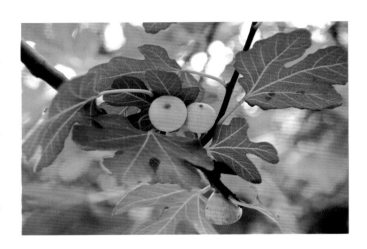

【主要化学成分】单糖，有机酸，氨基酸，蛋白质，豆甾醇，补骨脂素，芦丁。

【功能与主治】健胃清肠，消肿解毒。用于肠炎，痢疾，便秘，痔疮，喉痛，痈疮疥癣，利咽喉，开胃驱虫，食欲不振，脘腹胀痛，痔疮便秘，消化不良，痔疮，脱肛，腹泻，乳汁不足，咽喉肿痛，热痢，咳嗽多痰。

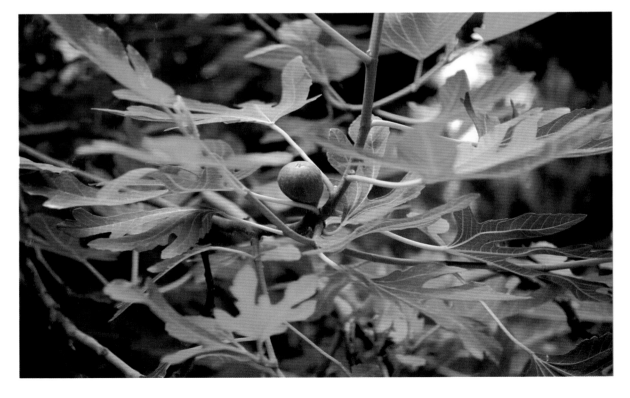

【药用部位】根皮（入药为"桑白皮"），果实（入药称"桑葚子"），叶及枝条也入药。

【性状】高达 15m。叶卵形或宽卵形，长 5~10cm，宽 4~8cm，边缘有粗锯齿，有时不规则分裂，有光泽，下面脉上有疏毛，并具腋毛；托叶披针形，早落。花单性，雌雄异株，均排成腋生穗状花序；雄花序长 1~2.5cm，雌花序长 0.5~1cm；雄花花被片 4，雄蕊 4，中央有不育雌蕊；雌花花被片 4，结果时变肉质，无花柱或花柱极短，柱头 2 裂，宿存。聚花果（桑葚），黑紫色或白色。花期 4~5 月，果期 5~8 月。

【分布】秦岭南北坡普遍分布，多生于海拔 1000m 左右的山坡疏林中，也栽培于路旁、住宅周围。

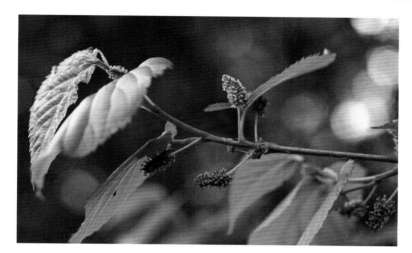

【主要化学成分】叶含胡萝卜素、腺碱、胆碱、葫芦巴子碱、鞣质，果实含鞣质、丁二酸、维生素，根含果胶、榄香精及挥发油。

【功能与主治】根能泻肺平喘，利水消肿。用于肺热咳喘，水肿胀满尿少，面目肌肤浮肿。果实能补肾明目，养血祛风，消渴，润大便。

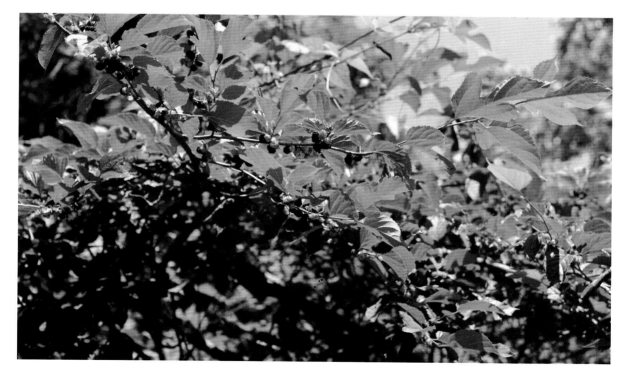

鸡桑

Morus australis Poir. 小叶桑

桑科 Moraceae 桑属灌木或小乔木

【药用部位】根皮、叶。

【性状】株高达 15m。叶互生，卵圆形，长 6~15cm，宽 4~10cm，先端急尖或渐尖，基部截形或近心形，边缘有粗锯齿，有时 3~5 裂，上面粗糙，下面脉上疏生短柔毛；托叶早落。花单性，雌雄异株，腋生的穗状花序；雄花序长 1.5~3cm，雌花序较短；雄花被片和雄蕊均为 4，不育雌蕊陀螺形；雌花柱头 2 裂，与花柱等长，宿存。聚花果，成熟时变暗紫色。花期 3~4 月，果期 4~5 月。

【分布】秦岭南北坡均分布，生于海拔 1500~2500m 的山坡杂木林内。

【主要化学成分】黄酮，二苯乙烯，苯骈呋喃。

【功能与主治】清热解表。用于感冒咳嗽。

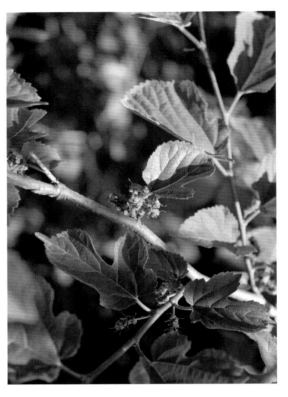

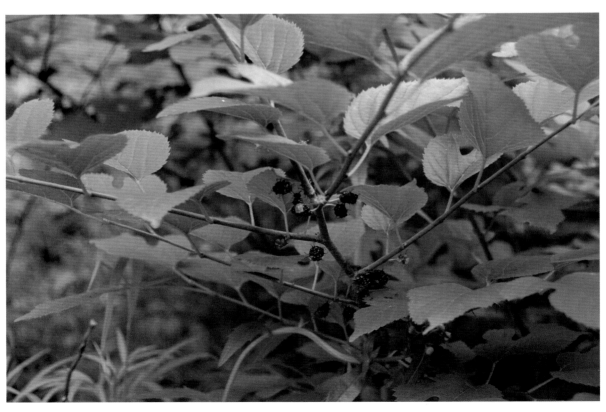

【药用部位】果序、种子。

【性状】株高 10~25m；小枝褐色或黑紫色，被棕褐色短柔毛或无毛，有明显白色的皮孔。叶互生，厚纸质至纸质，宽卵形、椭圆状卵形或心形，边缘常具整齐、浅而钝的细锯齿，上部或近顶端的叶有不明显的齿，稀近全缘。二歧式聚伞圆锥花序，顶生和腋生，被棕色短柔毛；花两性；萼片具网状脉或纵条纹；花瓣椭圆状匙形，具短爪；花盘被柔毛；花柱半裂。浆果状核果近球形，成熟时黄褐色或棕褐色；果序轴明显膨大；种子暗褐色或黑紫色。花期 5~7 月，果期 8~10 月。

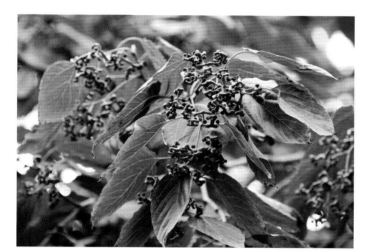

【分布】秦岭南北坡均分布，生于海拔 1000m 以下的阳光充足的沟边、路旁或山谷中。

【主要化学成分】果柄含葡萄糖、苹果酸钙等。

【功能与主治】种子为清凉利尿药，能解酒毒。用于热病消渴，酒醉，烦渴，呕吐，发热。民间常用以浸制"拐枣酒"，能治风湿。

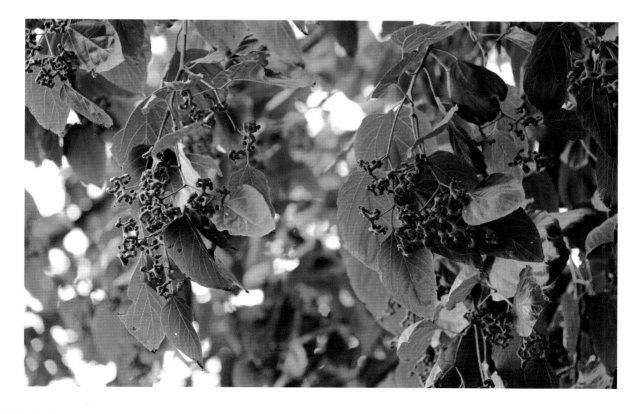

【药用部位】种子（入药为"酸枣仁"）。

【性状】株高 1~3m；有长枝，短枝和无芽小枝（即新枝）比长枝光滑，紫红色或灰褐色，呈"之"字形曲折。小枝有两种刺：一为针状直形的，另一为向下反曲。叶椭圆形至卵状披针形，长 2~3.5cm，宽 0.6~1.2cm，有细锯齿，基生三出脉。花黄绿色，两性，5 基数，具短总花梗，单生或 2~8 个密集成腋生聚伞花序；花梗长 2~3mm；萼片卵状三角形；花瓣倒卵圆形，基部有爪，与雄蕊等长；花盘厚，肉质，圆形，5 裂；子房下部藏于花盘内，与花盘合生，2 室，每室有 1 胚珠，花柱 2 半裂。核果小，近球形，红褐色，味酸，核两端常钝头。花期 5~7 月，果期 8~9 月。

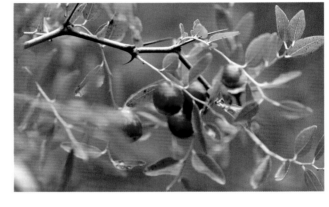

【分布】秦岭南北坡均分布，生于海拔 1000m 左右的向阳或干燥山坡、山谷的沟边或路旁。

【主要化学成分】酸枣仁皂苷，桦皮酸，桦皮醇，甾醇。

【功能与主治】镇定安神。用于神经衰弱，失眠。

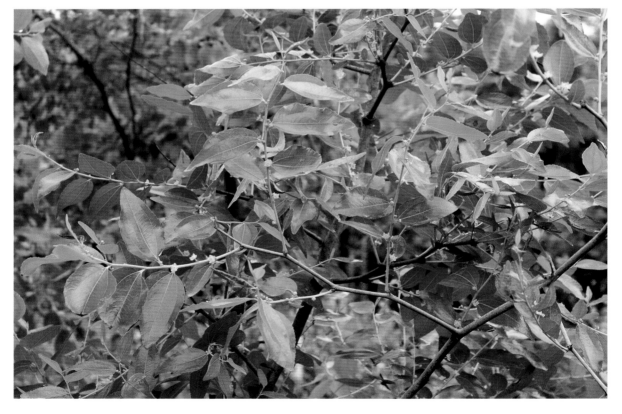

【药用部位】根。

【性状】株高 2~5m，黄褐色，无毛。叶互生，纸质，卵形或卵圆形，长 1.5~5cm，宽 1.3~3cm，先端钝或近于圆形，基部圆形或心形，全缘，两面无毛，上面绿色，下面灰白色，侧脉 8~10 对。圆锥花序或总状圆锥花序顶生，花 3~8 朵束生，黄绿色；花芽球形，顶端钝；花萼 5 裂；花瓣 5，短于萼裂片，倒卵形；雄蕊 5，与花瓣对生。核果圆柱形，成熟时黑色。花期 6~8 月，果期翌年 5~6 月。

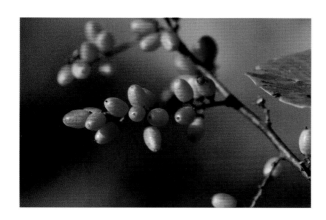

【分布】秦岭南北坡均分布，生于海拔 1300~2600m 的山坡、山谷林下或路旁灌丛中。

【主要化学成分】黄酮，苷类，木脂素，醌类，萜类以及各自或相互形成的多种二聚体。

【功能与主治】祛风湿，活血通络，止咳化痰，健脾益气。用于风湿关节痛，腰痛，痛经，肺结核，瘰疬，小儿疳积，肝炎，胆道蛔虫，毒蛇咬伤，跌打损伤。

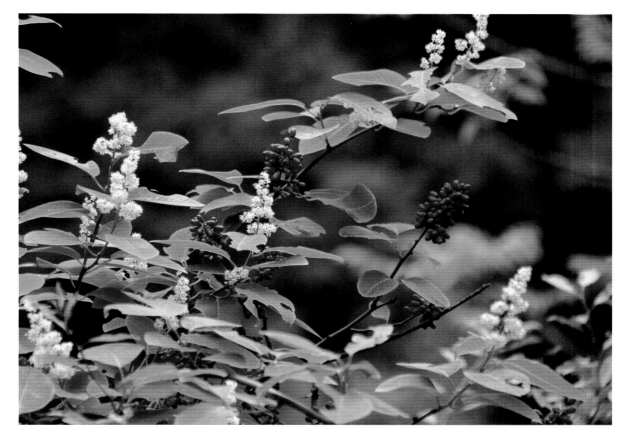

光叶粉花绣线菊

【药用部位】根、叶、果实。

【性状】株高 1~1.5m；小枝棕红色或棕黄色，有柔毛或脱落近无毛。叶片矩圆形至矩圆状披针形，长 5~10cm，宽 1.5~4cm，先端渐尖，基部楔形，边缘有尖锐重锯齿，两面无毛，上面有皱纹，下面苍绿色。复伞房花序生于当年枝的顶端。花淡红至深红色；萼筒及裂片外面有柔毛，萼筒钟状；花瓣卵形至圆形，粉红色；雄蕊 25~30，远较花瓣长；花盘圆环形。蓇葖果半开张，无毛或沿腹缝有稀疏柔毛，花柱顶生，稍倾斜开展，萼片常直立。花期 6~7 月，果期 8~9 月。

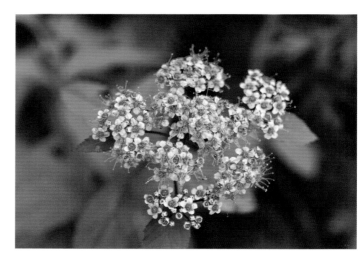

【分布】分布于秦岭南坡，生于海拔 1100~2300m 的山坡或山谷路旁或林下。

【主要化学成分】二萜生物碱。

【功能与主治】清热解毒，祛风利湿，止咳。

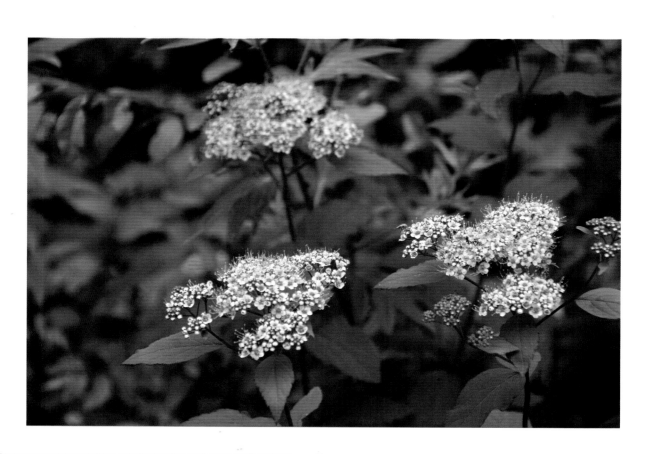

Sorbaria arborea Schneid.

蔷薇科 Rosaceae 珍珠梅属落叶灌木

高丛珍珠梅

【药用部位】茎皮。

【性状】株高达 6m；小枝微有星状毛或柔毛，后脱落。羽状复叶，小叶 13~17，披针形至矩圆状披针形，长 4~9cm，宽 1~3cm，边缘有重锯齿，两面无毛或下面稍有星状绒毛；小叶柄短或几无柄。大型圆锥花序顶生，分枝开展，总花梗和花梗微有星状柔毛；花白色；萼裂片稍短于萼筒；

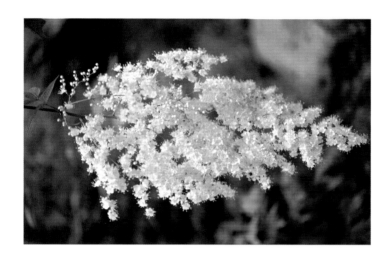

花瓣近圆形；雄蕊 30，约长于花瓣 1.5 倍；心皮 5，无毛，花柱稍侧生。蓇葖果圆柱形，长约 3mm，下垂，果梗弯曲。花期 6~7 月，果期 9~10 月。

【分布】秦岭南北坡普遍分布，生于海拔 1000~2800m 的山坡或山谷杂木林内。

【功能与主治】活血去瘀，消肿止痛。用于骨折，跌打损伤。

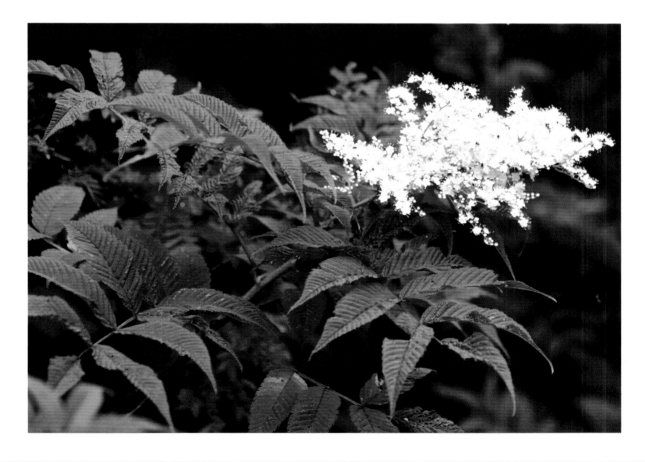

【药用部位】根。

【性状】株高约 50cm；枝水平张开成整齐两列。叶片近圆形或宽椭圆形，少数倒卵形，全缘，上面无毛，下面疏生平贴柔毛；叶柄长 1~3mm，有柔毛。花 1~2 朵，近无梗，粉红色，直径 5~7mm；萼筒钟状，外面有疏短柔毛，裂片三角形；花瓣直立，倒卵形。梨果近球形，鲜红色，常有 3 小核。花期 5~6 月，果期 9~10 月。

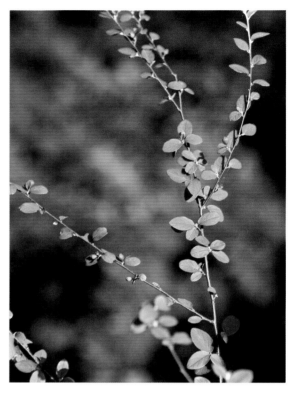

【分布】秦岭南北坡均分布，生于海拔 1000~2500m 的干燥山坡阳光充足处。

【主要化学成分】叶、果实及果皮含右旋儿茶精、矢车菊素、花青素。

【功能与主治】清热利湿，化痰止咳，止血止痛。用于痢疾，泄泻，腹痛，咳嗽，吐血，痛经，白带。

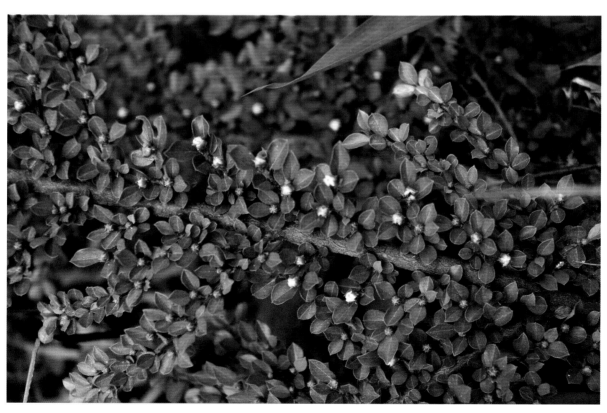